AF325549

Curiosités Médico - Artistiques

1re Série

Curiosités

Médico-Artistiques

(253 DESSINS A LA PLUME)

Gravés du " Correspondant Médical "

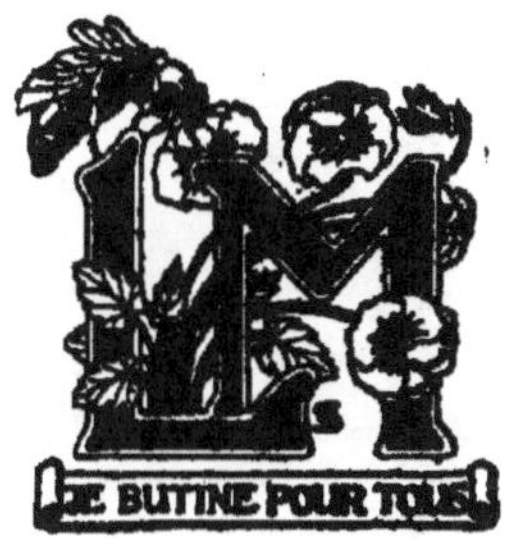

LA LIBRAIRIE MONDIALE

10, RUE DE L'UNIVERSITÉ, 10

PARIS

PRÉFACE

Ce livre n'est point un essai de critique artistique, mais simplement le fruit de quelques promenades à travers les musées de France et d'Europe.

L'auteur s'est plu à rechercher les rapports plus étroits qu'on ne le pense généralement entre l'art et la médecine. C'est donc tantôt en clinicien, tantôt en anatomiste, toujours en curieux, qu'il a envisagé les immortels chefs-d'œuvre du génie humain que nous ont transmis nos pères. Il s'est bien gardé de discuter toute question d'esthétique, à quoi il est totalement étranger. Mais des nombreux documents recueillis, il a pu constater qu'en tous temps et en tous pays, l'artiste n'a pas séparé de son idéal la vérité, si triste soit-elle parfois.

L'Art et la Science ne sont donc point deux sœurs ennemies comme le veulent des esthètes mal avertis. Tout au contraire, l'Art ne peut exister sans la Science. Taine l'a dit fort justement, et, après Paul Richer, nous adopterons sa conclusion qui doit être à la base même de toute école esthétique: « La parenté qui lie l'Art à la Science est un honneur pour lui comme pour elle; c'est une gloire pour elle de fournir à la beauté ses principaux supports, c'est une gloire pour lui que d'appuyer ses plus hautes constructions sur la vérité. »

Avant de clore ces quelques lignes d'introduction, qu'il nous soit permis d'adresser l'expression de notre sincère gratitude aux directeurs - propriétaires du Correspondant médical, MM. Dalloz, Fleury et Martinet, qui ont bien voulu mettre à notre disposition les nombreux clichés qui illustrent ce volume. Leur dévoué collaborateur est heureux de saisir cette occasion pour les assurer de ses sentiments affectueusement reconnaissants.

Docteur L. N.

Médecins et Malades

Médecins et Malades

Depuis qu'il existe ici-bas des hommes qui font profession de guérir leurs semblables, ceux-ci ne leur ont épargné ni la raillerie de leurs satires, ni les boutades, ni parfois la calomnie.

Au fond, c'est un sentiment très naturel. L'homme bien por-

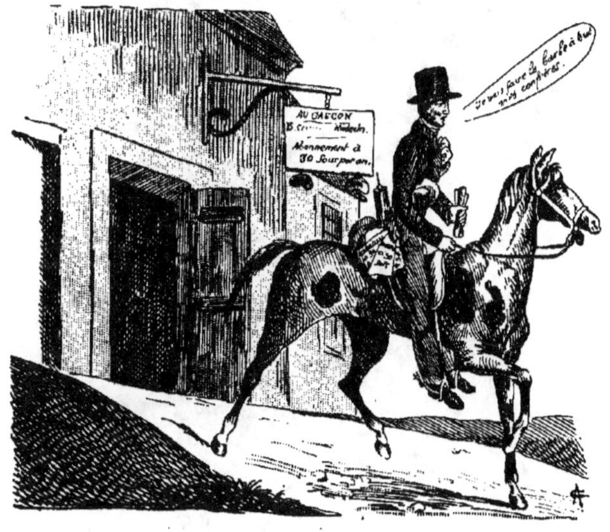

Le Médecin à l'abonnement.

Lithographie de Deletain.

tant éprouve un malin plaisir à dénigrer le médecin, le praticien indispensable, dont, tôt ou tard, il aura besoin. Et n'est-on pas toujours porté à diminuer ceux auxquels on est obligé d'obéir ? La satire est la revanche des futurs malades.

Les médecins ne seraient pas des philosophes, s'ils se fâchaient de ces railleries. Ils sont les premiers à prendre la plaisanterie du bon côté, pensant, à part eux, que rira bien qui rira le dernier.

Les caricatures médicales sont innombrables. Si elles font la joie du public, elles dilatent la rate des docteurs qui, n'étant ni meilleurs ni pires que les autres hommes, s'empressent de les

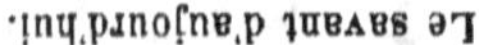

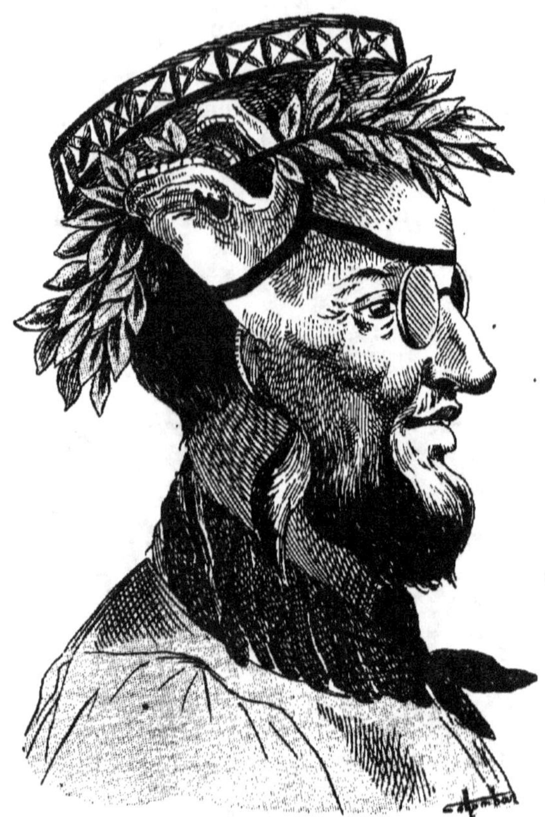

Le savant d'autrefois.

appliquer à leurs confrères, sans songer à eux-mêmes : l'éternelle histoire de la paille et de la poutre. Abel Faivre a eu bien des prédécesseurs, — moins spirituels que lui, sans doute ; il aura bien des successeurs, pour la plus grande joie de ses victimes.

Voici une série d'estampes fort amusantes, datant du siècle dernier, qui sont encore et toujours d'actualité.

C'est d'abord le médecin *à l'abonnement*, monté sur une rossinante fringante et qui part en tournée. Comme les affaires ne marchent pas fort, il a accepté des forfaits de 30 sous par an, espérant, par ce prix modique, « faire la barbe » à tous ses confrères.

Un voisin lui dit :

— Trente sous pour un an ! Y pensez-vous, mon cher ?

— Je ne vous prendrai rien.

— Ah ! c'est encore trop cher.

Puis, c'est la caricature classique, et combien de fois répétée : dessin à deux fins. D'une part, le savant d'autrefois, visage grave, lunettes d'or, le front couronné de lauriers. Retournez l'image et vous voyez le savant d'aujourd'hui, tête d'âne portant œillère et bridon. Avouons, du reste, que la planche est bien mal dessinée et ne fait guère honneur à son auteur. Mais y regarde-t-on de si près quand on ridiculise le médecin ?

Voici maintenant les consultations.

L'une se tient dans la chambre même du malade que guette déjà la Mort, accroupie derrière le fauteuil d'un des morticoles. L'un des praticiens, le grand maître appelé par ses confrères. expose véhémentement le cas qui les intéresse. Il énumère les arguments de son raisonnement logique, ce qui a la propriété d'endormir, non le malade, mais les consultants.

A la caricature suivante, quatre autres confrères, béatement installés dans de confortables voltaires, sont plongés dans le plus profond sommeil. C'est ainsi qu'ils discutent le diagnostic et le traitement de leur client. La conférence sera longue, si aucun bruit ne vient les réveiller : aussi la note sera-t-elle salée. Qu'importe si le malade est sauvé ? Il n'en gardera pas moins la conviction qu'il doit son salut à ces lumières de la science dont la réputation s'accroît ainsi. Preuve que, parfois, la fortune vient en dormant.

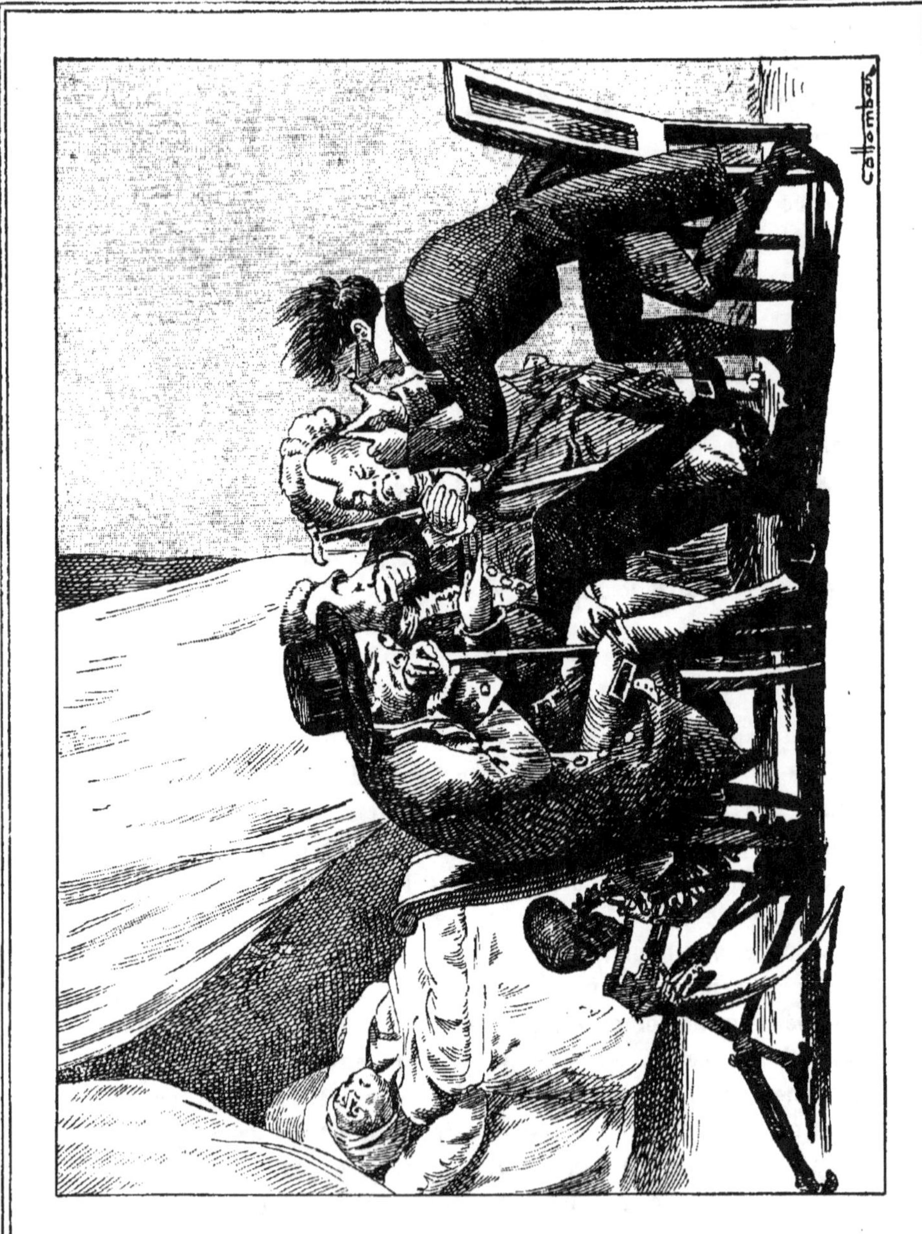

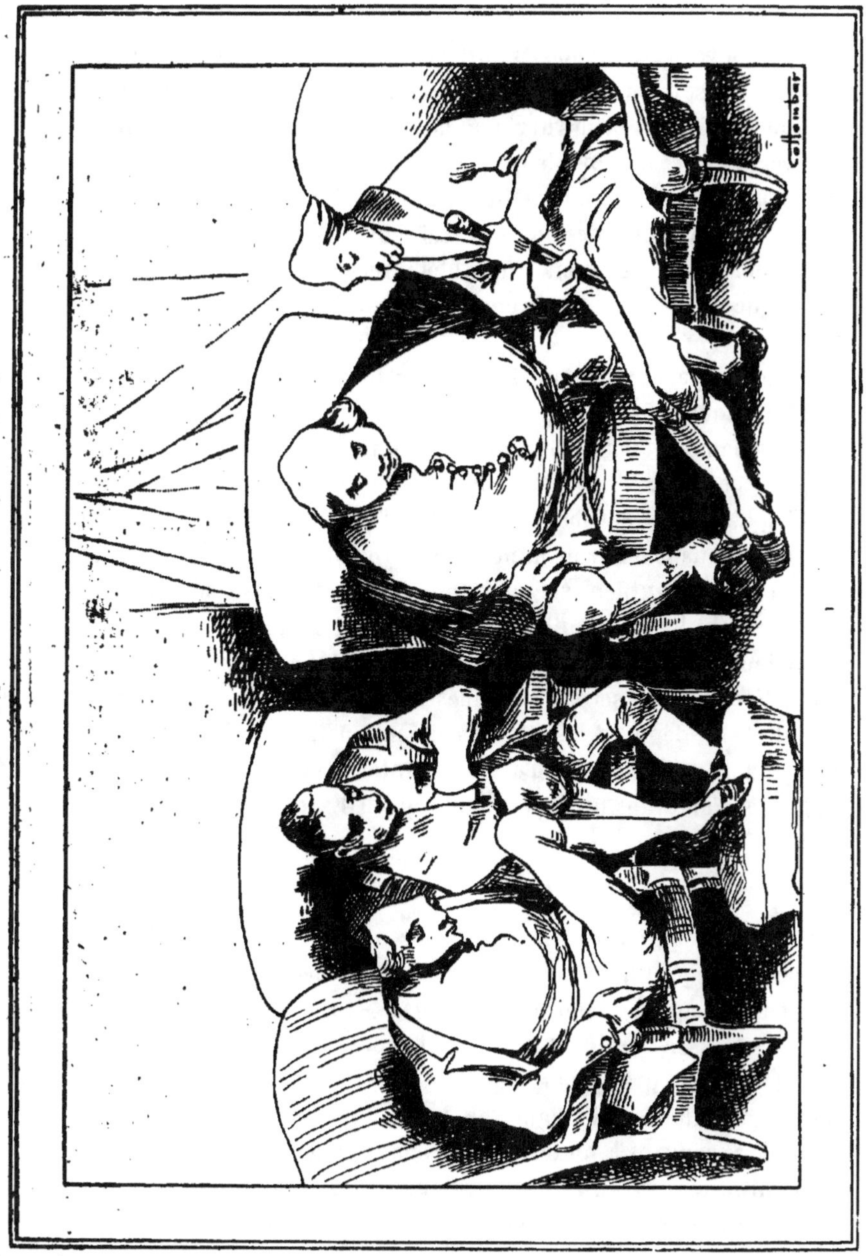

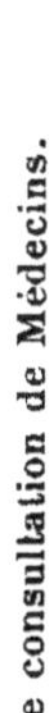

Une consultation de Médecins.

(D'après lithogr. Ratier).

Les nouveaux traitements ont toujours fait les frais de la caricature. On sait combien la vaccine inspira les humoristes anglais.
Aujourd'hui, c'est la chirurgie audacieuse et téméraire qui fournit
à Abel Faivre les meilleurs de ses sujets. Bientôt ce sera le
radium. Et puis, ne pouvons-nous pas considérer à l'égal de caricatures ces ineptes dessins qui traînent à la quatrième page des
journaux et représentent un athlète recevant les fluides magné-
tiques de la ceinture du professeur Y ou de l'illustrissime Amé-
ricain Z ?

Quand apparut l'acupuncture, on crut tenir le procédé thérapeutique souverain qui guérissait aveugles et paralytiques et ferait
rentrer dans la boîte de Pandore toutes les maladies qui s'en
étaient échappées.

Vicq-d'Azyr, puis Cloquet mirent l'acupuncture à la mode. Elle
fit rage pendant les trois années 1824, 1825 et 1826. Puis la vogue
tomba : il fallut bien se rendre à l'évidence : les paralytiques
conservaient leurs béquilles et les rhumatisants leurs douleurs.
Combien de « traitements souverains » auront ainsi passé dans le
ciel d'Esculape et seront retombés tôt après dans les ténèbres de
l'oubli ? En dépit, de saint Sébastien, patron indiscutable de
l'acupuncture, celle-ci n'a pu maintenir sa renommée : les
piqueurs d'aiguilles ne font fortune qu'en Extrême-Orient.

S'il arrive que les clients se laissent abuser par les Robert
Macaire qui pratiquent en marge du code médical (je ne dis pas
cela pour Vicq-d'Azyr ou pour Cloquet, — Dieu m'en garde!), le
public se laisse aussi — passez-moi l'expression — monter le coup
par les professeurs de la « mendicité à forme morbide ». L'anec-
dote est connue de l'aveugle refusant une pièce du pape, du cul-
de-jatte se sauvant à toutes jambes à la vue d'un agent, du man-
chot qui boxe avec un rival. Le retour à l'Hôtel des Miracles s'inspire de ces scènes qui alimentent les mots d'esprit (?) des éphé-
mérides.

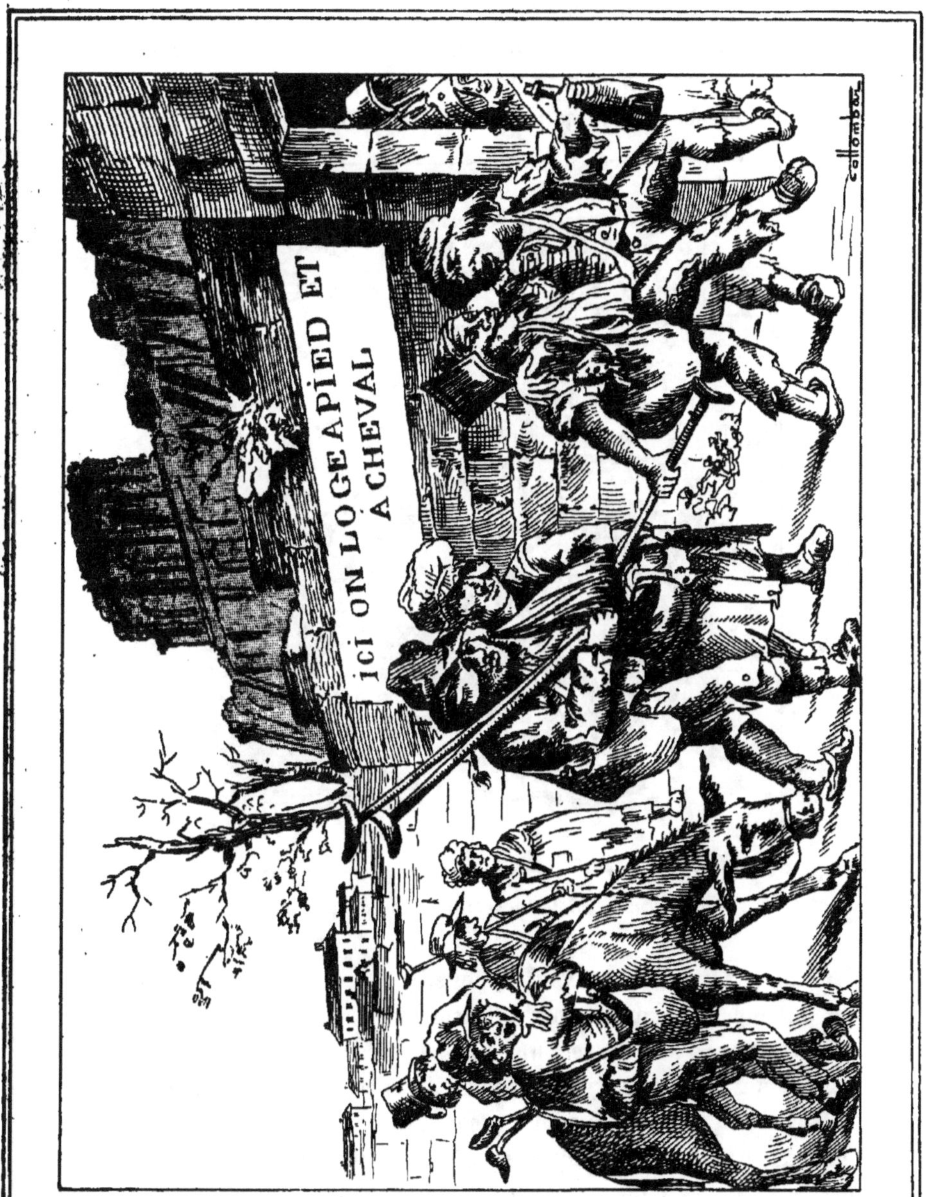

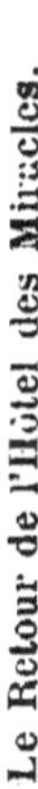

Le Retour de l'Hôtel des Miracles.

Il y a toute une étude médicale à écrire sur les faux malades qui formaient la cour des truands et malandrins dont Hugo a fait une si magistrale description. Un de nos confrères, le docteur Barraud, s'y est essayé dans un curieux, mais trop court article de son intéressant volume : *Promenades d'un Médecin à travers*

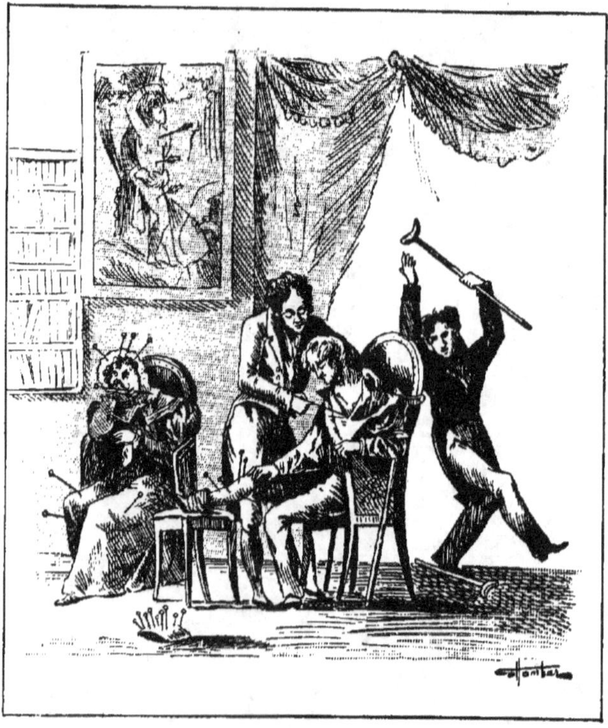

Les grands effets merveilleux de l'acupuncture.

l'Histoire. Autres temps, autres mœurs. Les simulateurs, chassés de leur royaume, se sont adaptés aux besoins de l'heure présente. Aujourd'hui, ils se font embaucher par les pèlerinages pour feindre un miracle divin, ou bien ils entrent dans les hôpitaux, sous couleur de sciatique ou de maladies nerveuses. J'ai vu, pour ma part, une fausse *sclérose en plaques*, si bien imitée, que les meilleurs spécialistes s'y étaient laissés prendre. On se souvient en outre, de cet escroc qui fut guéri deux fois, à Lourdes, d'une affection qu'il n'avait jamais eue, et qui « tapait » indignement les âmes charitables en étalant sa détresse. Pouvait-on laisser mourir de faim celui que l'intervention divine avait marqué de la grâce ?

Il n'y a plus de Cour des Miracles, mais il y a toujours des simulateurs.

CHARLATANS DENTISTES

La mode se perd en France des dentistes ambulants s'en allant de ville en ville, juchés sur une voiture estrade et opérant en public à grand renfort de grosse caisse et de trombone. La loi sur l'exercice de l'art dentaire a porté un coup fatal à cette industrie peu banale. C'est évidemment tout profit pour les malheureux atteints du *mal d'amour*, mais c'est autant de perdu pour le pittoresque et l'originalité. Tout se modernise, et par conséquent devient banal.

Ces professionnels du charlatanisme ont fait longtemps la joie des caricaturistes. Il suffit de feuilleter un album d'estampes du siècle dernier pour retrouver, peintes très fidèlement, des scènes du plus haut comique relatives à la pratique empirique de la dentisterie.

Voici, par exemple la scène classique. Le charlatan, habillé en général de révolution sud-américaine, arrache les molaires à l'aide de son grand sabre. Tam-tam, dextérité et suggestion, tels sont ses trois arguments décisifs. Les clients ne manquent pas comme on peut voir : le trottin, le pioupiou, le bourgeois, font la queue et attendent leur tour. Quand la séance sera terminée, le charlatan continuera par des tours de physique : où est la rouge, où est la noire, passez muscade !

D'autre fois, le charlatan est vêtu comme un marquis Louis XV. Il porte la perruque ondulée, poudrée et frisée ; son vêtement est orné de dentelles et de brandebourgs, il a la culotte et les bas de soie blancs. L'extraction des dents n'est pas toujours des plus aisées, et la clef de Garengeot n'est pas un levier très solide dans ses mains. Mais bah ! la dent vient quand même, bonne ou malade, qu'importe ? Si on se trompe, on recommence, et c'est

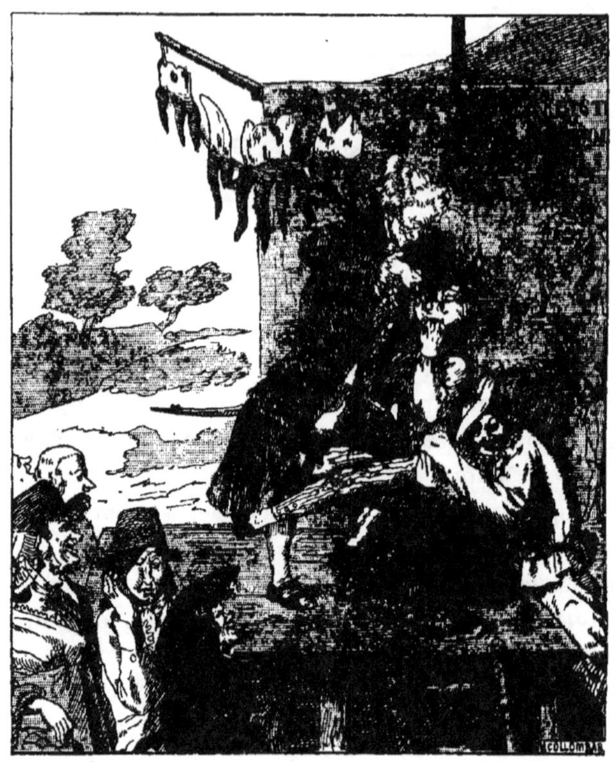

¡Sans efforts.

tant pis pour le client dont les contorsions et les hurlements font la joie des badauds.

Cependant, le charlatan tarde quelquefois à revenir dans sa bonne ville, et les clients sont impatients. Quand le cas est pressé, un voisin veut bien apporter son modeste concours. Mais qu'y connaît-il ? Il n'a ni chapeau à plumes, ni grand sabre : le malade n'a pas confiance, c'est tout dire... Et la peur du mal donne le mal de la peur.

Enfin voici le grand charlatan, époque du Directoire, Tout

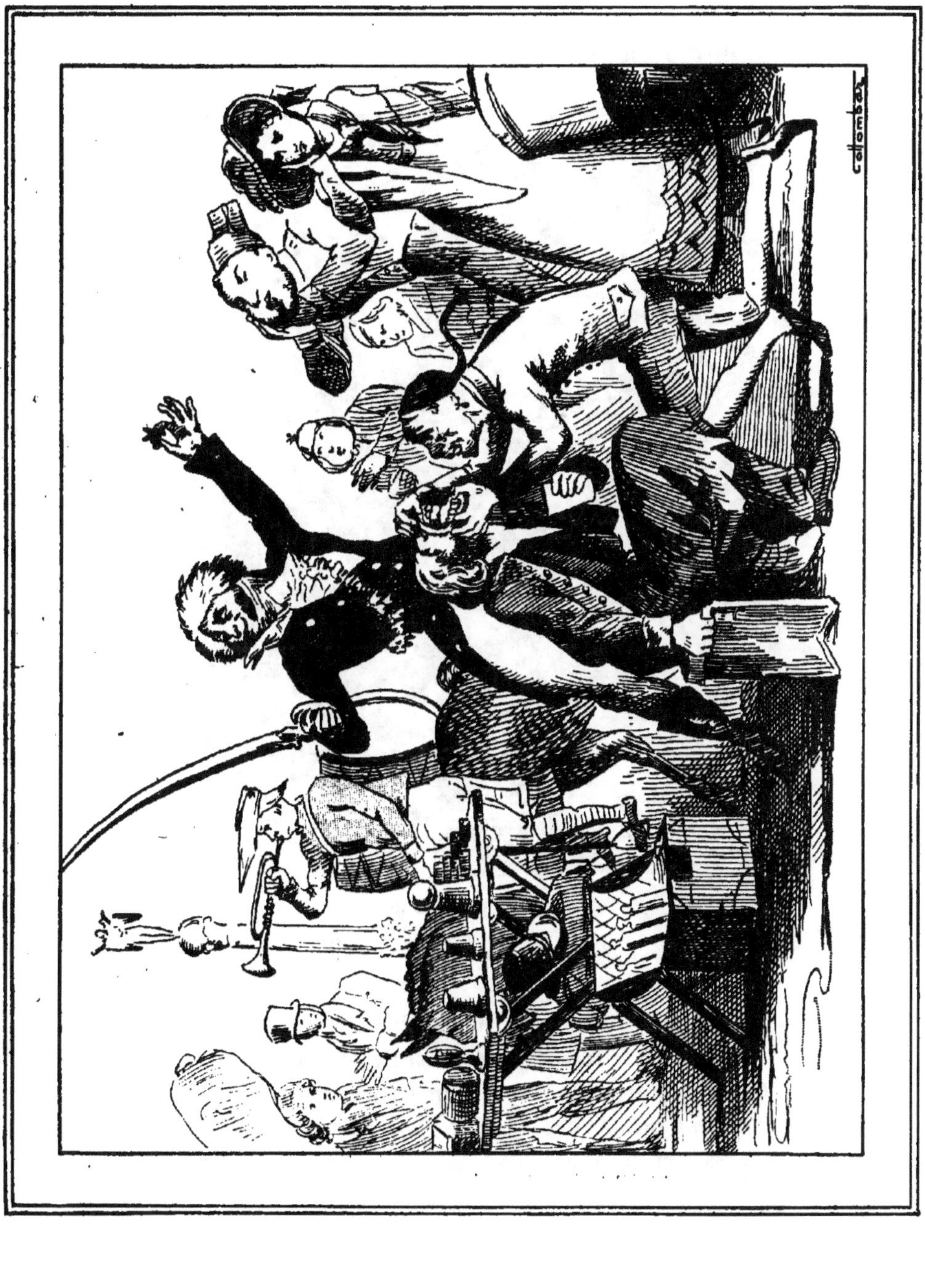

(Lithogr. Ratier)

Le mal de dents.

comme ses prédécesseurs, et ses successeurs, il procède à l'es-
brouffe. Un flot de paroles, appuyées de gestes énergiques, hypno-
tise les auditeurs qui restent bouche bée. O influence des discours

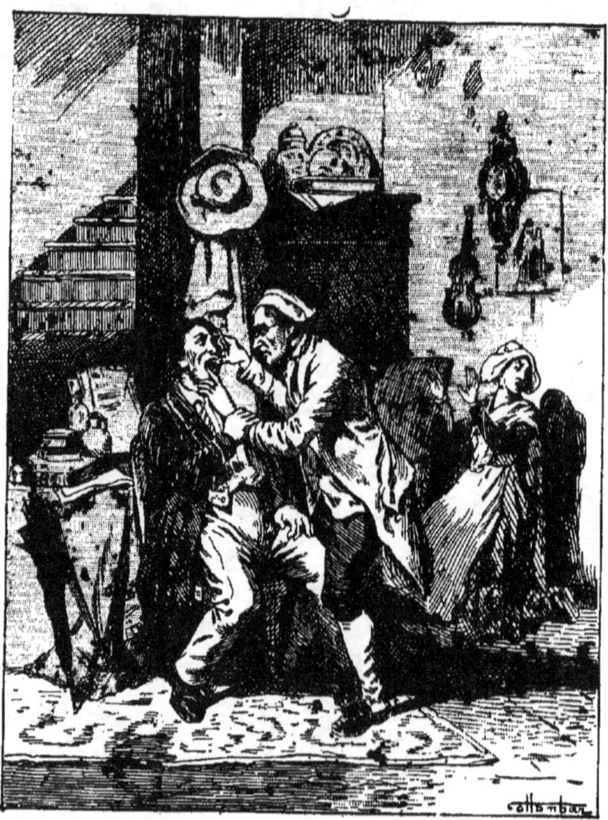

La peur du mal donne le mal de la peur

(D'après lithogr. de Bayot).

de la volubilité du personnage ! Il possède la panacée universelle,
il le dit, il le crie, il le répète, — on le croit. Il peut vendre n'importe quoi, de la graisse de héron pour les pêcheurs à la ligne, ou
des crayons Mangin ou des ballons Godard ou des Pilules de
Longue vie, sa fortune est assurée, car il connaît l'art d'engluer
les jobards.

Après tout, pourquoi lui jeter la pierre ?

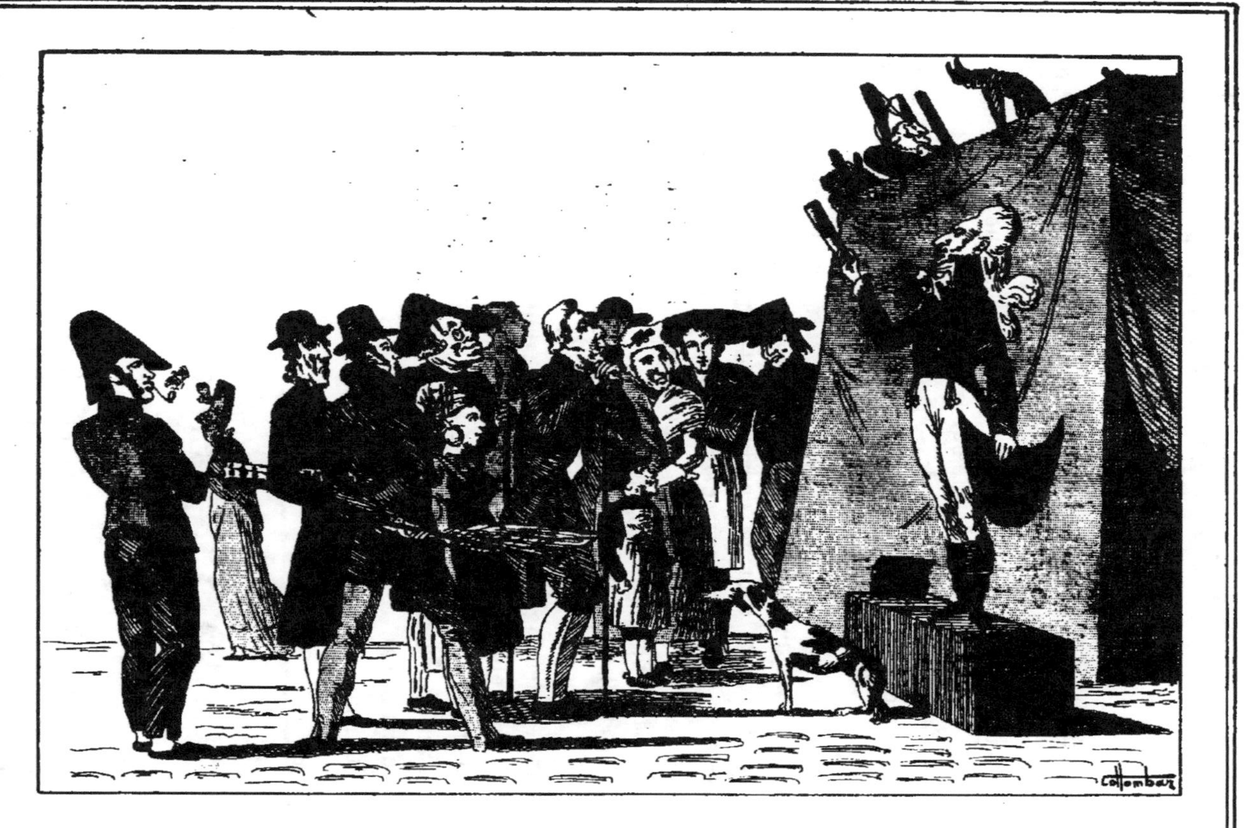

Le Grand Charlatan. — Cassez-vous les bras, les jambes, moi avec mon remède je m'en moque (1816).

CAUTÈRE PRIMITIF

Le docteur Paquelin, l'inventeur du thermo-cautère, vient de mourir. Avant sa précieuse découverte, on se contentait, pour pratiquer l'acupuncture, de faire rougir au feu une pointe métallique qu'on appliquait ensuite sur la peau.

La caricature anglaise ci-dessous montre un charlatan dans la pratique de cette fonction. Un malade, copieusement obèse, est assis dans le fauteuil du martyre. L'opération n'est pas sans douleur, à en juger par ses poings crispés et sa grimace de nègre. Le charlatan a tenu à épater son client ; c'est un ancêtre du bluffman moderne. Aussi sur le guéridon a-t-il placé des accessoires bizarres ; une pipe bourrée d'un tabac aux propriétés spéciales ; un pot où fume un liquide bouillant, une bouteille de Brandy (ce n'est pas le plus mauvais), etc.

Les charlatans sont de tous temps et de tous pays. Partout, ils en ont imposé et en imposeront toujours par leur faconde, leur toupet, et leur ignorance. S'ils ne s'habillent plus à la Mangin, s'ils n'ont plus comme celui-ci des perruques en queue de lion, ils n'en spéculent pas moins sur la crédulité des gogos qui ne vont trouver le médecin que lorsque le rebouteur a aggravé leur cas et les a mis à mal.

En dépit de toutes les lois, il en sera toujours ainsi.

LA VACCINE EN CARICATURE

Il n'y a pas de sujet médical qui, plus que la vaccine, ait prêté à la caricature. Beaucoup sont d'origine anglaise, justifiant, à propos de Jenner, l'adage bien connu : « Nul n'est prophète en son pays ».

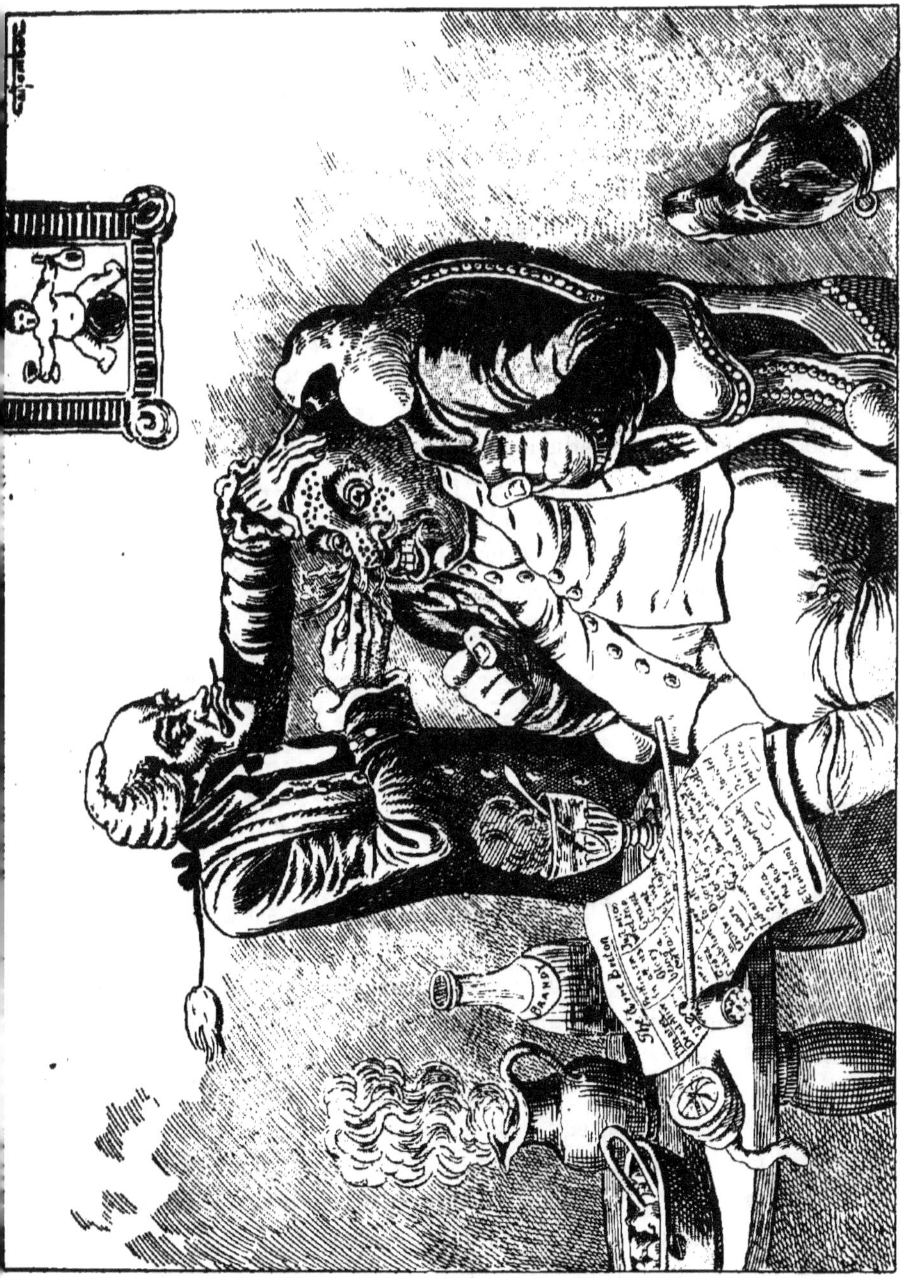

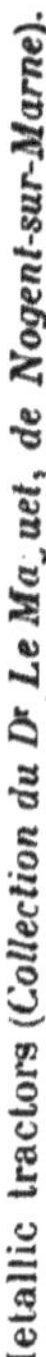

Metallic tractors (Collection du D^r Le Ma_uet, de Nogent-sur-Marne).

Celle-ci date de l'époque où la méthode jennérienne se généralisa en France. Nous sommes en plein Directoire, ainsi que le prouvent le costume de l'Incroyable et de la Merveilleuse arrêtés devant le char. L'honnête bourgeois qui se tient à la tête du cheval n'a pas abandonné ses vêtements et sa perruque Louis XVI. Le camelot, un ex-sans-culotte qui porte un pantalon, offre des gravures. L'une est consacrée à la dindonnade, variante de la vaccine, l'autre dépeint l'admirable effet de la vaccine qui a fait pousser des cornes sur le front d'un mari.

Dans la voiture, le charlatan habillé en soldat de fantaisie fait le boniment. Derrière lui un paillasse exhibe un dindon sans pattes ni ailes ; sur le cheval, un postillon à grande allure trompette ses plus éclatantes sonneries.

Cette caricature fait allusion aux voyages des vaccinateurs qui s'en allaient par les routes de France, traînant à leur suite une génisse, et s'efforçaient d'acclimater la thérapeutique préventive de la variole parmi la population, très sceptique à l'égard de ce nouveau procédé purement empirique.

MUSICOTHÉRAPIE

La musique adoucit les mœurs. Elle est bienfaisante, paraît-il, dans les affections nerveuses. Soulage-t-elle les asthmatiques ?

La lithographie ci-contre, caricature de Langlumé, permet d'en douter. Le musicien thérapeute a beau se lancer dans les largo puissants, passer de la partition de *Tancrède* à un concerto classique, abandonner la lyre pour la contre-basse, la contre-basse pour le violon, — le malheureux dyspnéique n'en reste pas moins suffoqué. Il fait appel à tout son système musculaire pour dilater une cage thoracique qui n'en peut mais ; docilement, il suit la démonstration du mélomane. L'accès continue toujours.

L'artiste n'a vu dans son sujet qu'une amusante pochade. Pour-

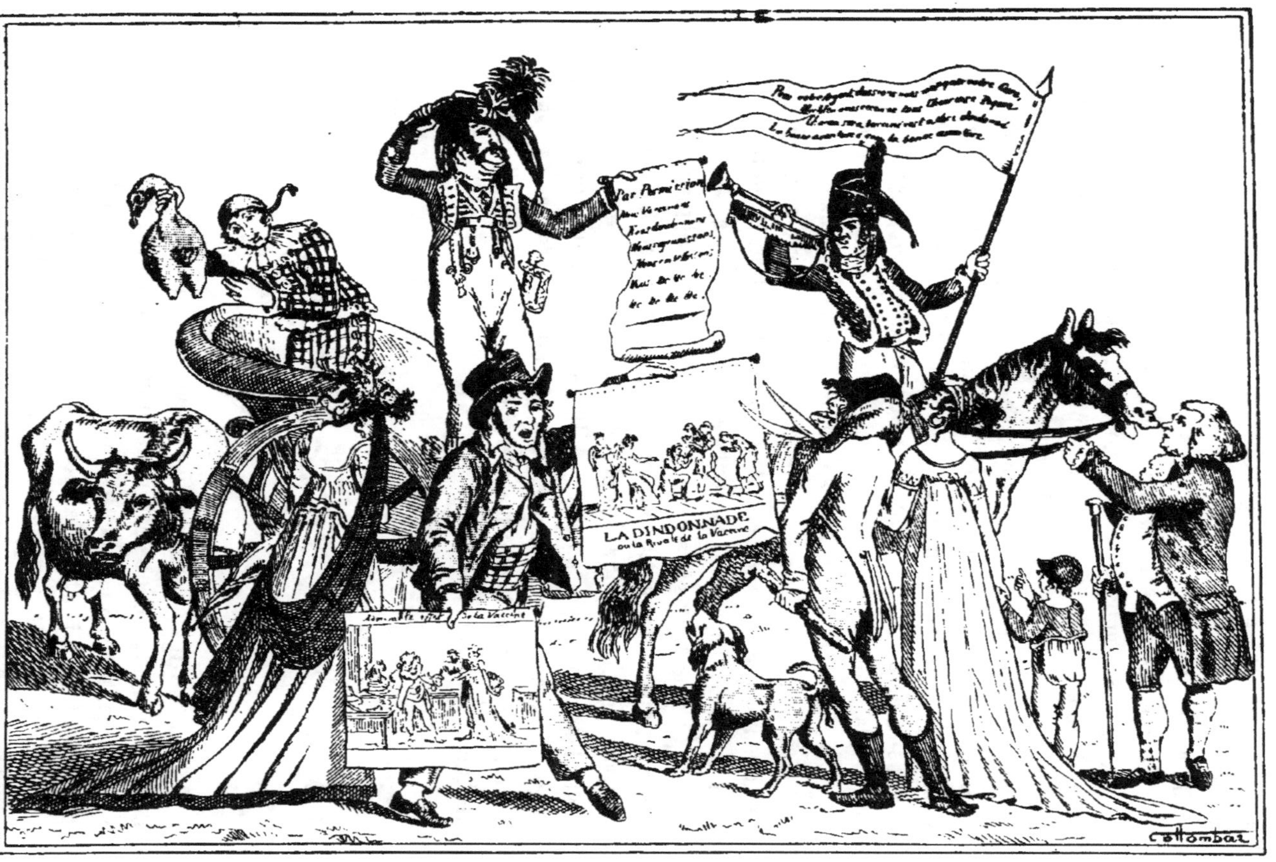

La vaccine en voyage (Collection du Dr Le Muguet, de Nogent-sur-Marne).

tant ce sujet est grave, et a arrêté l'attention des physiologistes. Quelle est, au juste, l'influence de la musique sur l'organisme ?

Elle provoque des réactions très singulières et surtout très variables dans les systèmes respiratoire et circulatoire. On observe, du côté des poumons, des modifications d'amplitude correspondant au rythme musical. De même le pouls de certaines personnes bat isochrone avec la mesure de la musique. Le docteur Maurice Guibaud a expérimenté sur des sujets nerveux et impressionnables : la *Marche funèbre de Chopin*, en mineur, coïncide avec un affaissement du pouls et une irrégularité respiratoire très marqués. Lorsque, dans le même morceau, le mode majeur remplace le mode mineur, la transition respiratoire et circulatoire est aussi brusque : le pouls redevient plein, la respiration ample et calme.

Il semble que les morceaux de musique joués avec expression et sentiment, et surtout avec lenteur, ont une action inhibitrice; au contraire, les allegro sont toniques et vaso-dilatateurs.

Mais comme toutes ces expériences datent de quelques années à peine, et que notre caricature est sensiblement plus vieille, il ne faut voir en elle qu'une simple intuition. Encore l'artiste s'est-il radicalement trompé, puisque au lieu d'ouvrir toutes grandes les écluses du sentiment, son musicien devrait, en présence de l'asthmatique, lui jouer la marche des *Vingt-huit jours de Clairette* ou un banal *Viens, poupoule* !

LA PHRÉNOLOGIE EN CARICATURE

Que reste-t-il aujourd'hui du système auquel Gall, le célèbre médecin allemand, a donné son nom au commencement du siècle dernier ? Rien, sinon le souvenir d'une méthode qui prête beaucoup à la satire et qui fit la joie de tous les humoristes du temps. On eut tort cependant de tant dénigrer le père de la phrénologie; on a tort aujourd'hui de le laisser dans un injuste oubli, de ne pas lui donner la place à laquelle il a droit.

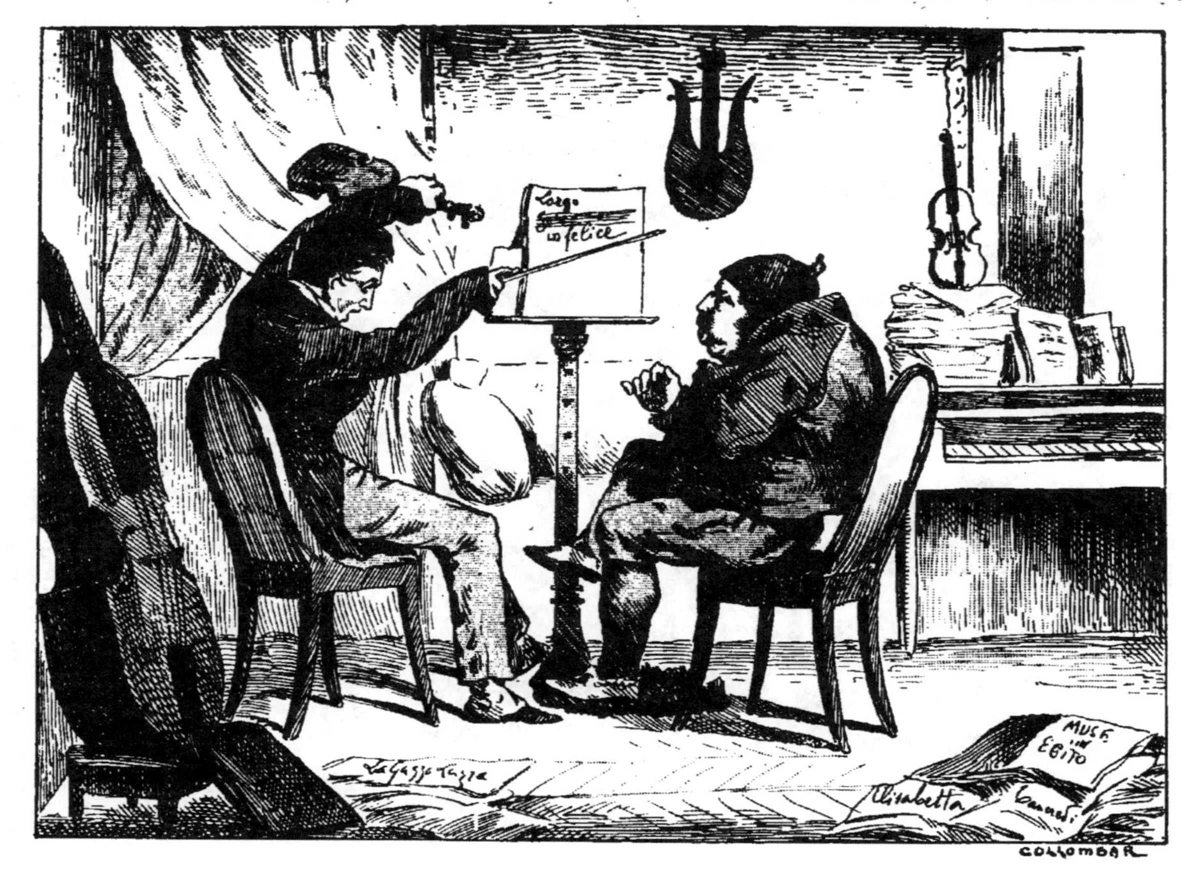

L'asthme. (Lithogr. de Langlumé).

Le principe était excellent, puisqu'il établissait de façon péremptoire que chaque partie du cerveau possède une fonction propre, puisqu'il permettait de pressentir les localisations cérébrales. Seule,

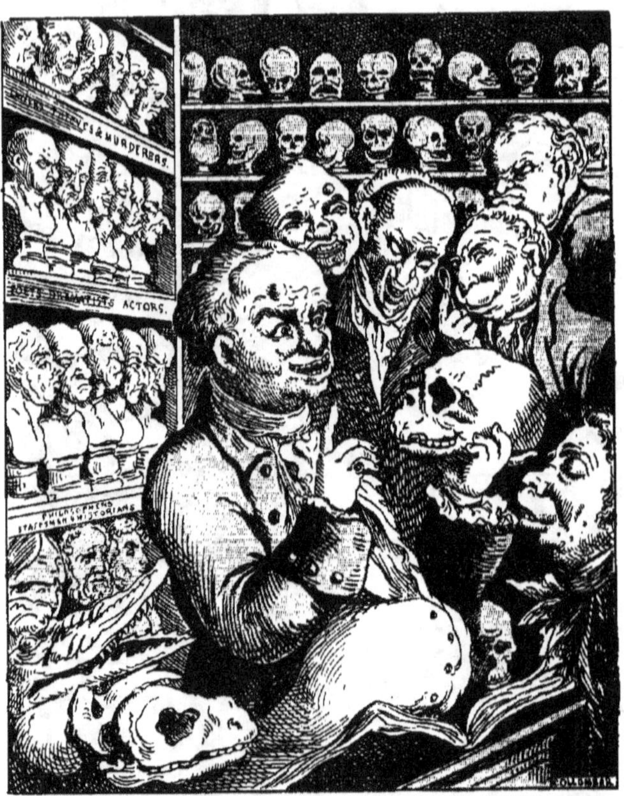

Gall et ses disciples.

l'application en fut fausse. Gall, qui cependant était un esprit logique et bien scientifique, sortit de la vérité lorsqu'il affirma que, la surface crânienne épousant toutes les protubérances de la cérébrale, on reconnaîtrait, par l'examen des bosses, les aptitudes et le caractère de chaque individu. Gall était Allemand, c'est dire qu'il avait, comme tous ses concitoyens, une tendance exagérée à généraliser les idées; c'est une des conséquences du tempérament mystique des Allemands que de concevoir trop grand, et de procéder par induction, sans s'entourer des garanties de la méthode expérimentale. C'est le reproche qu'on adresse aujourd'hui à Haeckel

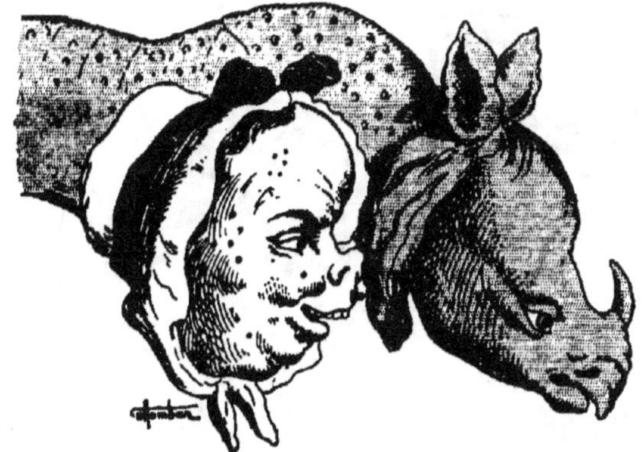

La femme rhinocéros.

qui, de naturaliste, devint métaphysicien ; ce fut l'erreur de Gall.

C'est surtout en Angleterre que le phrénologue fut ridiculisé par l'estampe et par le pamphlet. D'un album d'images datant de

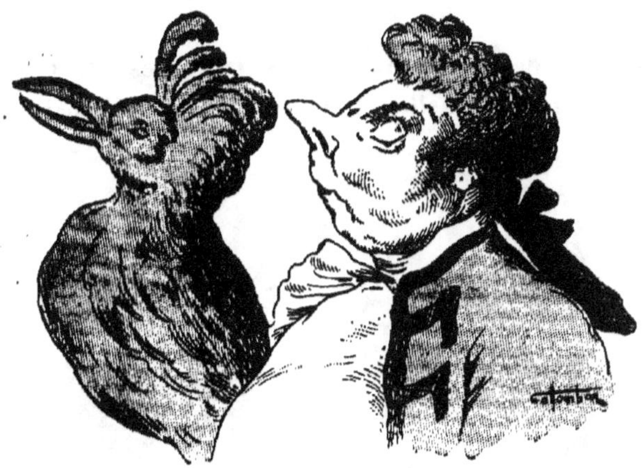

L'homme oiseau.

1824, nous avons extrait quelques-unes de ces caricatures, toutes spirituelles et dessinées avec humour. Voici tout d'abord le portrait du maître peu ressemblant au demeurant, si nous le comparons aux documents que nous possédons. Il n'avait pas une

bouche de crapaud, ni un appendice nasal aussi tourmenté. A noter
que l'artiste l'a doté de quelques bosses qui correspondent, sui-

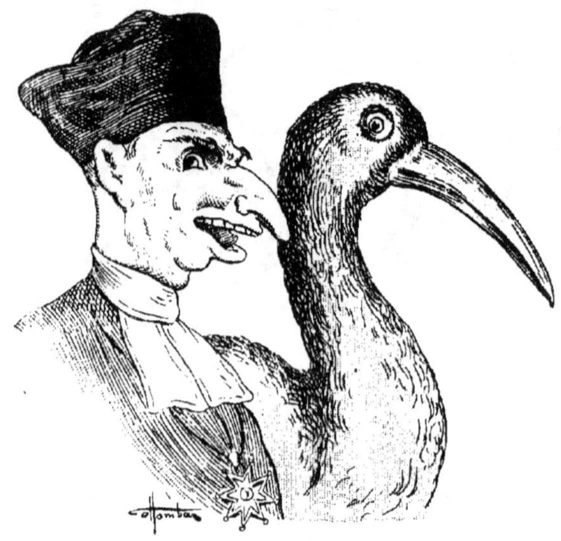

L'avocat cigogne.

vant le système de Gall, aux facultés suivantes : celle du front,
au-dessus de la fontanelle antérieure, est symptomatique de la

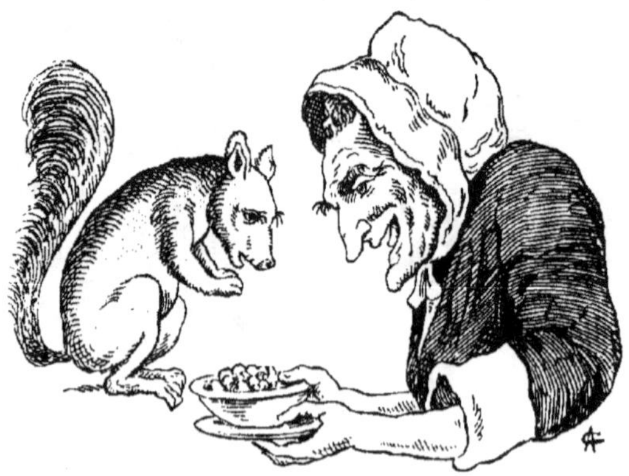

La femme écureuil.

douceur du caractère ; en arrière, au sommet du crâne, est le siège
de la persévérance ou de la fermeté (très marqué sur la caricature).

La bosse occipitale indique l'amour patern.l; celle qui est au-
dessus de chaque sourcil dénote la *causalité* ou pénétration méta-

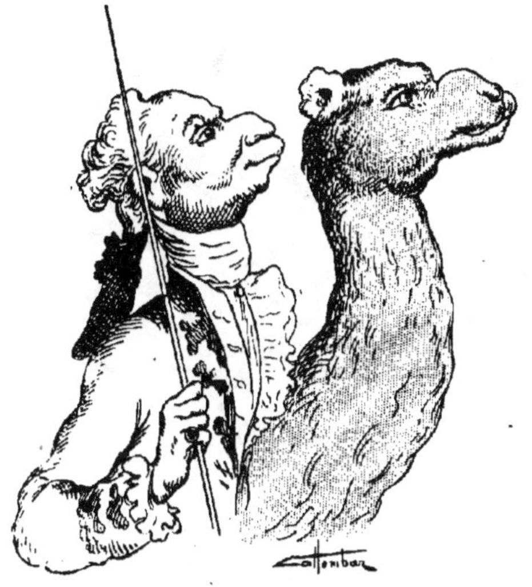

Le gentilhomme et le chameau.

physique. Quant aux disciples, ce sont des grotesques, curieux à

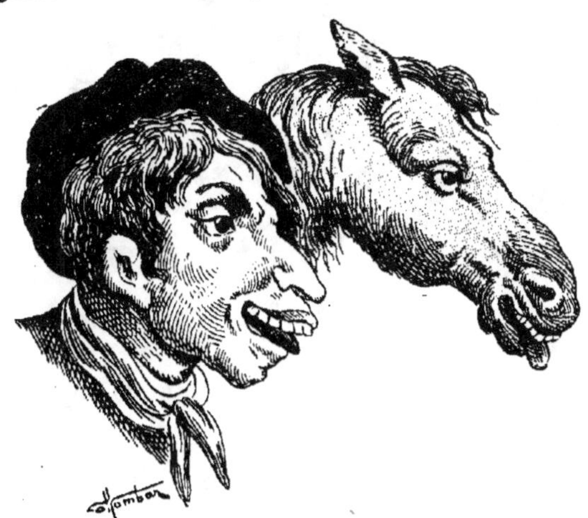

L'homme à la tête de cheval.

examiner pour les déformations du visage, qui leur retirent presque tout caractère humain.

Puis ce sont des analogies amusantes entre certaines têtes d'homme ou de femme et certains profils d'animaux. On s'ingé-

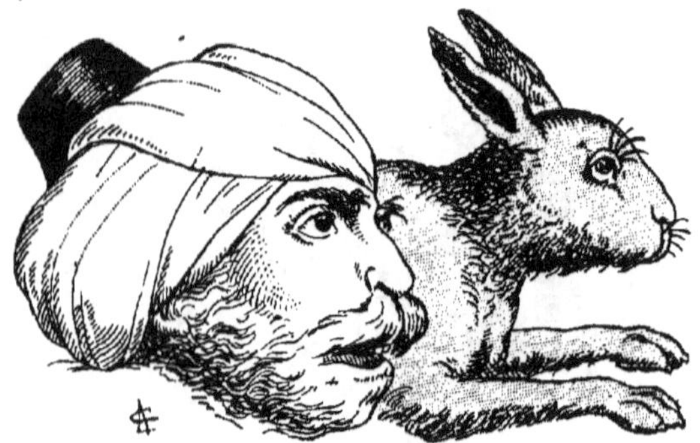

L homme lapin.

niait beaucoup alors à rechercher des types de structure; le plus célèbre est celui de Louis-Philippe, caricaturé bien souvent sous la forme d'une poire. Granville, le célèbre humoriste, avait la spécialité de dessiner des personnages à formes de plantes ou de bêtes

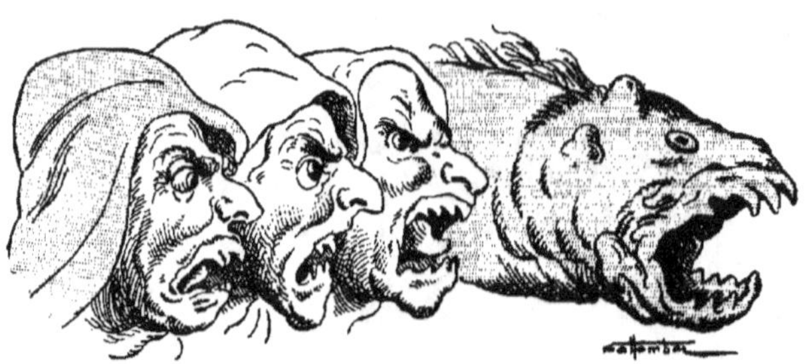

Les requins.

quelconques. Celles que nous empruntons au satirique anglais ne sont pas inférieures.

Voyez comment une prognathe supérieure dont le nez est retroussé et le front vertical ressemble à un rhinocéros; comme cet autre également prognathe, mais à front fuyant et à nez pointu, a les allures d'un oiseau à long bec.

De même, cet avocat retors, à l'œil de travers, au nez effilé et tombant, est proche parent de ce volatile assurément peu intelligent et qu'on prendrait pour une oie, n'était son bec courbe et allongé.

Voici maintenant une vieille grand'mère édentée qui offre des noisettes à son écureil favori. Par un singulier effet de mimétisme, ils se ressemblent étrangement l'un et l'autre : la bouche s'ouvre comme une fente profonde entre les deux maxillaires qui s'avancent, le nez de la vieille va toucher son menton. Il n'est pas jusqu'aux sourcils qui n'aient le même dessin chez l'un et chez l'autre.

Puis, c'est ce gentilhomme de cour, suffisant et important, le cou raide dans son hausse-col, et pouvant effectivement prétendre,

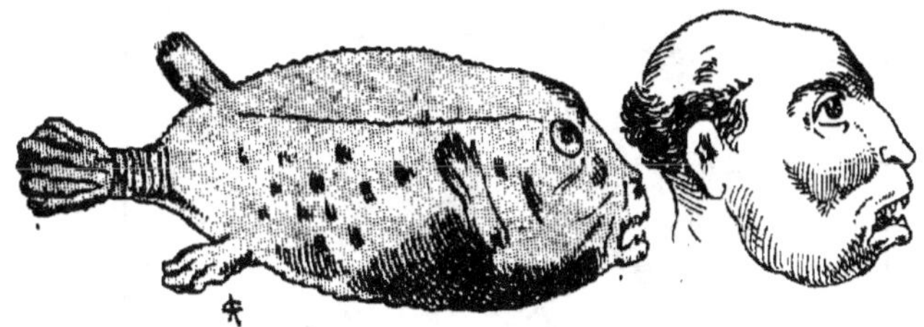

L'homme poisson.

comme l'indique la figure, à une réelle analogie avec le chameau, dont il doit posséder le caractère. Mais voici qui est mieux : l'homme à tête de cheval prognathe très marqué, l'homme-lapin rappelant par l'hypertrichose dont il est atteint les fameux hommes-chiens, dont Barnum promenait récemment un spécimen, l'homme (ou la femme, sexe difficile à définir) requin; mâchoires féroces, regards terribles, expressions hideuses. L'homme poisson, enfin, qui paraît posséder l'intelligence bornée d'une carpe.

Et, pour clore la série l'artiste nous offre les transformations successives de la femme, depuis son enfance jusqu'à la vieillesse, jusqu'à la mort même, comme l'indique ce squelette édenté et horrible. Cette fois, le prognathisme inférieur s'accuse avec l'âge, pour constituer vers la fin de la vie une difformité d'une laideur parfaite.

Assurément, ce sont là des caricatures, et il ne faut pas y attacher plus d'importance qu'il ne convient. Néanmoins, elles étaient

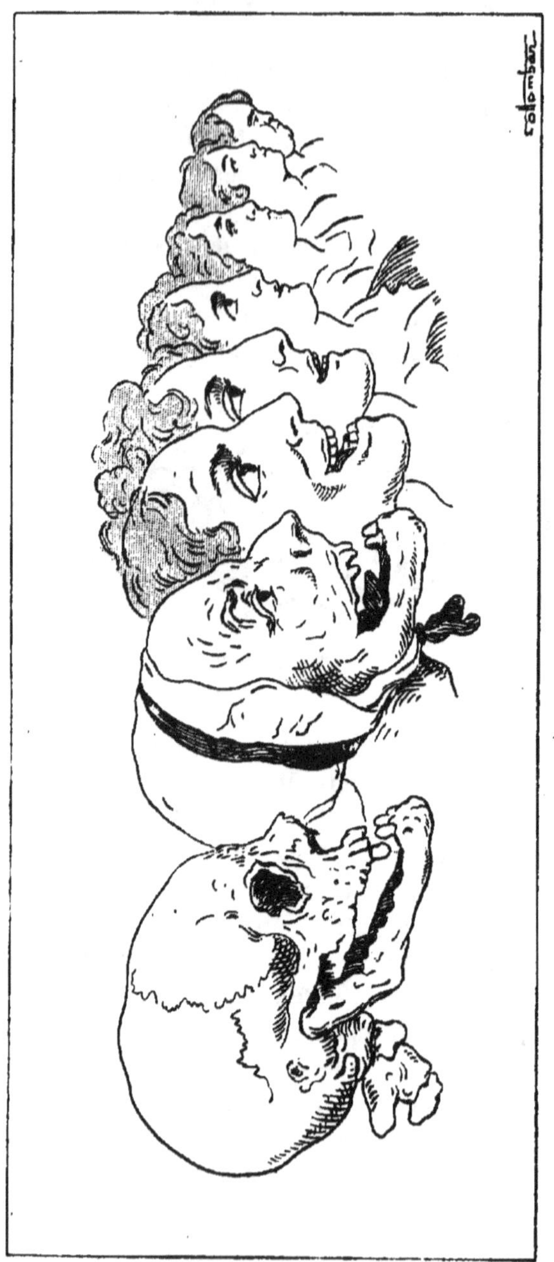

Les âges de la vie.

croyons-nous, curieuses à exhumer, car, si par certains points, elles sont d'une pure fantaisie, par d'autres elles renferme un élément de vérité, — celui que Gall avait découvert comme un filon précieux, et qu'il a sottement travesti en l'incorporant dans sa théorie de la phrénologie.

LES MALADIES DANS L'ART
ET LA CARICATURE

Les infirmités et les maladies dont notre pauvre « guenille » humaine est affligée ont été, pour plus d'un artiste, une source d'inspiration féconde. On remplirait les salles d'un grand musée si on réunissait toutes les toiles, tous les dessins, toutes les sculptures consacrés à la maladie, — et à la mort. Le médecin se trouve occuper une place importante dans l'histoire de l'art : il devient pour ainsi dire un personnage historique.

On a déjà reproduit de nombreux tableaux consacrés aux urologues. Voici encore un médecin aux urines qui ne déparera pas la collection : la toile de Gaspard Netscher est un petit chef-d'œuvre. La malade, enveloppée de fourrures, coiffée d'un immense bonnet, présente un visage pâle et bouffi, mais qui a conservé le caractère d'une incontestable beauté. Quant à son médecin, occupé à inspecter l'urine de la patiente, c'est un jeune praticien, de mise élégante, regard intelligent et fin, dont l'agréable physique fait honneur à la corporation des docteurs hollandais.

La scène, en effet, se passe en Hollande, terre natale du peintre Gaspard Netscher. Au reste, les fourrures et les velours des vêtements dont sont couverts les personnages suffisent à nous renseigner à cet effet. Gaspard Netscher a été violemment pris à partie par les critiques qui lui ont reproché sa mignardise et sa préciosité. Et cependant sa *Dame malade avec son médecin* est d'une facture parfaite et délicate.

L'Évanouissement de Van der Neer est légèrement plus dramatique, et rappelle le célèbre tableau de Miéris, consacré au même sujet. Ici, c'est une belle Hollandaise, aux formes pleines, comme les aimait Rubens, qui vient de s'effondrer sur ses cous-

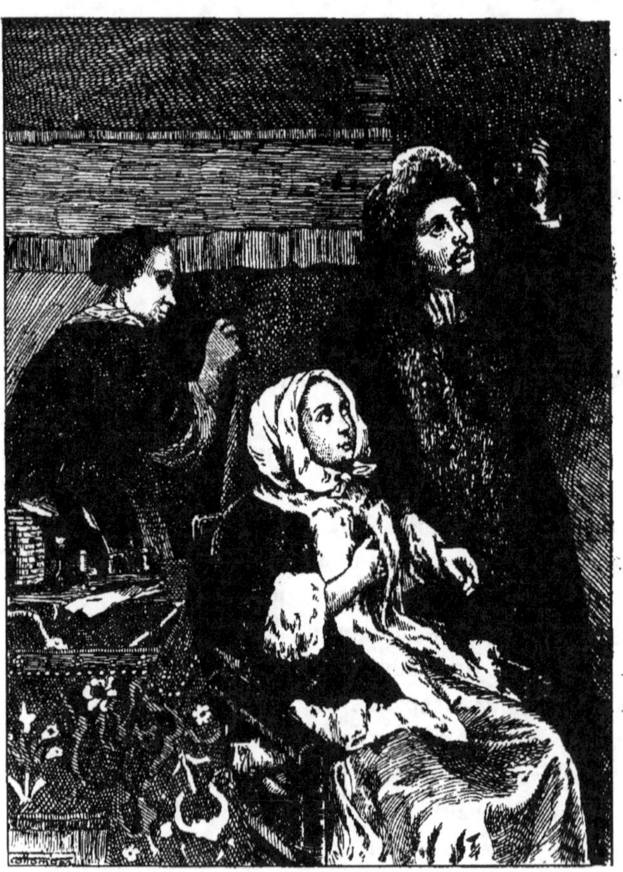

GASPARD NETSCHER (1639-1684). — Dame malade
avec son médecin (*Dresde*).

sins. La tête est renversée sur l'épaule, les yeux sont clos, mais le visage est calme, trop calme, et l'intéressante malade semble dormir. Sa famille s'empresse autour d'elle. On lui fait respirer du vinaigre, on lui tapote les bras; une enfant pleure dans un coin, mais à part celle-ci, les témoins de l'évanouissement n'ont pas l'air bien effrayés. Ce n'est pas la première fois que la dame a des vapeurs; l'entourage sait à quoi s'en tenir. Aujourd'hui, on est neurasthénique; au dix-septième siècle, on avait ses vapeurs.

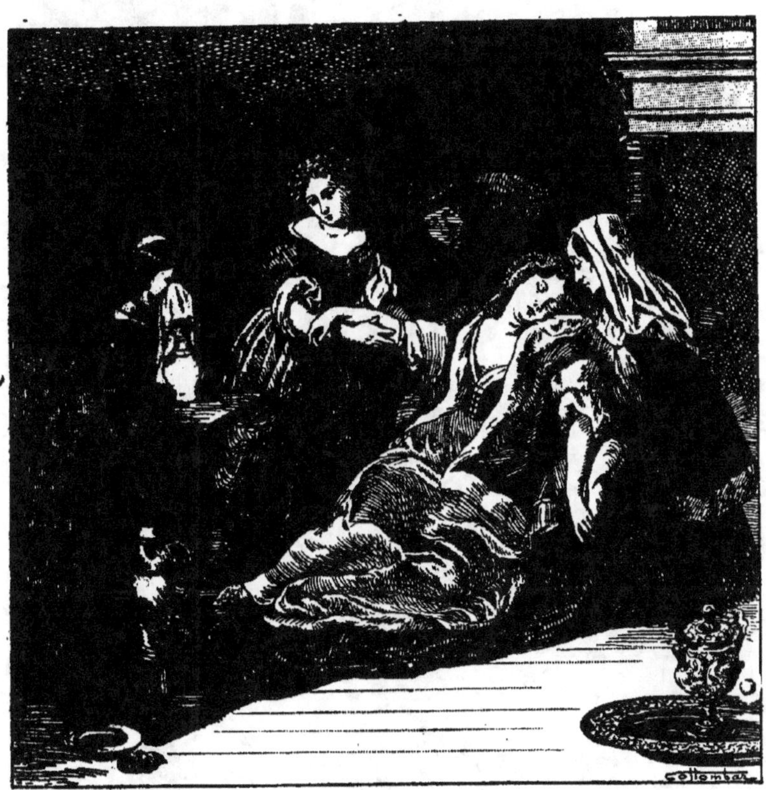

VAN DER NEER. — L'Évanouissement (*Pinacothèque de Munich*).

Les écrivains du temps ne tarissent pas de détails sur cette affection fâcheuse et si fort à la mode.

Les vapeurs d'une personne, écrivait un peu plus tard le médecin Tissot, ne ressemblent souvent point à celles d'une autre personne; chez la même, les vapeurs d'un jour ne ressemblent souvent ni à celles de la veille, ni à celles du lendemain; elles varient d'une minute, d'une seconde à l'autre. On n'est pas plus maître de ne pas avoir un accès de fièvre ou de mal de dents...

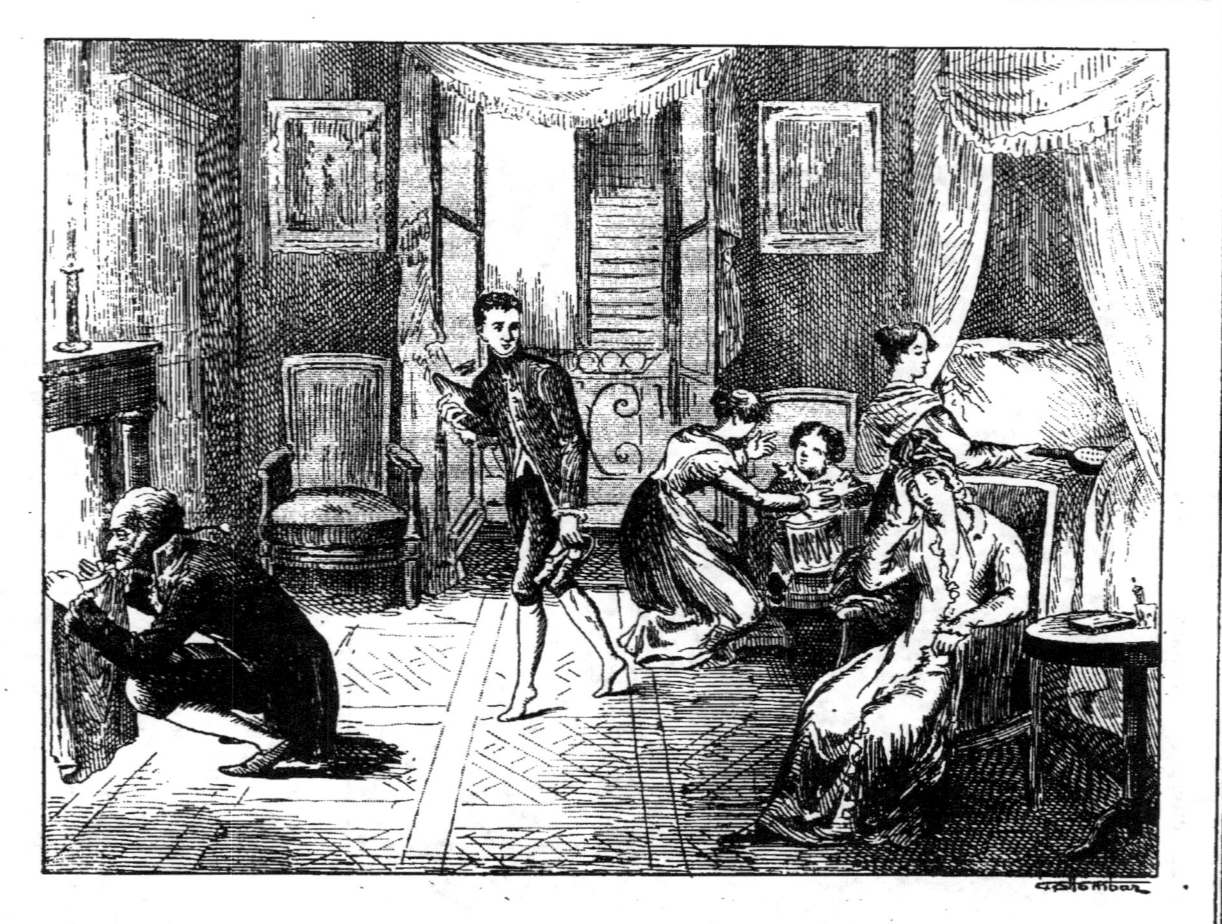

La Migraine.

Lithogr. de Langlumé).

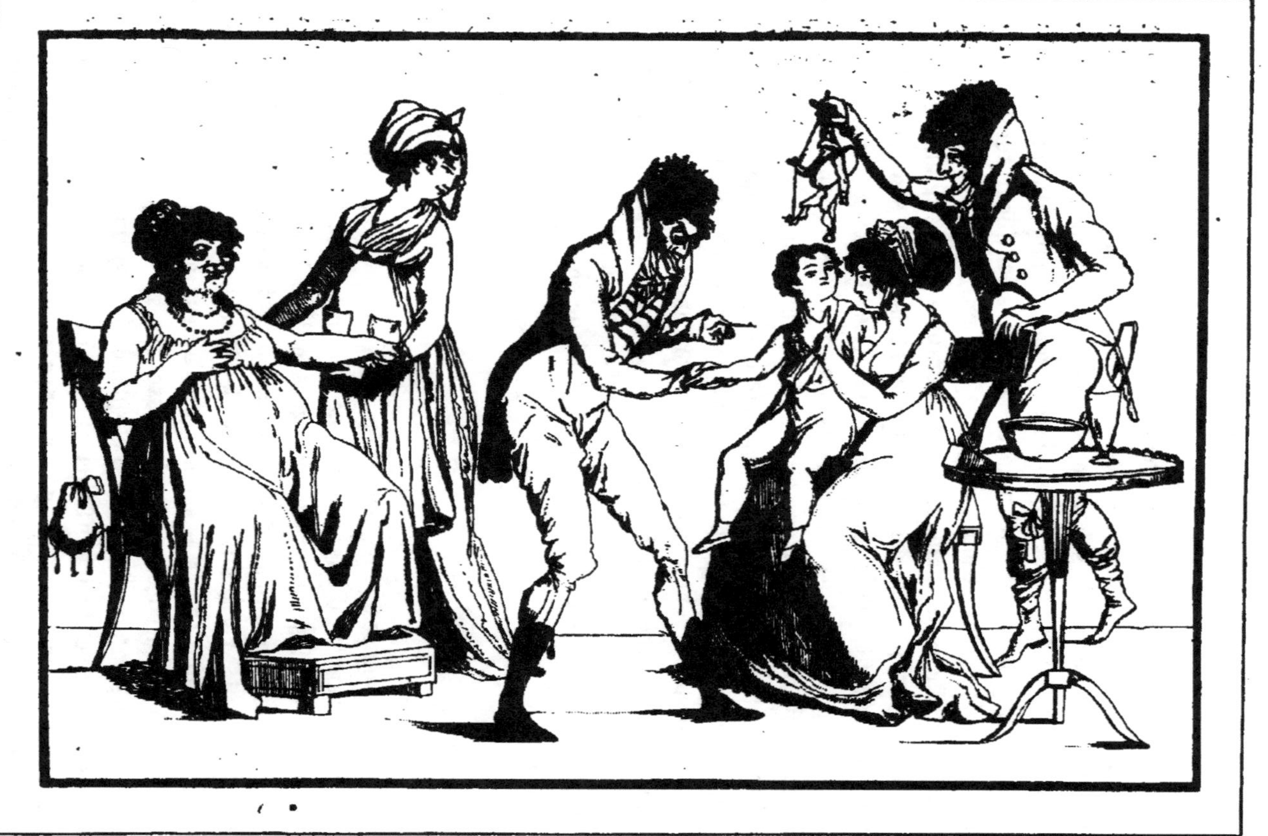

L'inoculation ou le triomphe de la vaccine (an 1800).

La migraine est de tous temps et de tous pays. Elle est l'apanage du beau sexe, — ce qui ne veut pas dire que les hommes échappent à son emprise, — mais on compte assurément trois fois plus de migraineuses que de migraineux. Nous n'entreprendrons point ici une discussion scientifique sur l'origine gastrique, intestinale, nerveuse ou autre de la migraine. Contentons-nous de l'amusante lithographie de Langlumé consacrée à ce sujet médical. La malade, assise dans son fauteuil, attend, pendant que la douleur lui martèle les tempes, que son lit soit bassiné et sa chemise chaude pour se coucher. Toute la maisonnée est sur pied, et ceci est d'une observation parfaite; la migraineuse est une égoïste exigeante et impérieuse. Il lui faut le silence, — naturellement le gosse saisit cette occasion pour taper du tambour, — et son humeur maussade demande à chaque minute des soins nouveaux : elle a froid, elle a chaud, elle manque d'air, elle en a trop, etc., etc. Ah ! quelle triste aubaine pour un mari, le jour où sa conjointe a la migraine !

Quelques années plus tard, l'époux aura son tour : la goutte le guette, rançon d'une vie qui ne fut pas assez sévère. C'est une des maladies réservées aux gens qui se livrent aux excès de la table, lisons-nous dans l'*Essai sur les maladies des gens du Monde* de 1771, aux plaisirs de l'amour, aux veilles, à l'inaction, à toutes les passions. Et l'auteur ajoute fort justement : « Malheureusement, elle passe des pères, qui l'ont méritée, à leurs enfants innocents, et quand elle est une fois établie, elle se déracine bien difficilement. » Le goutteux que nous reproduisons ici d'après une estampe anonyme de 1830, peut méditer sur cette réflexion; en tout cas, il est parfaitement croqué et dessiné suivant une fine observation : les pieds sont

chaussés de pantoufles larges, les jambes matelassées de fla-
nelle, mais la douleur est toujours aussi vive : « O goutte

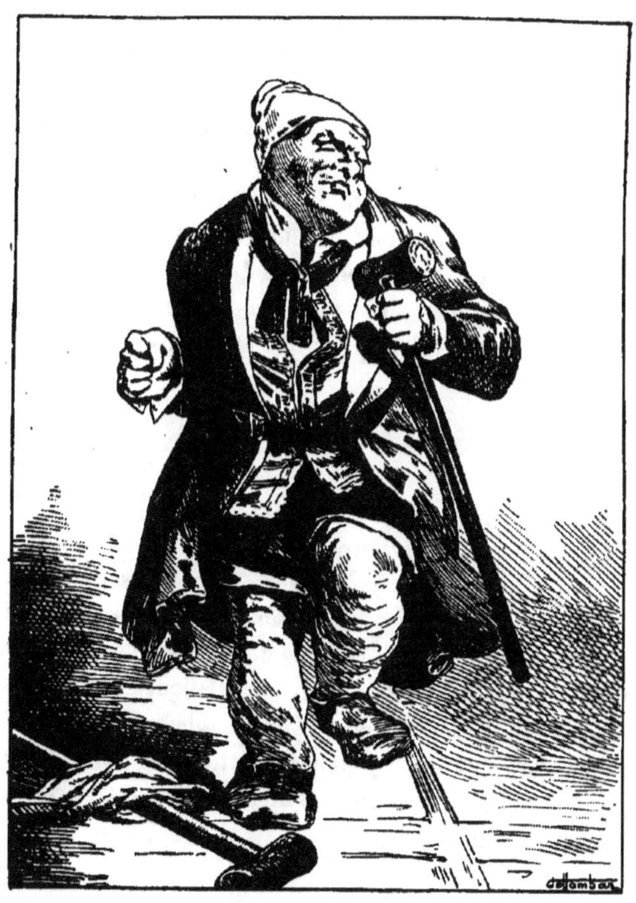

Le Goutteux. — O goutte impitoyable ! Que je vive un peu
moins et que je me repose un peu plus ! (*Bibl. nat.*)

impitoyable ! s'écrie-t-il, que je vive un peu moins et que je
me repose un peu plus ! »

Avec la petite vérole, nous abordons une maladie plus redoutable. Elle a, en général, peu tenté les artistes qui se sont plutôt

occupés de la vaccine et en ont caricaturé les effets à perte de vue. La lithographie de Langlumé est au reste d'une observation assez inexacte. Le malade qui a exigé qu'on lui présente un miroir, pour se rendre compte des ravages du mal, reste pétrifié de saisissement. Pourtant, il n'est pas trop défiguré, et les quelques pustules de son visage ne lui donnent pas cet aspect hideux et repoussant spécial aux varioleux. Dans sa création de Nana, à l'Ambigu, Mlle Cassive n'avait pas hésité à paraître devant le public la face horriblement tuméfiée, couverte de pustules confluentes, ayant fidèlement suivi les indications cliniques du médecin appelé spécialement pour régler la mise en scène du poignant dernier acte. Et c'était là un document beaucoup plus saisissant et autrement vrai, que ce varioleux *à la manque* que nous offre l'auteur de l'estampe ci-contre.

❖

Enfin voici le *ver solitaire*. Nous sommes cette fois dans le domaine de la caricature, et celle-ci est assez réussie. L'hôte du tænia est occupé à expulser son incommode locataire. Un fort joli bout de ruban est déroulé; le commis de magasin en a déjà mesuré pas mal de mètres, — et la tête ne sort toujours pas. Le malade commence à s'inquiéter, cependant que sa femme et ses enfants l'encouragent pendant cette longue opération. Il y a beaucoup de verve dans cette amusante pochade, mais où diable l'esprit de nos pères allait-il se nicher ?

❖

La grande danse de Saint-Guy a souvent sollicité leur verve. Il ne faut pas confondre cette névrose collective avec la chorée simple qui est une conséquence d'un état diasthésique. Aux siècles passés, il y eut des épidémies considérables de danse de Saint-Guy. Les auteurs anciens abondent en descriptions de cette singulière vésanie qui était extrêmement contagieuse. L'Allemagne, la Souabe notamment, était fréquemment ravagée par ce singulier fléau; des

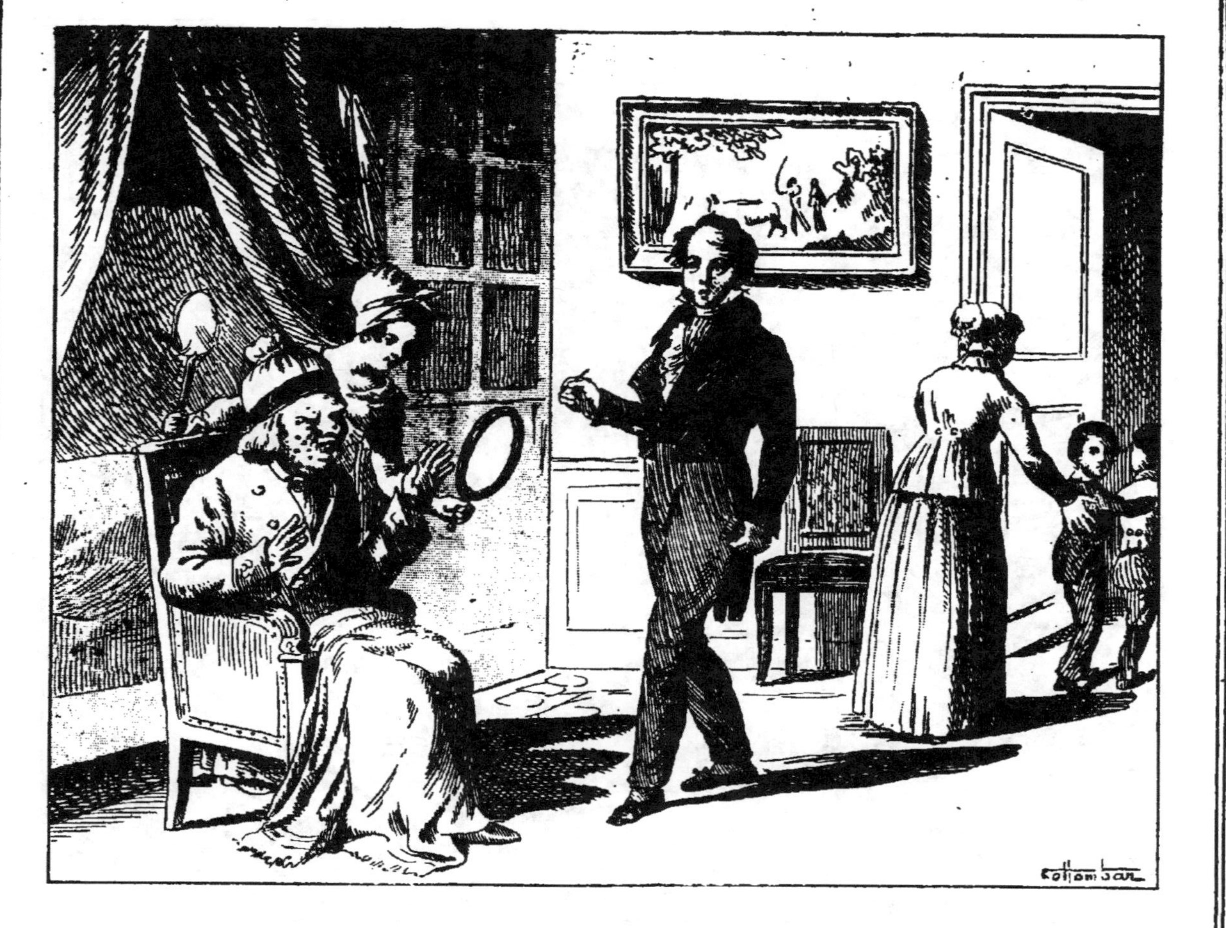

La petite vérole. (Lithogr. de Langlumé.)

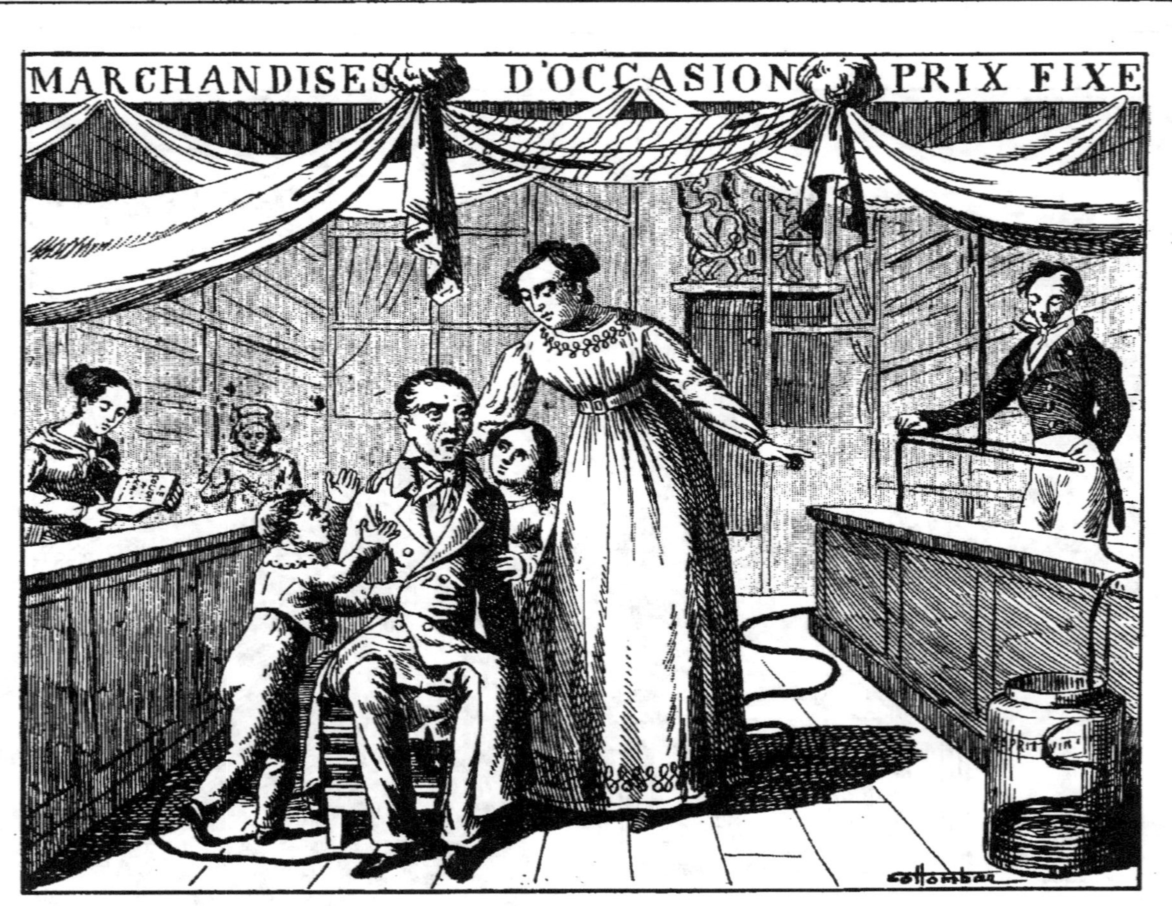

Le ver solitaire.   (Lithogr. de Langlumé.)

bandes d'hommes, de femmes, d'enfants se trouvaient soudainement affectées de délire musculaire, de monomanie saltatoire. La danse de Saint-Guy a joué son rôle au sabbat, ce qui s'explique d'autant mieux qu'elle se manifestait uniquement dans les collectivités, et qu'une fois les individus rentrés respectivement chez eux, ils retrouvaient le calme et le repos. Elle fut donc un facteur puissant de la psychopathie des foules.

Souvent, dit le docteur Langlois, ces épidémies donnèrent lieu à des scènes violentes de luxure. On canalisait, on endiguait le mouvement, en plaçant à la tête de la bande dansante une troupe de musiciens. Sous l'influence du rythme, les mouvements se régularisaient. C'est de la même façon qu'éclatent les danses convulsives des nègres, le tarentisme en Italie, le tigretier en Abyssinie. Toutes ces monomanies singulières doivent être considérées comme de pures vésanies frappant les collectivités, sous l'influence d'un état mental spécial, aggravé par le mysticisme et les superstitions.

La caricature ci-contre représente un groupe de touristes, sous le Directoire (le mot touriste, appliqué à cette époque, n'est-il pas un outrecuidant néologisme ?) Les voyageurs qui portent sur leurs vêtements le symbole de la coquille Saint-Jacques, et la Merveilleuse en tenue de voyage, complétée par la haute canne et la gourde, sont arrivés à la chapelle de Saint-Guy, près d'Ulm, en Souabe, et là, emportés par la folie ambiante, ils dansent frénétiquement, aux accents du violon qui rythme la mesure.

✢

Elle est de tous les temps et de tous les pays, la caricature anonyme ci-contre. A dire vrai, elle a paru, voici quelque cinquante ans, au temps où l'on vantait les salutaires effets des pâtes orientales, préconisées alors par le corps médical, et surtout par de gros industriels. Elle visait plus spécialement le racahout des Arabes, et le nafé dont on faisait une excellente (?) drogue contre le rhume. Et pour montrer quelle foudroyante action le médicament exerce sur l'organisme, l'artiste nous a présenté un gamin

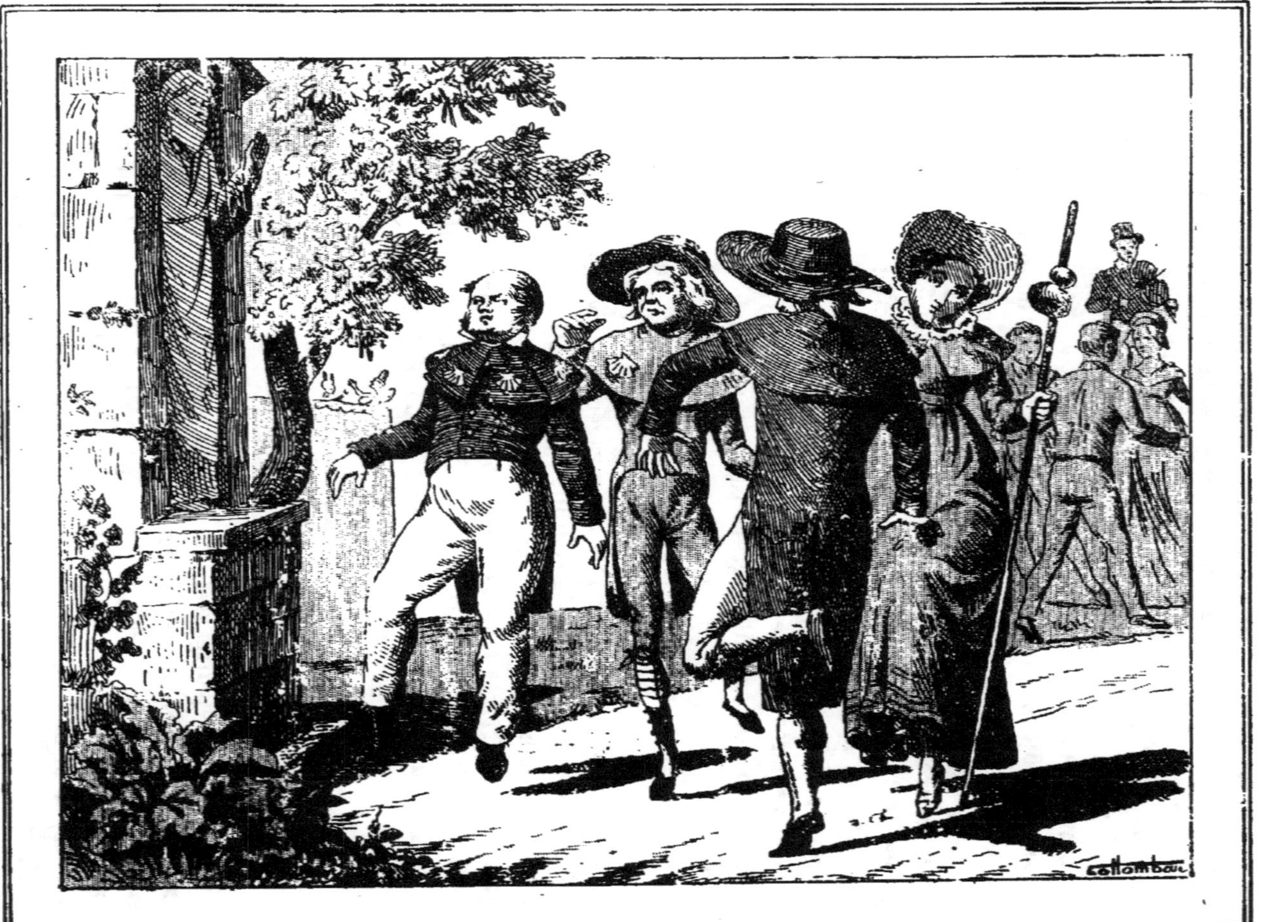

La Danse de Saint Guy

(Lithogr. de Tardieu)

qui, en fouillant dans le buffet en l'absence de ses parents, a mis la main sur la réserve des pâtes orientales. Aidé du chien de la maison, son complice, il a déjà vidé deux pots et en déguste un troisième. Mais voyez la triste aventure ! Les deux gourmands

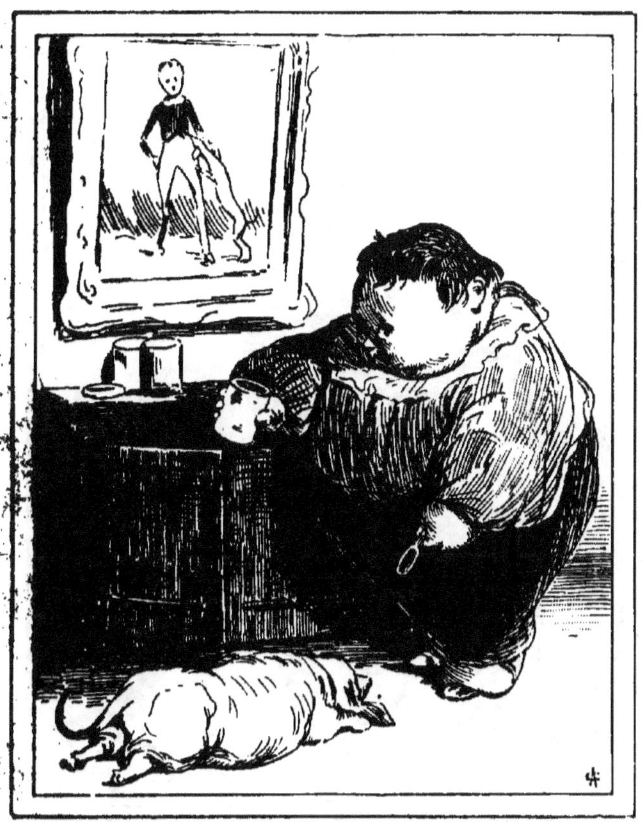

Revers des médailles. — Dangereux effet du racahout et du nafé.

sont gonflés comme des outres pleines : quel cas prodigieux d'obésité instantanée !

Recommandé tout particulièrement aux grands inventeurs des arsenics organiques ou des formiates qui iront un jour, parmi les vieilles lunes, rejoindre dans leur juste oubli le racahout, le nafé et *tutti quanti*.

Autre caricature, celle-ci concernant les charlatans du magnétisme animal. Cette méthode thérapeutique mise à la mode par

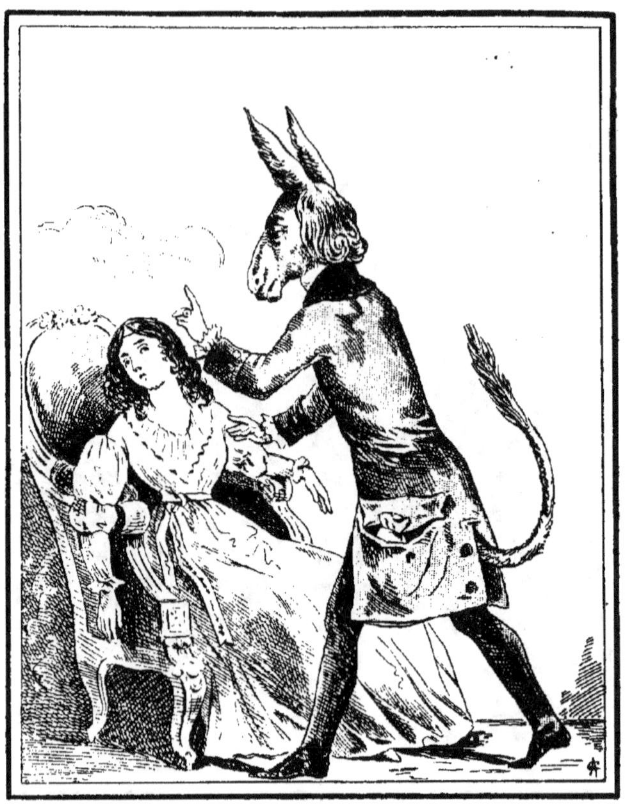

Le magnétisme animal, d'après Moilozo.

(*Journal des Modes ridicules*)

Mesmer avait subi des avatars multiples, condamnée, admise, puis
condamnée à nouveau par les savants officiels de France. Il n'en
fallait pas davantage pour que les charlatans s'en emparassent. Le
procédé était, au reste, très pratique pour eux. Il leur permettait
de jeter de la poudre aux yeux, de friser souvent le merveilleux

en suggérant leur pensée ou en provoquant le sommeil artificiel. Comme on n'était pas du tout familiarisé avec le nouvel agent « électro-biologique », on restait stupéfait, on payait très cher, et on n'était pas guéri. Le caricaturiste nous montre le Robert Macaire avec une tête d'âne et un gros sac d'écus dans la poche. Sa malade est hypnotisée et le magnétiseur va lui suggérer d'avoir à verser la forte somme.

Lorsque l'école de la Salpétrière fit du magnétisme une véritable science, avec des lois immuables, elle porta un coup redoutable aux forbans qui l'avaient monopolisé : est-il bien sûr qu'aujourd'hui encore les charlatans aient renoncé à l'emploi de ce procédé commode, dangereux parfois, mais si rémunérateur ?

Effet inattendu des accidents de la grossesse : une brave bourgeoise, — multipare si on en juge par le morveux qui vient de lâcher sa jupe, — et qui porte « en ses flancs » un nouvel héritier de Joseph Prud'homme, est soudain prise d'une *envie de femme grosse*. Elle se précipite sur un boulanger qui se sauve devant la furie déchaînée. On est obligé de le défendre en lui faisant un rempart de pelles et de bêches. Pendant ce temps l'infortuné mari empoigne sa moitié pour la remettre à la raison, mais, que peut-il, le pauvre ? La taille est épaisse et le ventre proéminent.

On a longtemps épilogué sur les caprices des femmes enceintes qu'il ne faut pas contrarier sous peine de graves complications. Gageons que celle-ci accouchera d'un petit pain.

Les loupes, verrues et autres tumeurs bénignes qui ornent le visage de certaines gens font, à leur tour, les frais d'une amusante lithographie. Des savants échappés de l'école d'arboriculture qui se profile dans le fond de l'estampe sont arrêtés dans le potager de l'établissement, section des cucurbitacées. Est-ce l'influence des énormes potirons bien dodus et des cantaloups rebondis qui s'exerce sur l'épiderme jaloux de ces messieurs ? Voici que sur leurs crânes

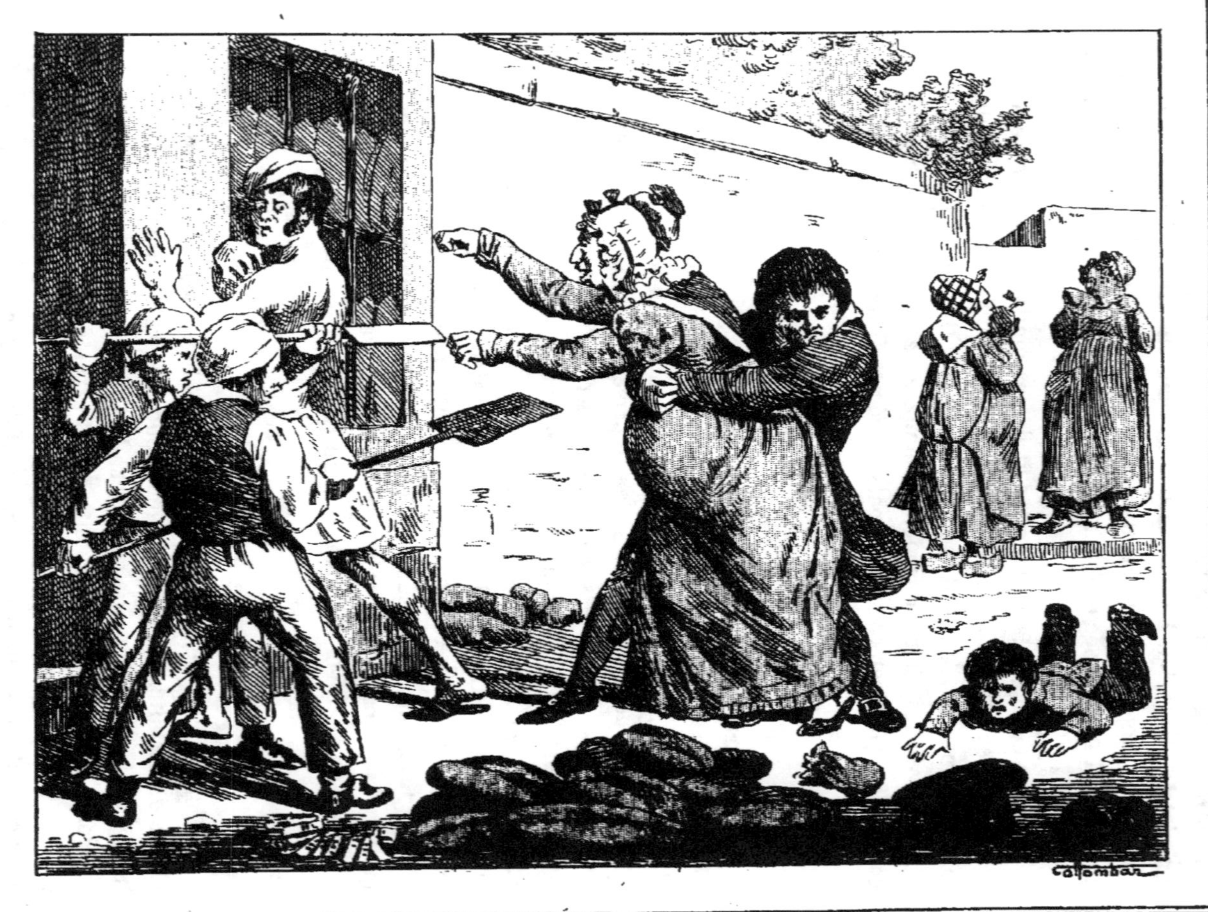

Les envies de femmes grosses

(*Lithogr. Tardieu.*)

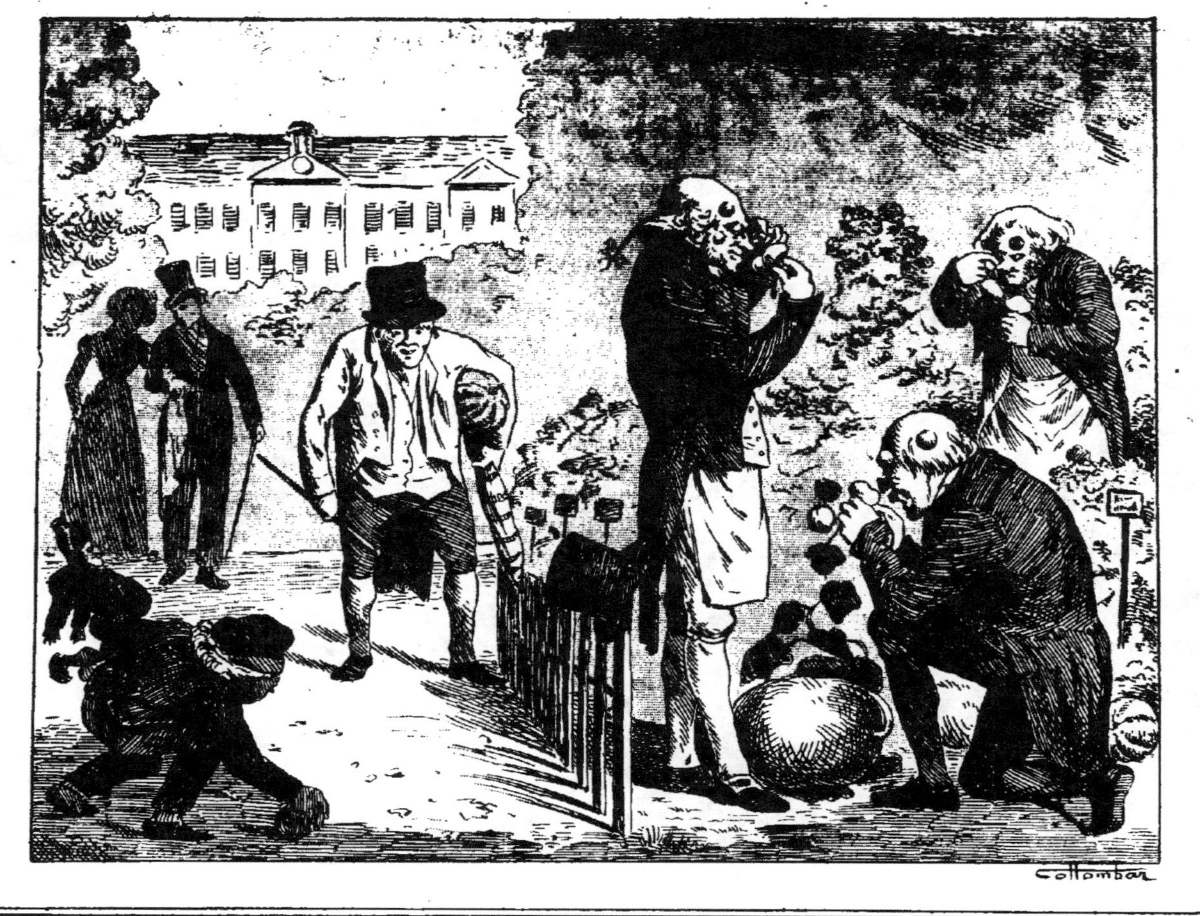

Les loupes

(Lithogr. Tardieu.)

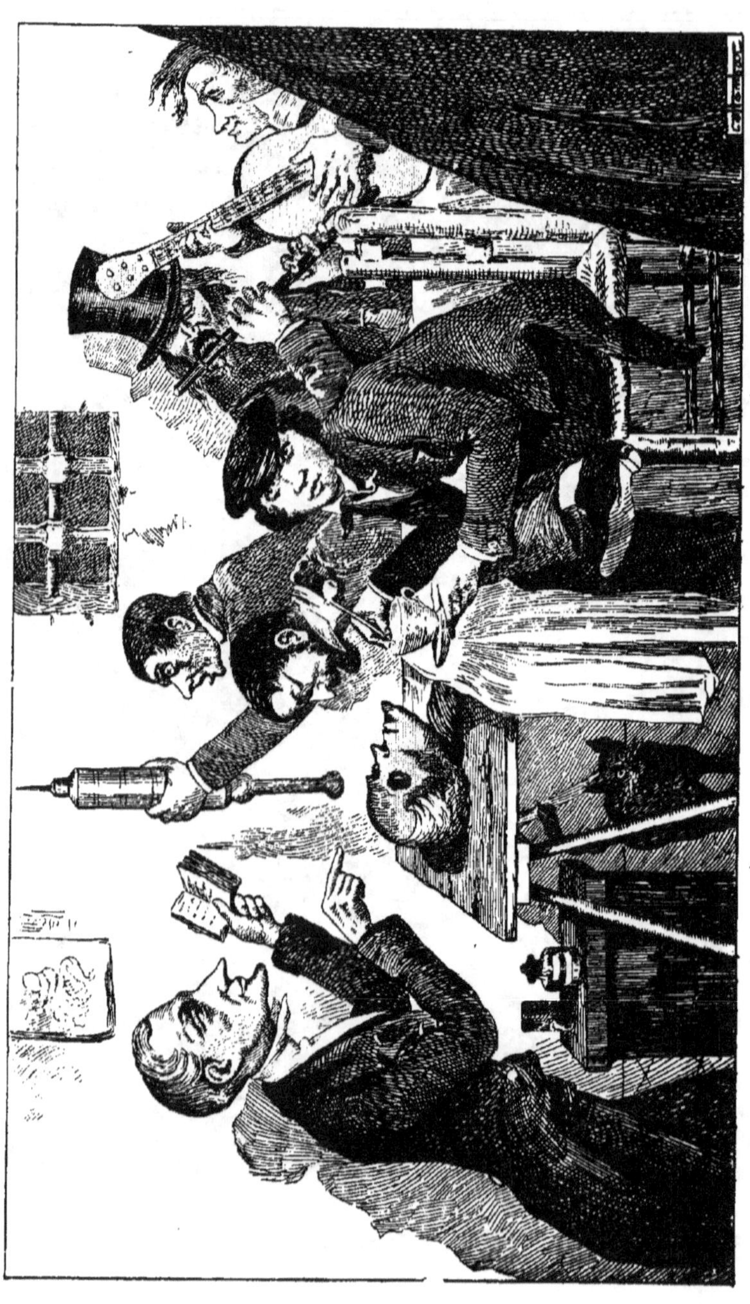

Le remède tardif.

(Lithogr. par Lemoine.)

et sur leurs joues des tumeurs apparaissent, mais ils s'en soucient peu, occupés qu'ils sont à examiner les plantes du jardin. Pour comble d'ironie, ils se servent de loupes ! Mac-Mahon disait devant l'inondation de Toulouse : Que d'eau, que d'eau ! Nous pouvons devant ce singulier tableau nous exclamer : Que de loupes, que de loupes !

⚜

Enfin, voici une amusante lithographie de Lemoine. Un mort est couché sur une table. Il est entouré d'étudiants qui, sur les indications d'un professeur, tentent de le rappeler à la vie. Mais par quels moyens bizarres et imprévus ! Il n'est pas question de suggestion ni de thaumaturge.

Un guitariste et un flûtiste jouent leurs airs les plus guillerets. Un apothicaire arme une seringue de vétérinaire. Un ami attendri du défunt lui apporte sa pipe et sa tisane. Livre en main, le démonstrateur continue à disserter. Rien n'y fait. Le remède est bien tardif, et il n'y a qu'à considérer le facies cadavérique du sujet pour se convaincre de l'inutilité de cette thérapeutique suprême et originale.

Les caricaturistes n'ont aucun respect, pas même celui de la mort ; avec les sujets les plus macabres, ils font les dessins les plus folichons et les plus enjoués. Heureuses natures !

II

Beuveries et Ripailles

Beuveries et Ripailles

La scène se passe en Flandre, — peut-il en être autrement ?
On fête le baptême d'un rejeton d'une famille bourgeoise. Le ban
et l'arrière-ban des parents ont été convoqués, ainsi qu'il convient
pour une solennité de ce genre. C'est l'occasion d'agapes panta-
gruéliques. Chacun s'en donne à bouche que veux-tu, et l'on sait
la capacité d'un estomac flamand, — soit dit sans vouloir froisser
aucune susceptibilité. A la faveur de la licence qui règne toujours après un repas de famille, les enfants ont pris quelques
privautés. Deux d'entre eux ont attrapé la cafetière, et se la repas-
sent mutuellement après en avoir sucé le bec : la crainte des
microbes ne les sidère pas,— heureux âge, heureux temps ! Aujour-
d'hui, un enfant de dix ans n'ose plus boire que de l'eau d'Évian
ou sucer des bonbons stérilisés.

Ce tableau de Jean Steen, traité avec humour et aisance, ne
dépare pas la collection des *beuveries* flamandes. On pourrait lui
appliquer, comme légende, les fameux *propos* du maître Rabelais : « Lors flaccons d'aller, jambons de trotter, goubelets de
voler, breusses (grandes tasses) de tinter. » Et les convives s'in-
terpellent joyeusement : « Boutte à moy, sans eau ; ainsi, mon amy.
Je boy pour la soif advenir ; je boy éternellement. Ce m'est éternité
de beuverie, et beuverie d'éternité. — Ha, faulse fiebvre, ne t'en
iras-tu pas ? »

Que diraient donc aujourd'hui Rabelais et les peintres flamands
s'ils assistaient à une moderne conférence antialcoolique ou à
une séance de salutistes tempérants ?

Car nulle fête sans boire, au temps des Téniers et des Breughel.
La Kermesse — l'immortel chef-d'œuvre de Téniers — a égale-
men tenté le pinceau réaliste du vieux Breughel. Il nous montre

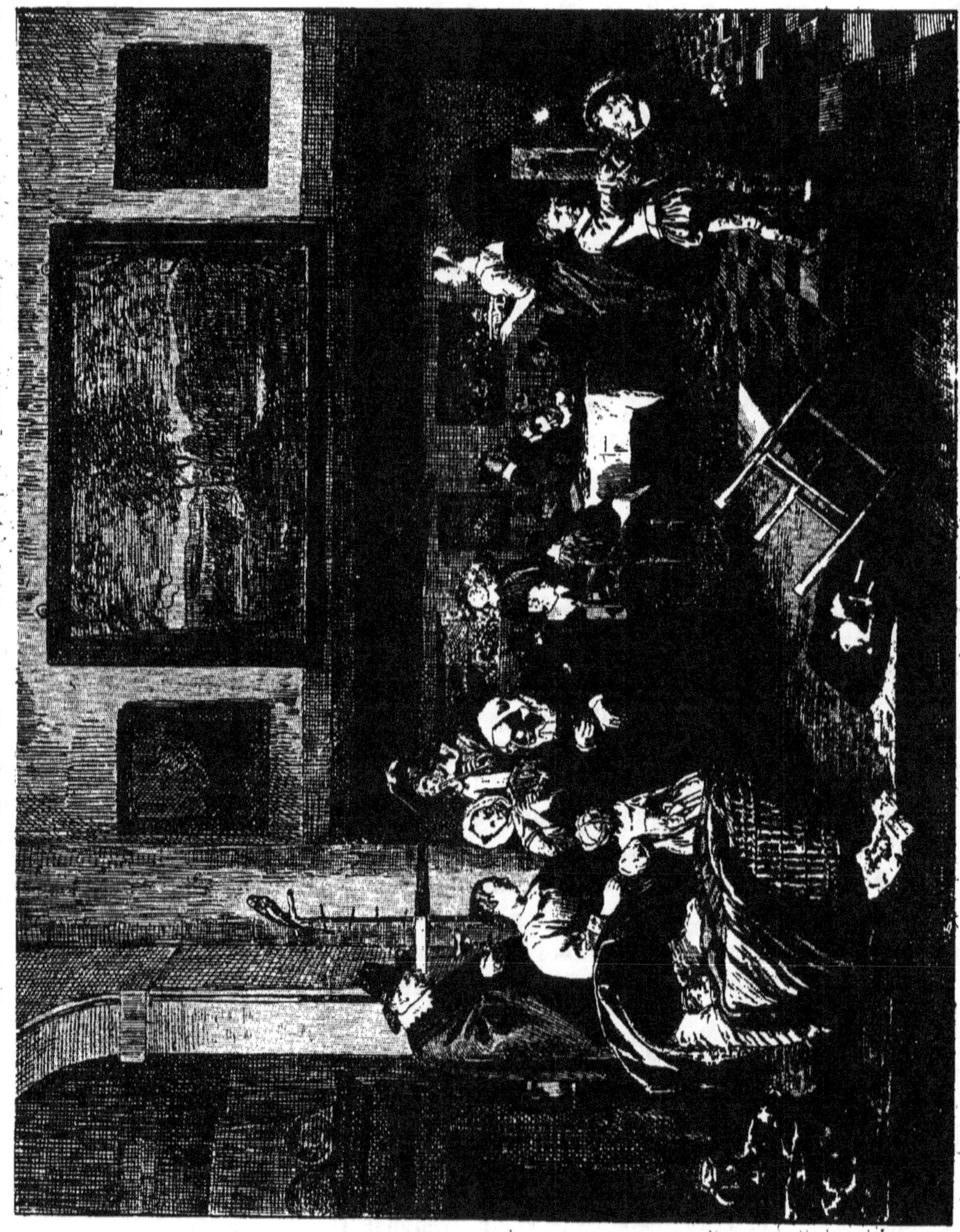

Jean Steen. — Le Baptême.

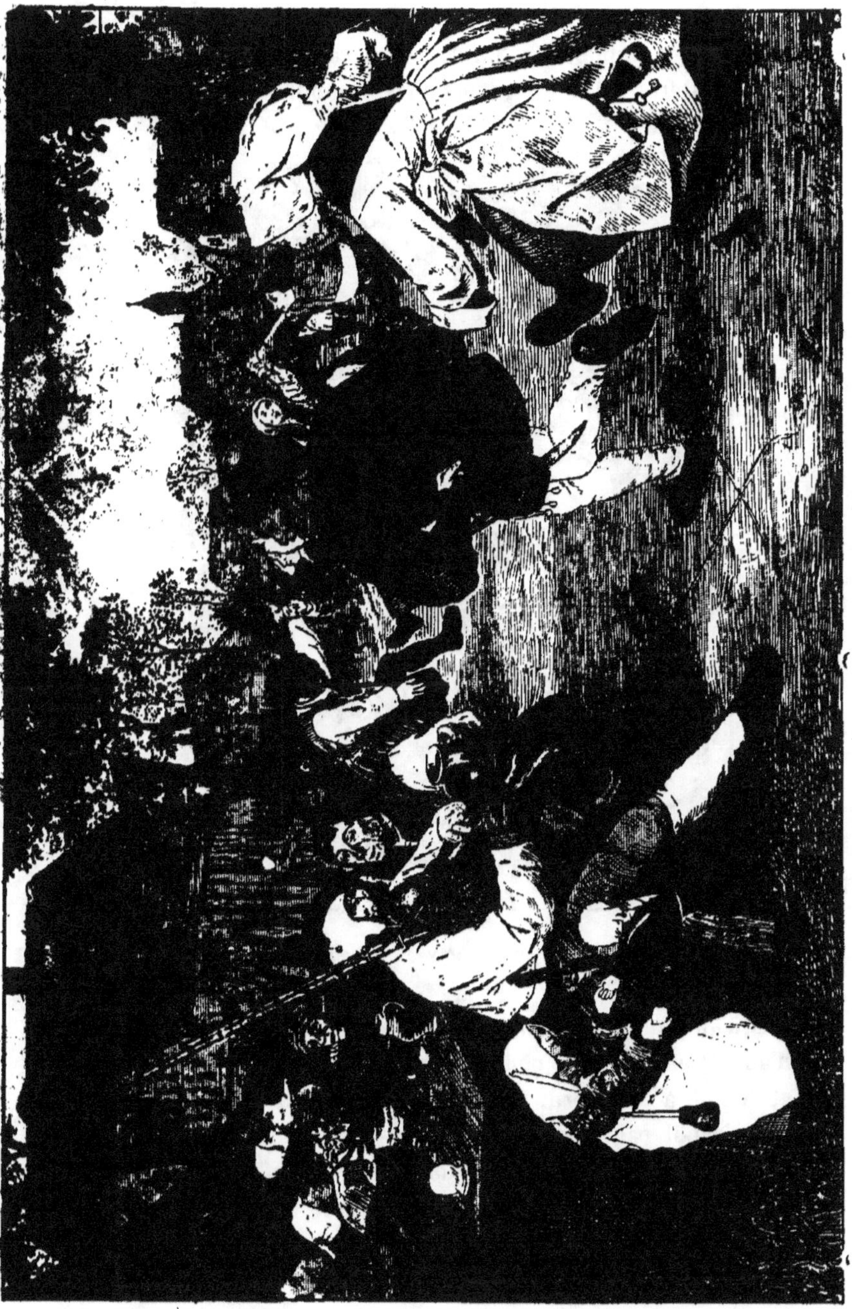

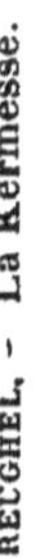

BREUGHEL. - La Kermesse.

non seulement les gestes inélégants et patauds des bons paysans lancés dans un quadrille, mais aussi le buffet, sommairement installé sur une table de cabaret, où les couples échauffés viennent se désaltérer dans les vastes mos remplis de bière. Il n'est

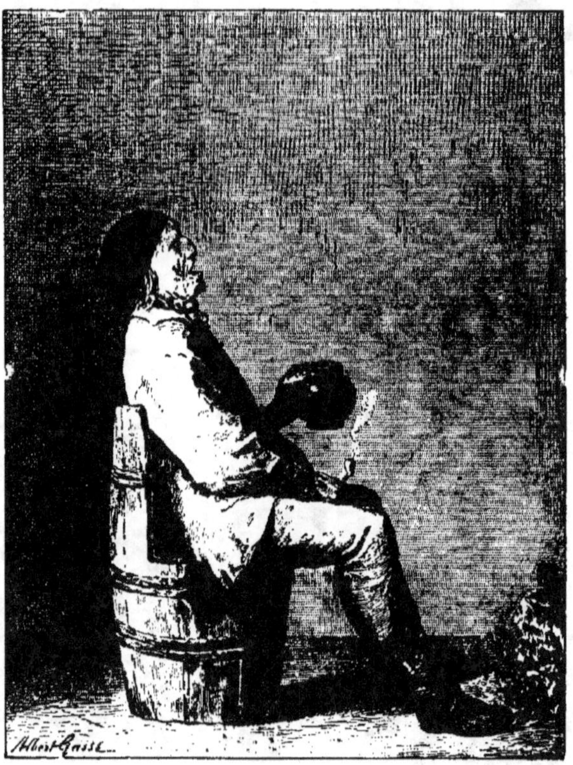

BROUWER. — Paysan buvant.

pas jusqu'au joueur de biniou, — qui à lui seul fait l'orchestre, — qui n'aura tout à l'heure pour son salaire, à vider un pichet ventru et rempli à ras bord. Dame ! ça donne soif de souffler : un biniou n'est-il pas une outre vide, — amère dérision pour un buveur flamand ? Il est remarquable également que les enfants sont, encore ici, de la partie, ce qui dénote que ces bons villageois, amis du plaisir et soigneux de leur bouche, n'en ont pas moins des mœurs patriarcales et honnêtes.

Point n'est besoin de grandes solennités pour trouver des occasions à boire. Cette vérité de La Palisse se justifie non seulement
en Flandre, mais dans toute notre Europe civilisée. Mais jamais
assurément, nulle part que dans le Hainaut et le Brabant, on n'a

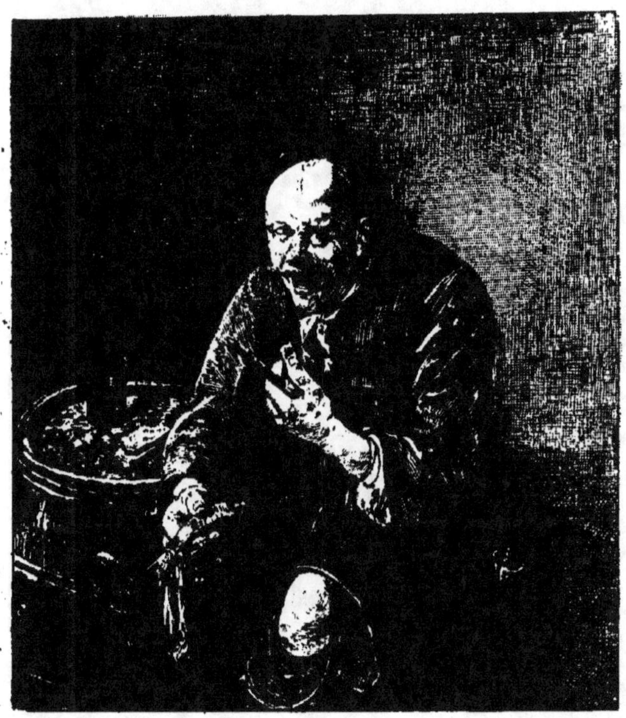

DEPROEW. — Le Déjeuner.

rencontré de si joyeux types de buveurs. Les Francs-Comtois,
becs salés, et les Angevins, sacs à vin, sont certainement battus
en ce record. Ce brave paysan de Brouwer, assis dans son tonneau aussi confortablement que dans un rocking, a une face de
vieux grand-père sceptique et finaud. Cet autre de Deproew,
déjeunant d'un modeste hareng saur et d'une tartine beurrée, le
tout arrosé de lambick ou de faro, a une trogne aussi réjouie que
s'il dégustait un perdreau accompagné d'une bouteille de Pontet-

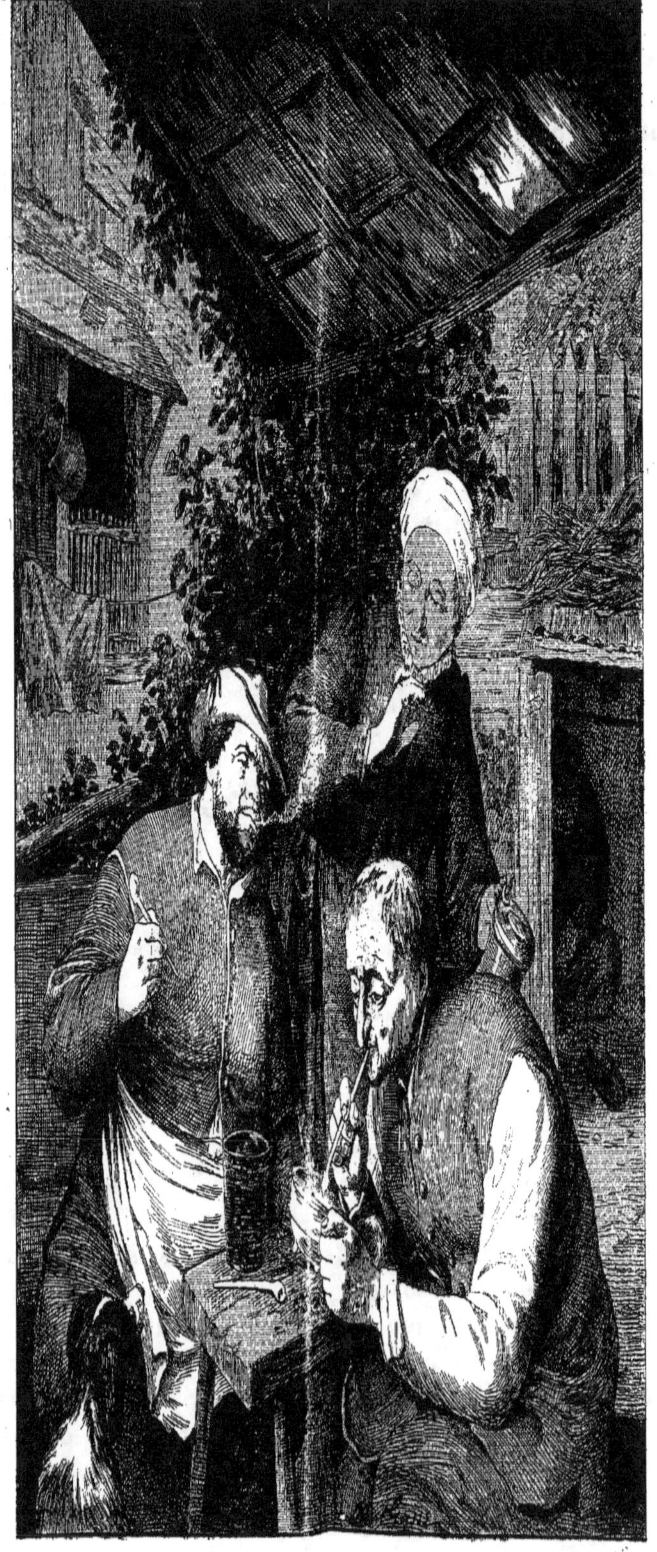

Van Ostade. — Fumeurs au jardin.

Canet, — ce qui prouve que tout est relatif et que les hommes de peu d'ambition se réjouissent de peu.

Même sagesse heureuse dans ce groupe de Van Ostade : deux ouvriers flamands attablés devant un jambon et servis par une

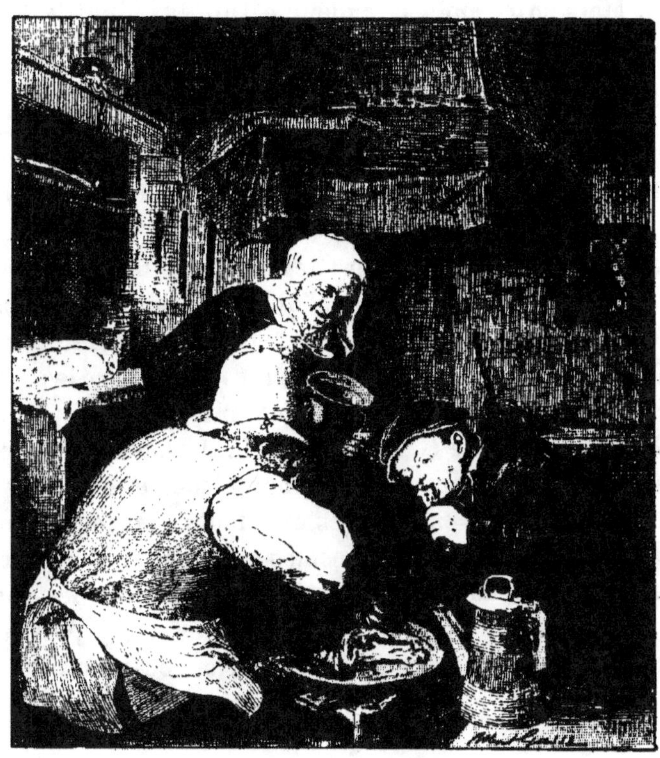

Van Ostade. — Le Jambon.

ménagère souriante : cette fois, la cafetière a remplacé le pot de bière. On sait, au reste, le rôle important que joue cet appareil de cuisine dans la vie du Flamand. Celui-ci fait une consommation extraordinaire de café, sans d'ailleurs présenter le moindre trouble de caféisme. La bière, le tabac et le café constituent une trinité une et indivisible pour tout Flamand qui se respecte et tient aux traditions de sa race.

Le café versé, on passe au jardin, on allume la pipe, à l'un de ces petits réchauds de braise bien connus de ceux qui ont voyagé dans le Nord. Ce sont les mêmes personnages que Van Ostade nous présente : ils ont la béatitude de la bonne digestion et l'air satisfait de gens qui n'ont pas perdu leur temps. Cependant, un invité que nous n'avions pas vu précédemment s'est retiré un peu à l'écart, dans une basse cabane dont généralement on ferme la porte sur soi. Mais entre amis, la pudeur est un luxe inutile. Nous recommandons plus spécialement le dessin aux confrères qui s'intéressent aux *actes naturels dans l'art* : il enrichira leurs collections.

Nous parlions plus haut de Rabelais. C'est bien en effet l'évocation de Pantagruel, de Gargantua et de maître Gaster qu'inspire la vue des tableaux flamands consacrés aux beuveries et aux ripailles ; non pas que le dernier dessin rappelle l'immortel chapitre où le jeune Gargantua nous apprend les vertus incomparables d'un oison bien dumeté, mais parce que toute cette iconographie culinaire, autrement intéressante que les fastidieuses natures mortes, est l'illustration intégrale de la philosophie rabelaisienne. Maître Gaster est le roi du monde : « Pour le servir, tout le monde labeure. Aussi pour récompense, il fait ce bien au monde qu'il luy invente toutes ars, toutes machines, tous métiers, tous engins et subtilités. Mesmes es animaux brutaulx il apprend ars deniées de nature. Les corbeaulx, les gays, les papegays, les étourneaulx, il rend poetes ; les pies il fait poetridés et leur apprend langage humain proférer, parler, chanter. Et tout pour la trippe. »

❦

La liste est longue des toiles qui représentent des intérieurs de cabarets flamands. En voici deux qui sont une réplique l'une de l'autre, et qui ne sont pas les moindres de l'œuvre immense de Téniers.

Les personnages sont sensiblement les mêmes dans les deux tableaux : paysans et rouliers sont attablés autour d'un billot ou d'un tonneau et jouent aux cartes ou devisent de joyeux propos. L'inévitable chien est présent, dans l'espoir d'un morceau à attraper. Au plafond est attaché le jambon traditionnel qui se fume

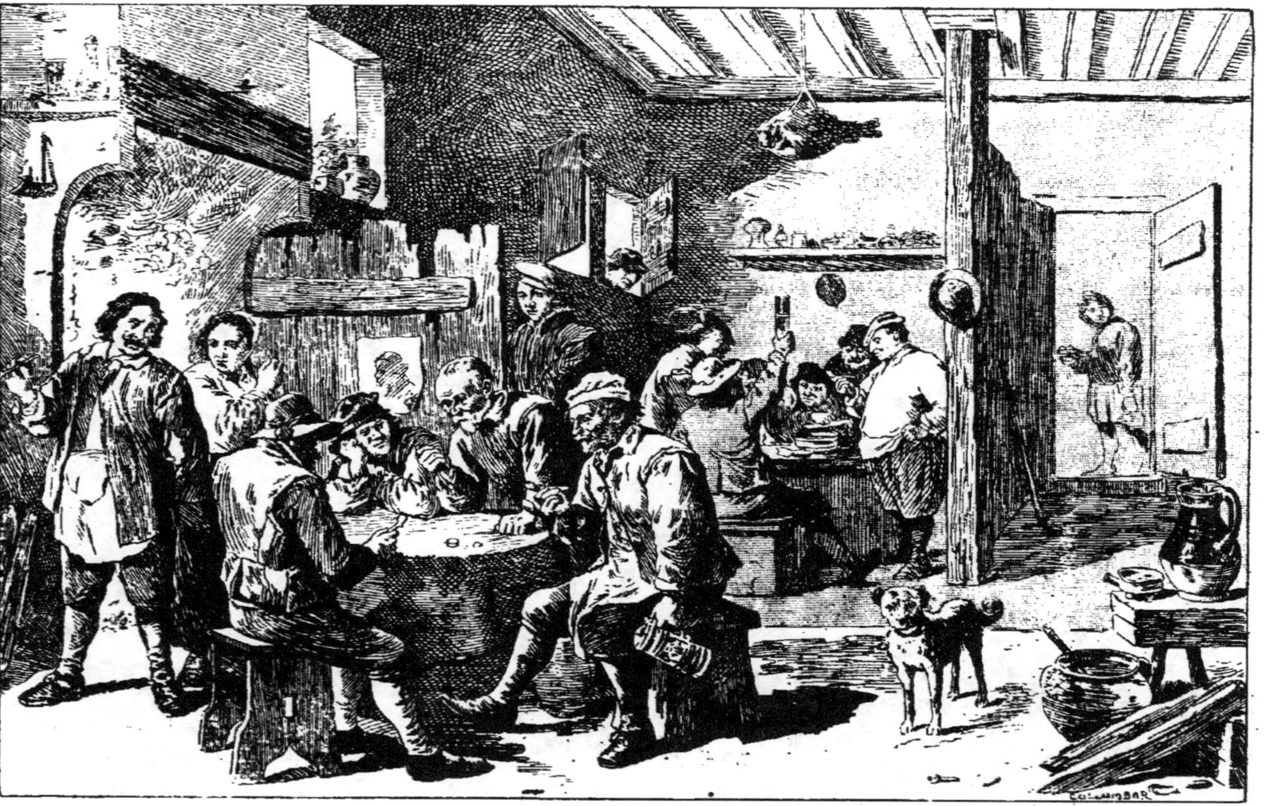

Téniers — Cabaret flamand (Munich).

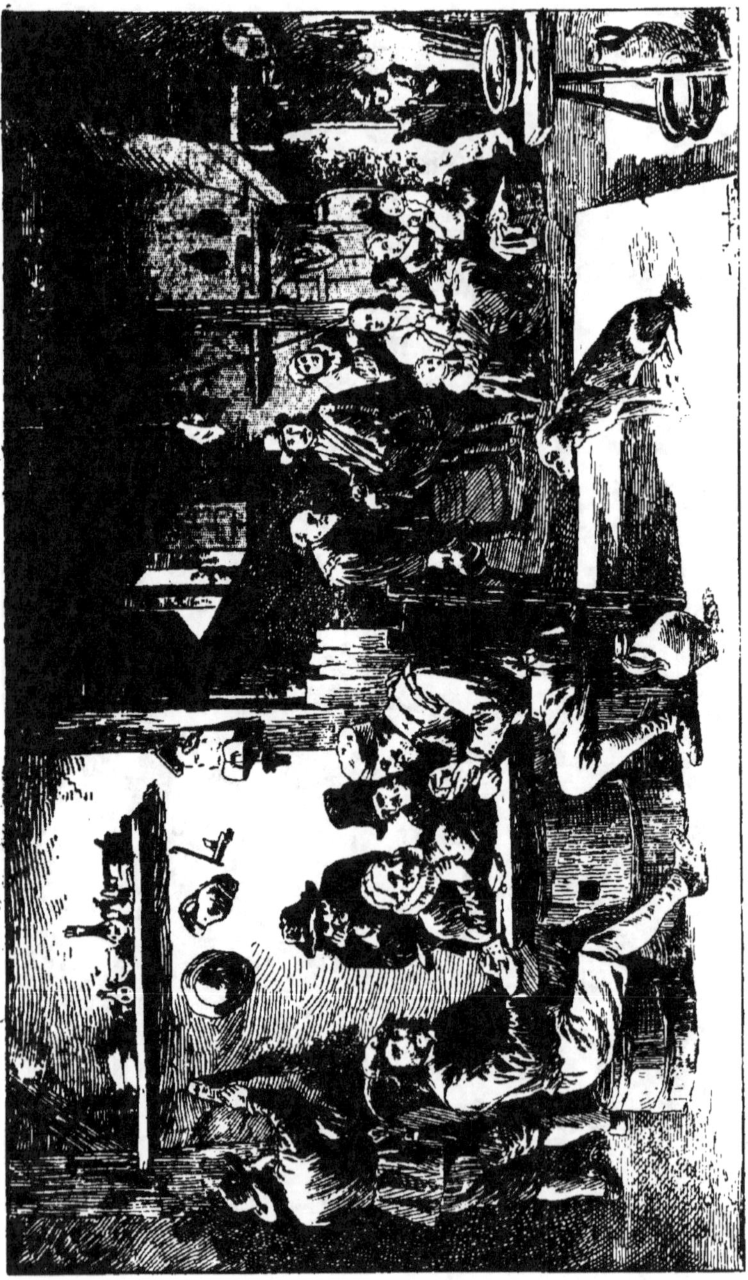

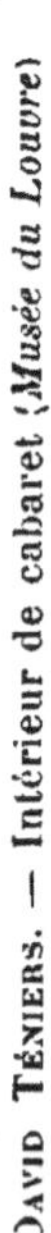

David Téniers. — Intérieur de cabaret (*Musée du Louvre*)

tout seul... à la fumée du tabac qui épaissit d'un nuage opaque l'air de la salle. Au reste, l'aération du cabaret est plutôt sommaire. Des fenêtres, des lucarnes plutôt, étroites, fermées par des volets pleins en bois, et notoirement insuffisantes pour permettre à l'air pur de pénétrer dans la pièce.

Et pourtant, tout le monde a bonne mine, la cabaretière et ses enfants, assis devant le feu (tableau du Louvre), ont la forte charpente de la race flamande, visage épanoui, membres robustes. Voilà qui donnerait tort aux promoteurs de la campagne antialcoolique : ces piliers de cabaret ont de la santé à revendre ! Mais l'artiste a-t-il été bien fidèle et a-t-il reproduit scrupuleusement son modèle ? Il est permis d'en douter.

A parcourir la galerie des maîtres flamands et hollandais, on croirait que leurs concitoyens n'avaient rien d'autre à faire qu'à vider des chopes, jouer aux cartes et fumer des pipes. Or il n'en est rien, comme on sait. Jamais race ne fut plus industrieuse, plus courageuse aussi, ayant à lutter contre les ennemis du dehors, et aussi contre la nature qui ne l'a guère favorisée : le froid, les tempêtes, les inondations, les menaces d'une mer chaque jour envahissante...

Ce n'est pas au cabaret que les Flamands et les Hollandais ont puisé l'énergie et la force. Ce n'est pas non plus à travers l'œuvre de Téniers qu'on doit juger leur vie.

❧

D'autres, cependant, ont été plus sincères, et plusieurs peintres nous ont montré les méfaits de l'alcool, sans cependant avoir l'intention de catéchiser et de moraliser leurs contemporains. Jean van Hemessen nous présente une société de débauchés de la première moitié du seizième siècle : les costumes sont caractéristiques de l'époque. La scène se passe non dans un cabaret, mais dans une maison presque bourgeoise, en dépit du sommaire ameublement. Après force libations, chacun se laisse aller à ses tendances favorites. Les uns ont l'alcool tendre et se sentent envahis d'effluves amoureux ; d'autres ont perdu toute réserve, et un de ces pochards, pour s'être permis d'indiscrètes privautés

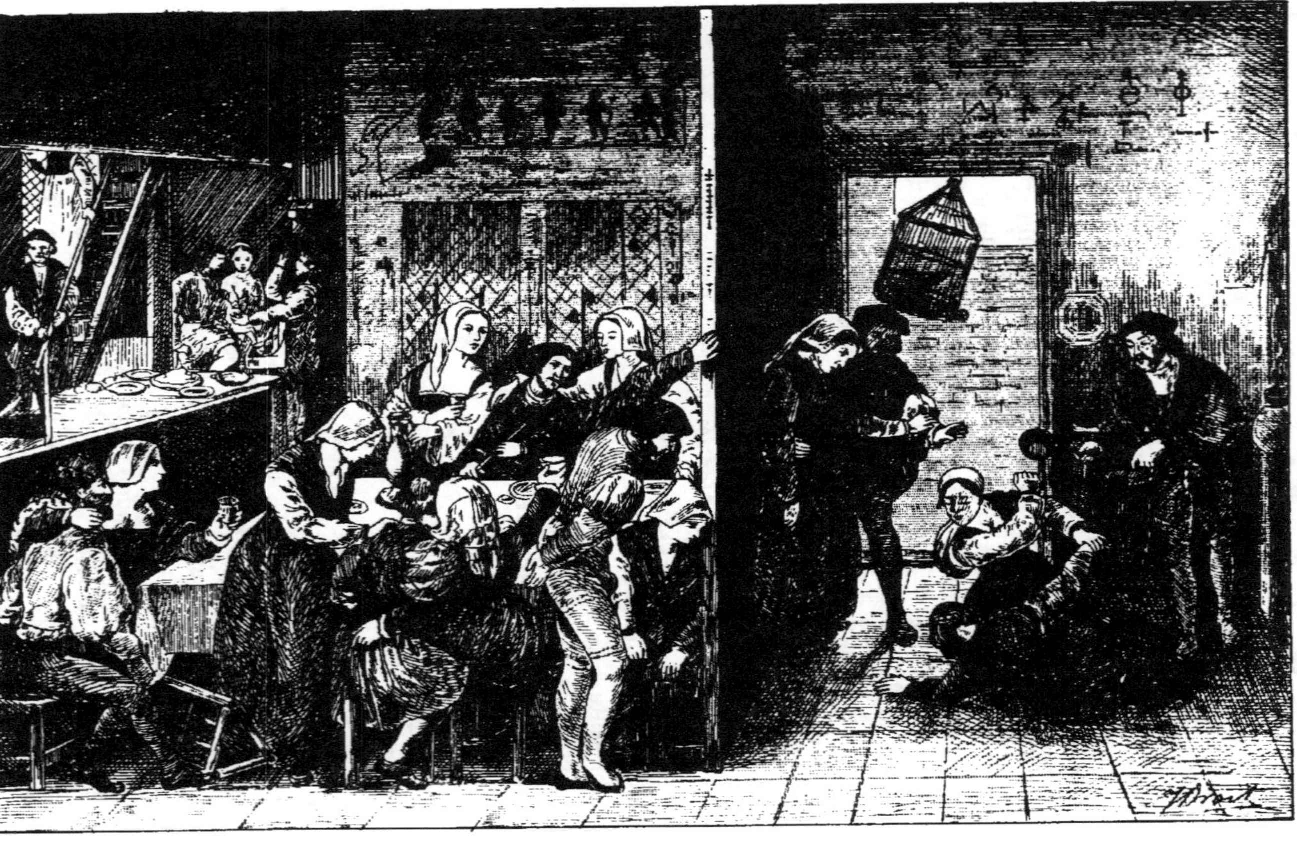

Jean Van Hemessen. — Société de débauchés (*Musée de Berlin*).

auprès d'une dame, en reçoit une puissante correction. Le don
Juan au relent de genièvre a roulé à terre et n'a même plus la
force de se relever : débauches plutôt dégradantes et qui n'in-

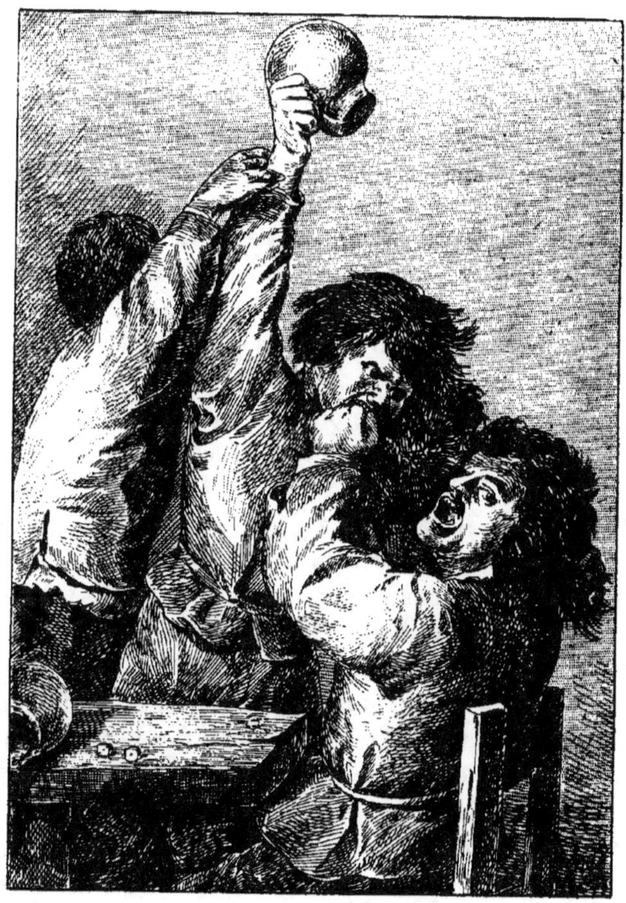

A. Brouwer. — Paysans aux prises (*Musée de Dresde*).

citent guère à les imiter. Puis voici les inévitables « batteries » :
l'une est signée. — comment en serait-il autrement ? — Adrien
Brouwer. Ce diable d'homme était, pour ainsi dire, hanté par le
souvenir des querelles, des batailles dont il était le fréquent
témoin. La plupart de ses toiles se ressentent de cette hantise : à
ce titre, elles sont des plus curieuses, car elles nous permettent

de fixer la mentalité de ses contemporains. Assurément ceux-ci ne
sont guère flattés, et ses paysans, hurlant, vociférant, se jetant
les cruches à la tête pour un coup de dés douteux, nous montrent
une humanité dégradée et vile : mais elle était, — et est encore —
tellement tarée par l'alcool-poison, que c'est à désespérer de la
voir un jour régénérée par la tempérance.

Ces deux autres toiles de Jean Steen et de Dusart sont aussi
violentes dans la conception et dans la facture, aussi réalistes,
aussi fidèles dans l'expression de la vérité. Les deux scènes ont
lieu dans la taverne, où les Flamands passaient, à l'époque, une
grande partie de leur journée. Ont-ils changé de coutume aujour-
d'hui ?... La querelle éclate toujours à propos de cartes, et comme
on ne peut pas jouer sans boire copieusement, les joueurs
s'échauffent rapidement, les discussions montent à un diapason
aigu, et bientôt les choses tournent au tragique.

Le matériel du cabaret — une planche posée sur des tonneaux
ou des tréteaux — s'écroule ; les triques se lèvent, la bagarre bat
son plein. Dans le tableau de Jean Steen, les témoins de la bataille
ne s'émeuvent guère, ils en ont vu d'autres ; à part quelques
horions, tout se passera en hurlements et vociférations.

Au contraire, Dusart nous montre la rixe sanglante : les cou-
teaux sont tirés et bien en mains, — à la mode espagnole. Cette fois,
les assistants s'interposent. Il pourrait y avoir mort d'hommes.
L'un d'eux pour les séparer brandit une chaise ; l'autre court
chercher le balai... Le tableau est remarquable par l'expression des
physionomies : toutes sont caractéristiques de la dégénérescence
alcoolique, — faces hideuses, écrasées (comme celle de la femme
assise au premier plan) ou prognathes (comme celle du belligérant
coiffé de son chapeau à plume), trognes inintelligentes et bes-
tiales, — l'observation est prise sur le vif, et l'artiste s'est révélé
clinicien ; mais à l'époque, comme dit la chanson, on ne faisait
qu'en rire...

Breughel, le puissant artiste de la *Parabole des Aveugles*, a
peint également une bataille de paysans très réussie. Cette fois,
nous ne sommes plus dans l'atmosphère enfumée et lourde du
cabaret, mais en plein air, au grand soleil de la campagne. N'importe : le tonneau, l'inévitable tonneau est là, accompagné de la

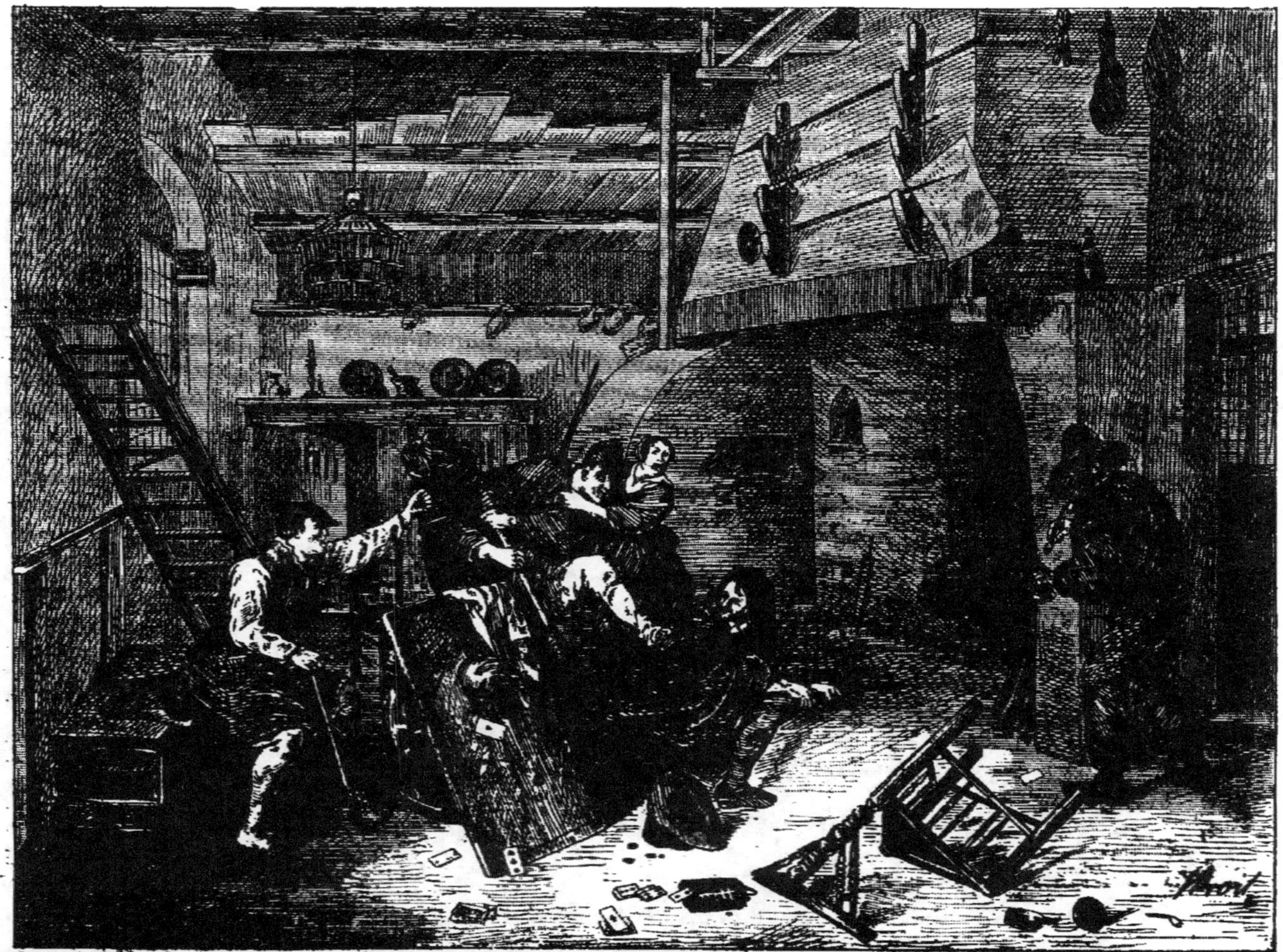

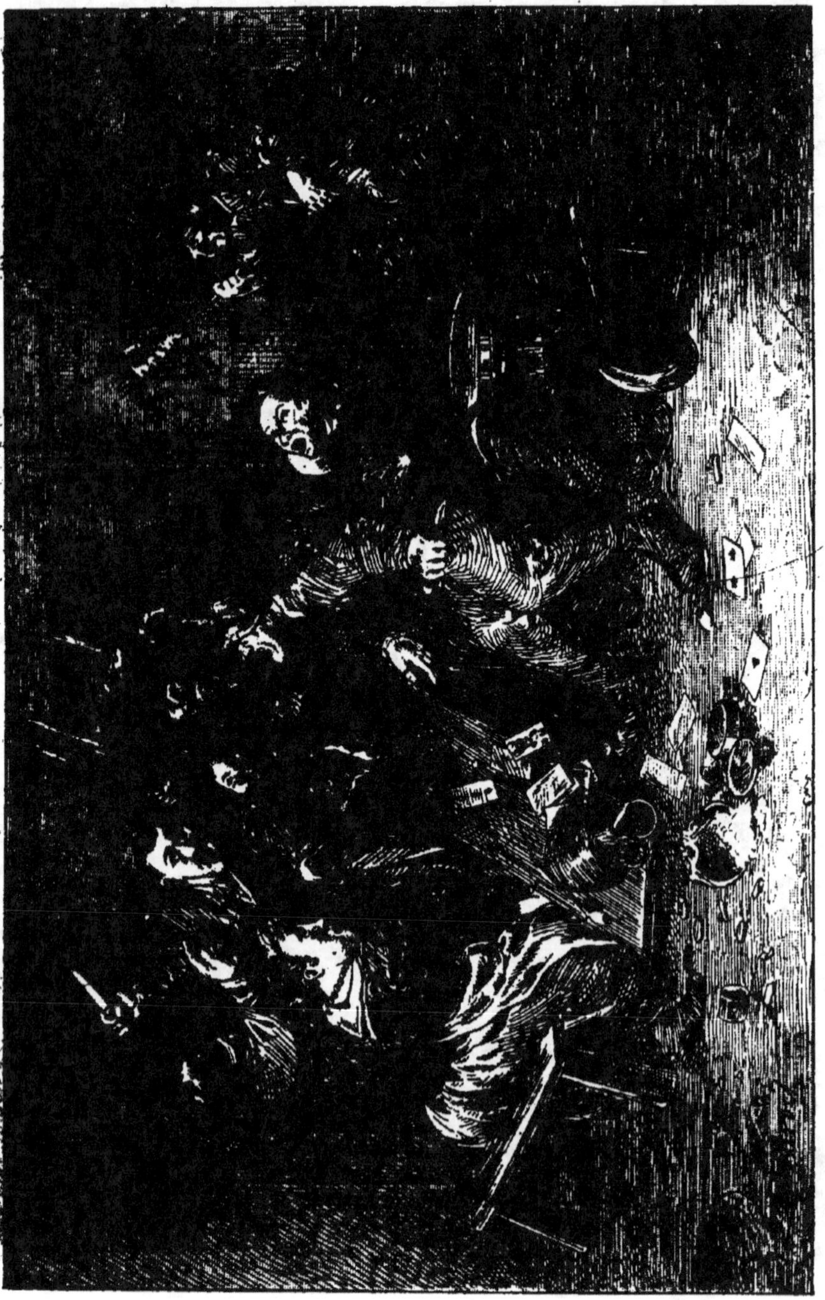

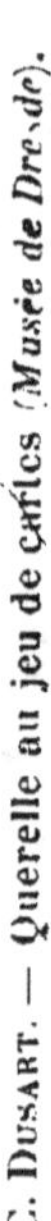

C. Dusart. — Querelle au jeu de cartes (*Musée de Dresde*).

fidèle dame de pique. Et comme le vent a tourné à l'orage, et que la discussion s'est envenimée, les paysans ont saisi des armes à portée de leurs mains : fléau à battre, fourche à fumier. L'un d'eux exquisse un élégant coup de pied dans le ventre de son adversaire. Doux pays...

A noter principalement les pittoresques costumes, et surtout les confortables braguettes qui devaient faire rêver les plantureuses Flamandes.

✢

Puis, ce sont deux tableaux de Jean Steen, l'artiste aux œuvres réalistes dont nous avons déjà donné de nombreuses reproductions. L'une est intitulée : *Après boire.* La journée a été chaude, et le pot de bière forte ou d'alcool a dû plus d'une fois faire le chemin du tonneau aux verres. La femme, ivre morte, débraillée, est étendue sur le banc ; l'homme chante à tue-tête. Un désordre inouï règne dans la pièce. Mais le réveil sera pénible, car les malheureux constateront qu'ils ont été *enfôlés* par les musiciens qui tout à l'heure les ont charmés et se sauvent maintenant en emportant les vêtements du patron.

L'autre sujet, *les Ivrognes*, est moins dramatique. La femme, plus facilement grisée que son mari, a laissé choir la tête sur la table. Mais le vieux finaud a le coffre solide, et il continue à boire en fumant son éternelle pipe.

Ces deux tableaux sont remarquables par la précision du dessin, ils caractérisent bien les mœurs flamandes d'autrefois. Celui d'Adrien Brouwer, au contraire, est violemment traité : ce n'est plus une beuverie d'intérieur, c'est une scène d'asile d'aliénés. On y trouve réunis les divers types d'alcoolique chronique, les diverses ivresses, gaies, tristes, farouches. C'est la sinistre folie qui plane au-dessus des personnages, s'empare de leurs cerveaux empoisonnés, et les conduira tous à la mort prochaine. Regardez, au premier plan, à droite, ce gros ivrogne affaissé sur sa chaise. Ses traits sont bouffis, ses paupières fermées ; son tonus musculaire a disparu. Et cet autre qui rallume sa pipe à la braise du fourneau, et son voisin qui a planté son couteau dans la table,

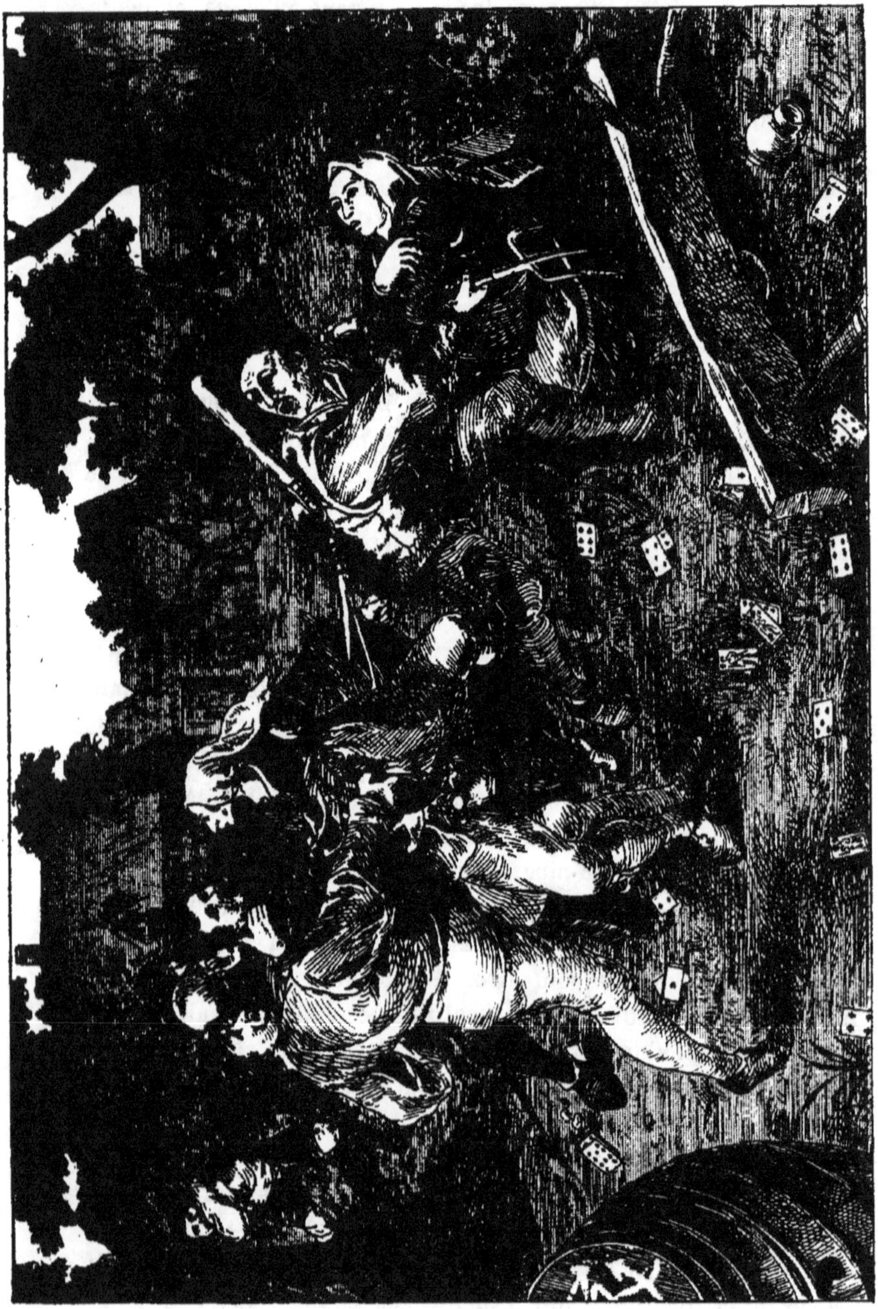

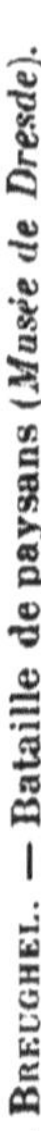

P. Breughel. — Bataille de paysans (*Musée de Dresde*).

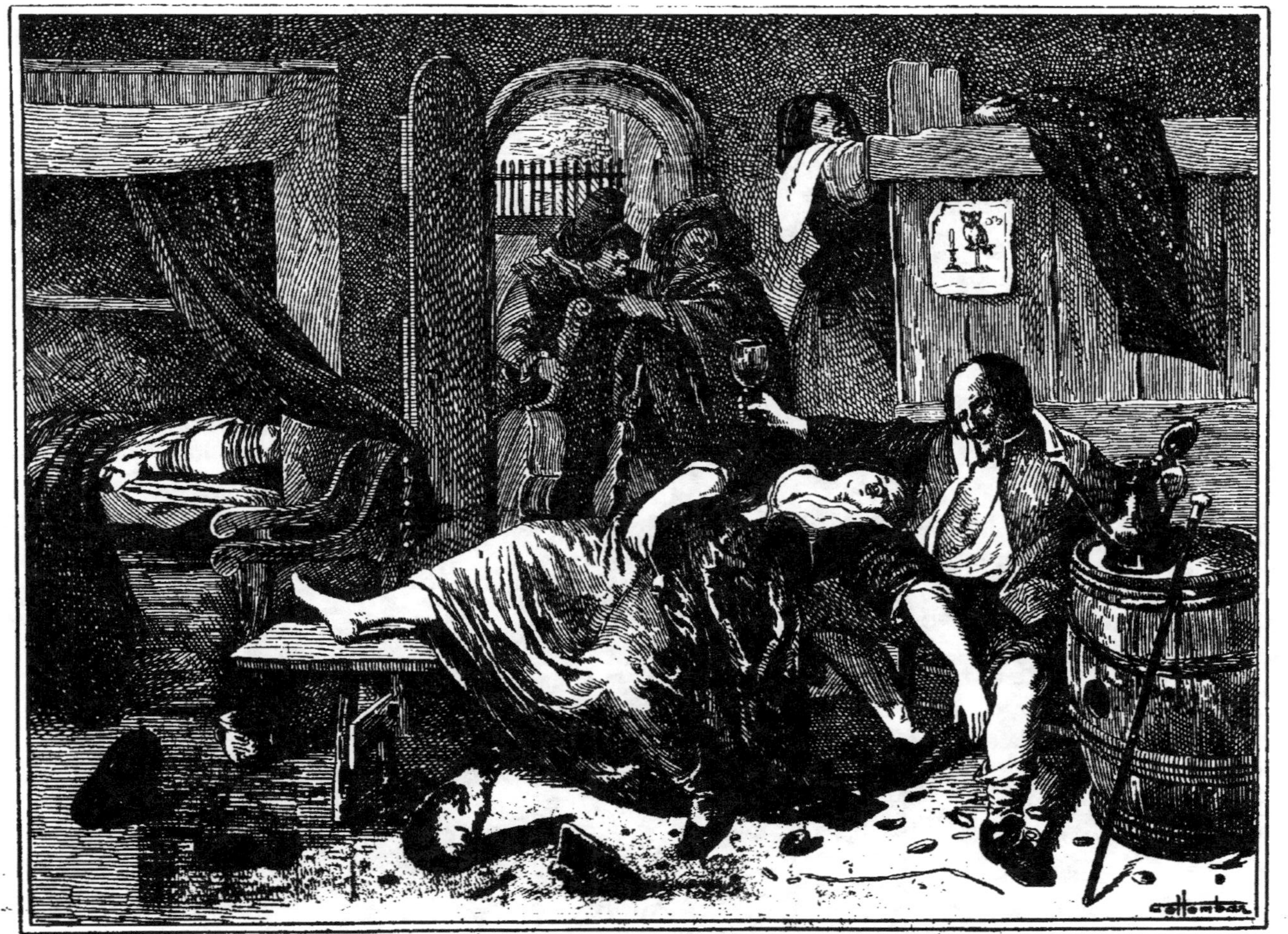

JEAN STEEN. — Après boire — (*Rijksmuseum Amsterdam*)

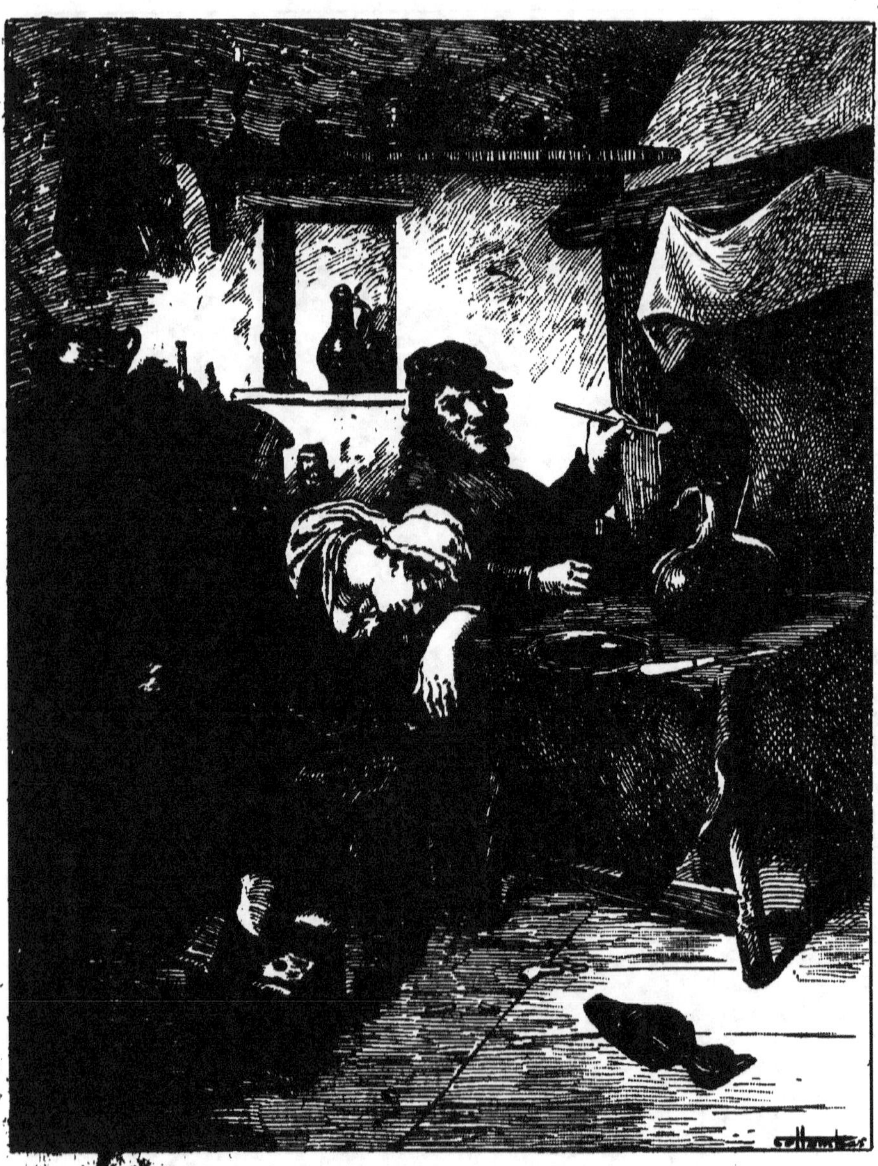

Jean Steen. — Une paire de buveurs. — (*Musée de St-Pétersbourg*).

prêt à s'en armer contre l'imprudent qui ne sera pas de son avis, et cet édenté qui, grimaçant, chante quelque refrain bachique, et jusqu'à cette femme qui a roulé à terre, étreignant à l'étouffer le malheureux nourrisson, déjà amateur de la boisson funeste... tous ont sombré dans la démence, victimes de leur passion funeste, et impérieuse. Cette œuvre de Brouwer est tout un enseignement, tout un symbole ; pourquoi les sociétés de tempérance ne la vulgarisent-elles pas par l'estampe ? Elles feraient ainsi de la bonne propagande.

Après la vérité, la fiction. Les trois buveurs dont nous publions ci-contre la reproduction ne sont pas, comme les ivrognes de Brouwer, des êtres sordides que leurs passions ont conduits aux pires excès. Le premier est un élégant ami du *mos flamand*, il est

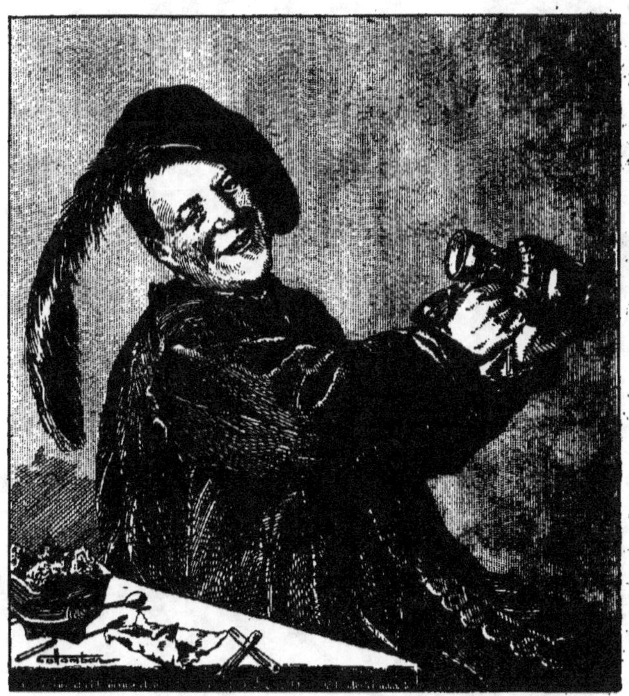

JUDITH LEISTER. — Un Buveur — *Rijksmuseum (Amsterdam*.

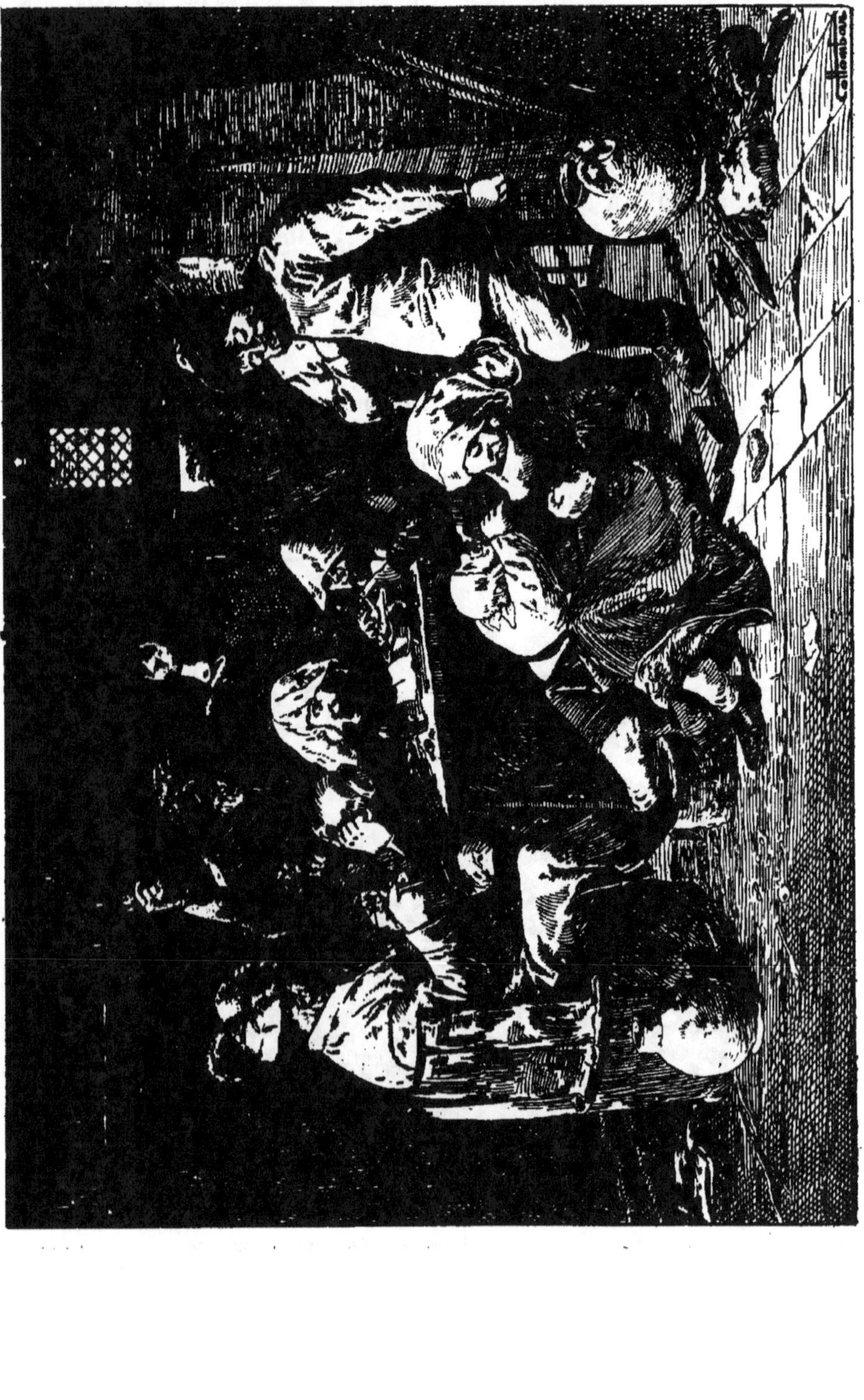

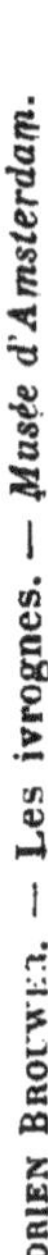

Adrien Brouwer. — Les ivrognes. — *Musée d'Amsterdam.*

vêtu avec recherche et ses traits fins, son sourire aimable, son regard caresseur plaident plutôt en faveur de son habitude. Aussi n'est-ce pas un observateur fidèle, un clinicien qui a dessiné ce

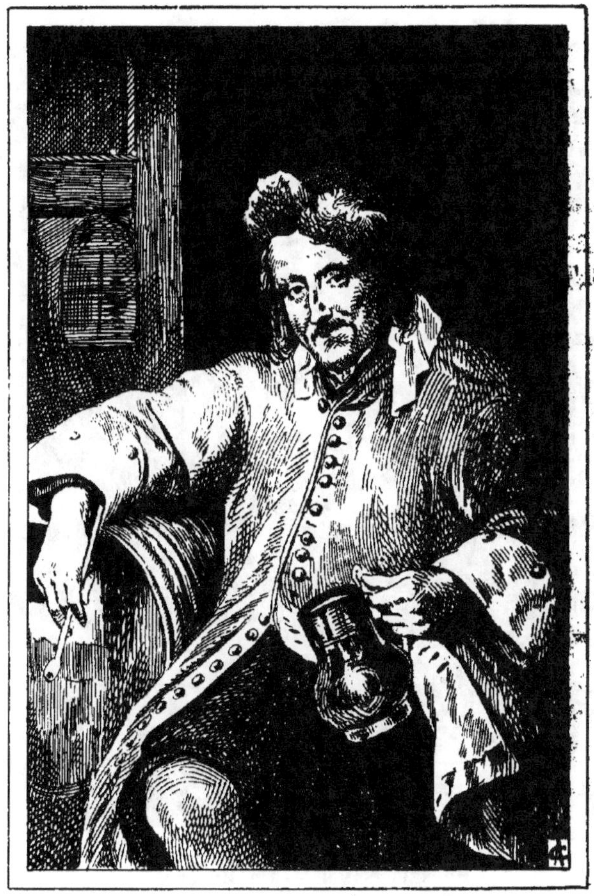

GABRIEL METSU. — Le vieux Buveur. — *Rijksmuseum (Amsterdam).*

visage, mais une femme, Judith Leyster, qui eut son heure de célébrité, puisque ses contemporains l'appelaient la « vraie conductrice des arts ». Les femmes peintres étaient rares de son temps (dix-septième siècle), mais du moins celle-ci tint un rang fort honorable dans la pléiade d'artistes flamands et hollandais de cette étonnante Renaissance du Nord. Son mari, Jean Molenaer, peintre également, se consacra surtout aux rixes d'ivrognes ; il sut les rendre avec plus de vérité que sa femme, probablement parce qu'il était mieux à même d'observer ses sujets.

L'autre buveur, accoudé à son tonneau, tenant d'une main son

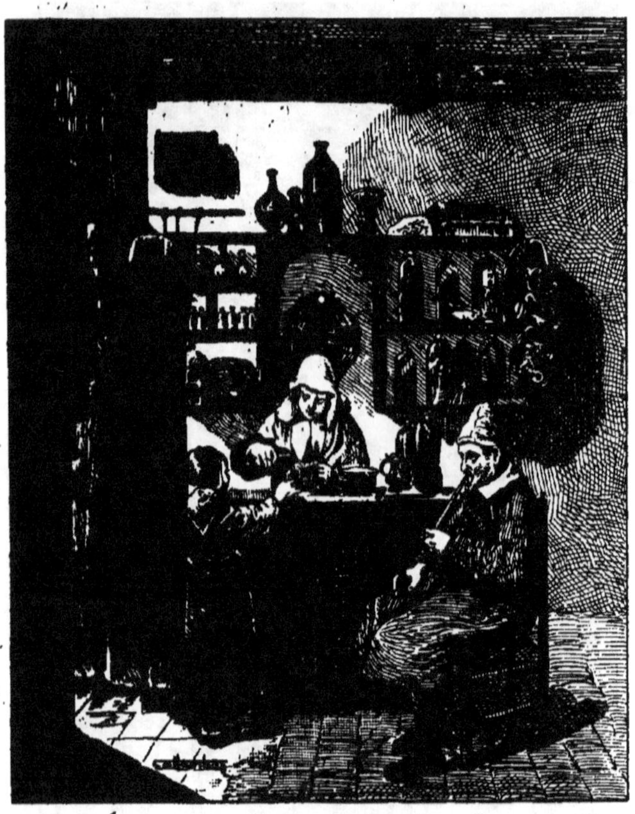

BREKELENKAMPF. — Un Buveur.

pot favori, et de l'autre son éternelle pipe, est du peintre Gabriel Metsu. Il n'a pas non plus la face d'un alcoolique invétéré. Pourtant, à en juger par les dimensions de son pot, s'il le remplit plusieurs fois à l'heure, il doit absorber une bonne dose de liquide : bière légère, dira-t-on, et pas nuisible. Cependant, eu égard à la quantité...

Le troisième enfin, dessiné par Brekelenkampf est un buveur

de squidam. La scène représente l'intérieur d'un assommoir hollandais, où se débite le genièvre et autres liqueurs fortes. La forme des cruchons, supportés par des étagères étroites, est caractéristique. Au comptoir, une gamine se fait servir quelques sous d'alcool. Quant au buveur, fumant sa longue bouffarde, il est placide et n'a nullement l'habitus alcoolique. C'est encore ce que nous pourrions appeler un buveur de fantaisie.

Tous ces artistes, flatteurs et optimistes, peuvent à bon droit être taxés d'infidélité ! Ils se sont appliqués à rechercher la poésie de la bouteille, — si poésie il y a en matière de beuverie, — et nous présentent des compères dont la santé semble entretenue par l'ivrognerie. Quelle différence avec cet autre tableau de Brouwer sur le même sujet, mais réaliste celui-là, et combien exact dans les détails! C'est la même pensée qui l'a inspiré dans son *Intérieur de tabagie*, car c'est encore une scène d'ivrognerie qui se déroule : les fumeurs ont eu le gosier sec, ils ont bu, et trop bu, de sorte que la discussion éclate à propos de l'inévitable partie de cartes ; l'un brandit un pot de grès, l'autre dégaine un sabre. Le tableau est plus juste que ces riantes représentations d'ivrognes qui nous montrent sous un jour plaisant la plus triste tare de l'humanité.

✢

La caricature est souvent plus franche que la peinture et quand elle nous montre un ivrogne, elle ne lui met pas de plumes au chapeau, elle ne nous présente pas la face calme et paisible d'un bon bourgeois ou le visage intelligent d'un artiste.

Voici une lithographie de Ducarme, intitulée *Séance d'Epicuriens*. Une bande de poivrots a fait le siège d'un demi-muid et s'en est emparée. Mais les vainqueurs sont bientôt les vaincus et ils ne tardent pas à rouler dans la plus abjecte ivrognerie. La scène rappelle de très près celle qui se passa en 1848 lorsque le pouvoir ordonnait des distributions de vin au peuple : on apportait aux carrefours des tonneaux pleins, les citoyens se jetaient dessus comme sur une proie. Le procédé était d'une singulière moralité pour s'attacher la fidélité des Parisiens et conquérir une juste popularité. On critique souvent nos mœurs politiques actuelles. Heu-

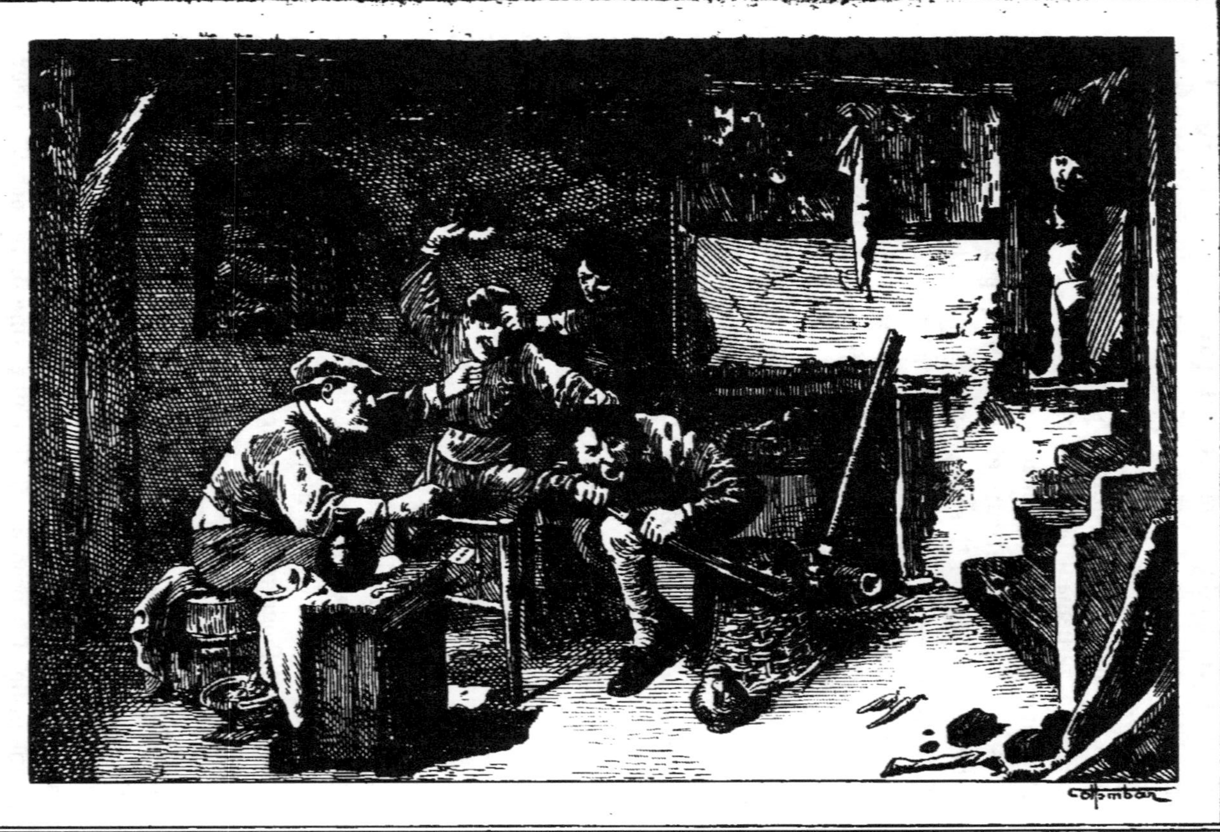

A. Brouwer. — Intérieur de tabagie. — (*Pinacothèque de Munich.*)

reusement, elles se sont sensiblement améliorées depuis cette époque, et si le bistro est toujours un agent électoral *di primo cartello*, du moins n'assistons-nous plus aux orgies répugnantes de la rue, où l'ivrognerie officielle était de commande.

Les débitants d'alcool au détail ont également modifié leurs

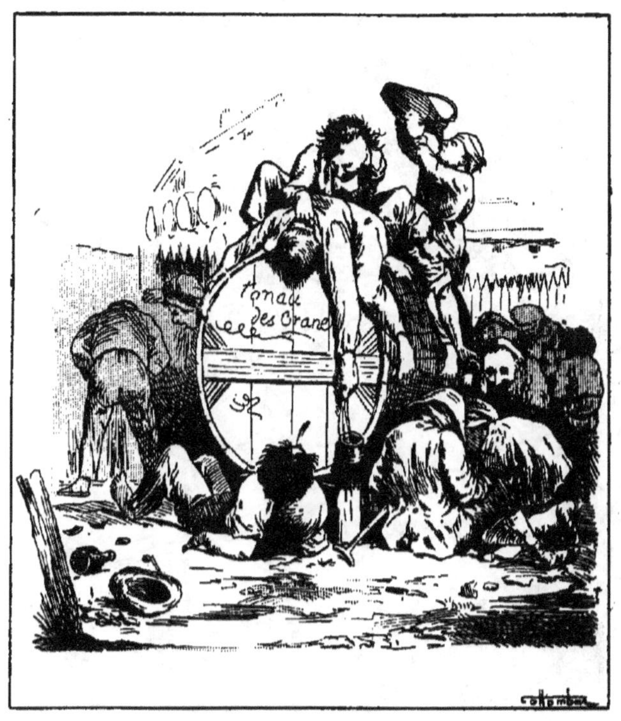

Séance d'épicuriens.

Lith. de Ducarme.

usages. Dans une vieille estampe, parue voici quelque quatre-vingts ans, nous voyons les forts de la halle et les débardeurs avec leurs amies en partie de plaisir chez la *mère Radis* à la Villette. Quel changement de décor avec nos modernes assommoirs peints en rouge sang de bœuf où rutilent l'électricité et les becs Auer, où les dés du zanzibar roulent sur le zinc du comptoir ou le marbre des tables ! La caricature, antérieure même à Paul de Kock, nous montre non pas le faubourg populeux et grouillant de

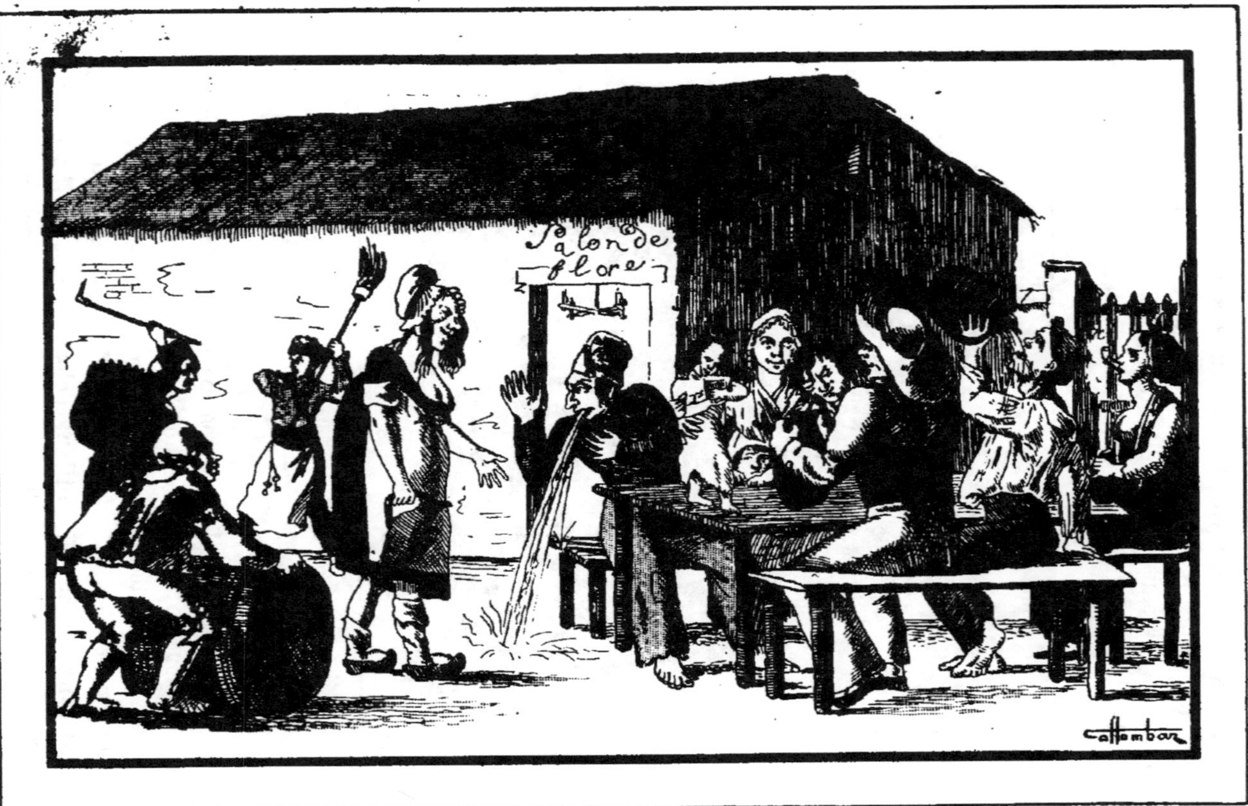

Panorama de la Villette, ou les Lurons chez la mère Radis. — *Bibliothèque Nationale*, cabinet des Estampes.

la Villette, mais le village suburbain, où les guinguettes abondent,
et qui a conservé son caractère pittoresque et champêtre.

Ce qui ne veut pas dire que chez la mère Radis on s'amuse de

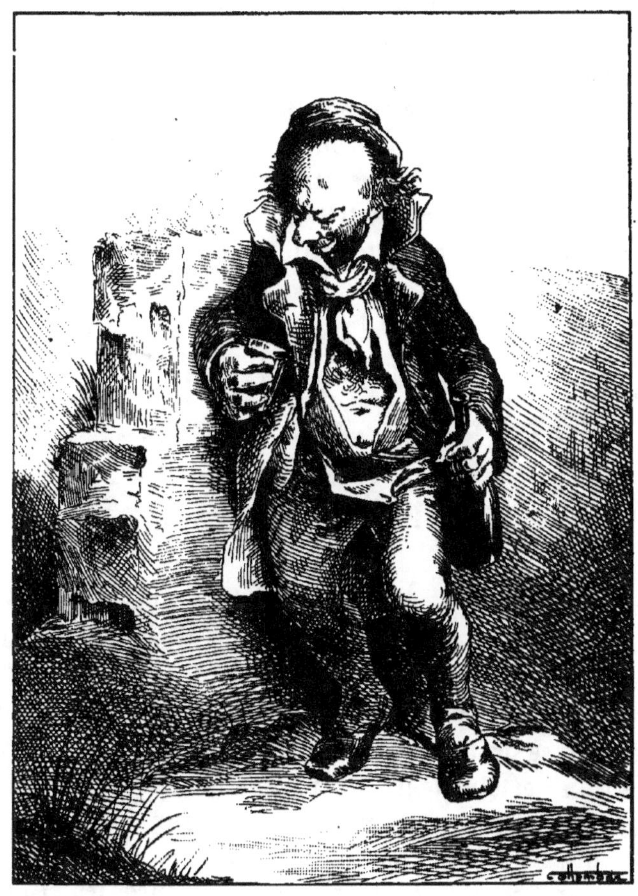

Le Franc Bourguignon. — On dit qu'un verre de vin soutient... en v'là plus
de trente que j'bois... et je n'peux pas m'soutenir. — *Bibliothèque Nationale,*
cabinet des Estampes.

façon décente et sobre ! Les assommoirs actuels sont encore un
progrès sur le bouge quasi infect où les ivrognes vomissent à
terre. Du moins ceux-ci se contentaient à cette époque de boire
du vin, aujourd'hui leurs petits-fils étranglent des perroquets et
engloutissent des mominettes : l'intoxication est plus rapide.

C'est, au reste, un préjugé courant que le vin donne des forces et permet aux travailleurs d'accomplir leur besogne. Un déménageur, par exemple, est convaincu qu'il ne pourra finir sa journée s'il ne consomme pas plusieurs litres de vin pendant ses repas et entre ses repas. Le franc Bourguignon, Bec-Salé, qui est le premier à apprécier les vins de son pays, est aussi le premier à faire de copieuses libations en sacrifice à Bacchus. Sacrifice fort doux pour lui. Comme excuse à sa passion, il invoque, lui aussi, que le vin donne des forces. La cirrhose éthylique le guette. Est-ce par hasard ce qu'a voulu montrer l'artiste anonyme, en dessinant sur l'abdomen de son sujet une tête (mal faite d'ailleurs) de chèvre ou d'âne ?...

GRAS ET MAIGRES

La caricature a souvent ridiculisé les obèses : l'art s'en accommode moins aisément, et les portraits de gens très gras sont difficiles à rendre fidèles.

Voici un *Portrait d'Homme* du célèbre maître allemand Lucas Cranach, et qui se trouve au Louvre. Le modèle est plus que joufflu, avec un certain degré de prognathisme. Le visage est plein, les pommettes peu accentuées, l'œil à fleur de tête. Le cou est court et puissant, les mains grasses. La barbe qui encadre le visage le fait paraître plus gros encore, et la lourde palatine de fourrure augmente le volume déjà respectable de ses épaules.

A noter tout particulièrement la bizarre amulette que le modèle porte à l'extrémité de son sautoir, et qui (si elle n'est pas un signe distinctif d'une dignité quelconque) nous paraît être une langue de serpent, destinée à l'essai des aliments. C'est, en effet, sous cette forme qu'étaient montées les pierres magiques auxquelles on reconnaissait la propriété de se ternir à l'approche du poison. C'est également cette forme qu'avait le célèbre couteau magique de

Jean XXII, dont nous avons donné, par ailleurs, une minutieuse description (1).

Cent ans plus tard, Velasquez, qui a peint plus d'une difformité

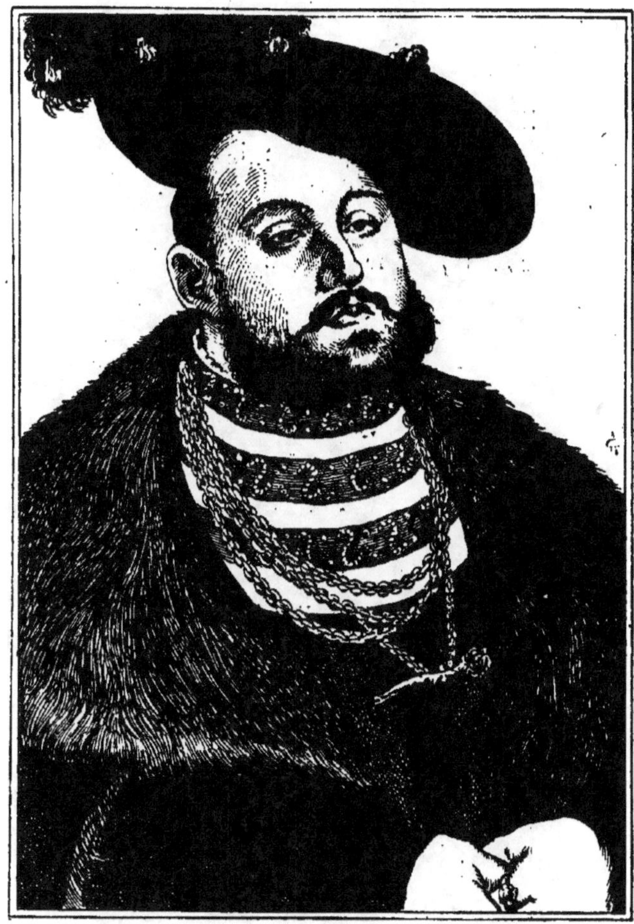

CRANACH (Lucas) le Vieux (1472-1553). — Portrait d'homme.
(*Musée du Louvre*).

humaine, faisait le portrait d'un grand seigneur de son temps, Alexandre del Borro. Comme on peut s'en rendre compte, le modèle était un puissant du jour, car il ne pesait certes pas moins

(1) CABANÈS et NASS, *Poisons et Sortilèges*, t. I, Plon, éditeur.

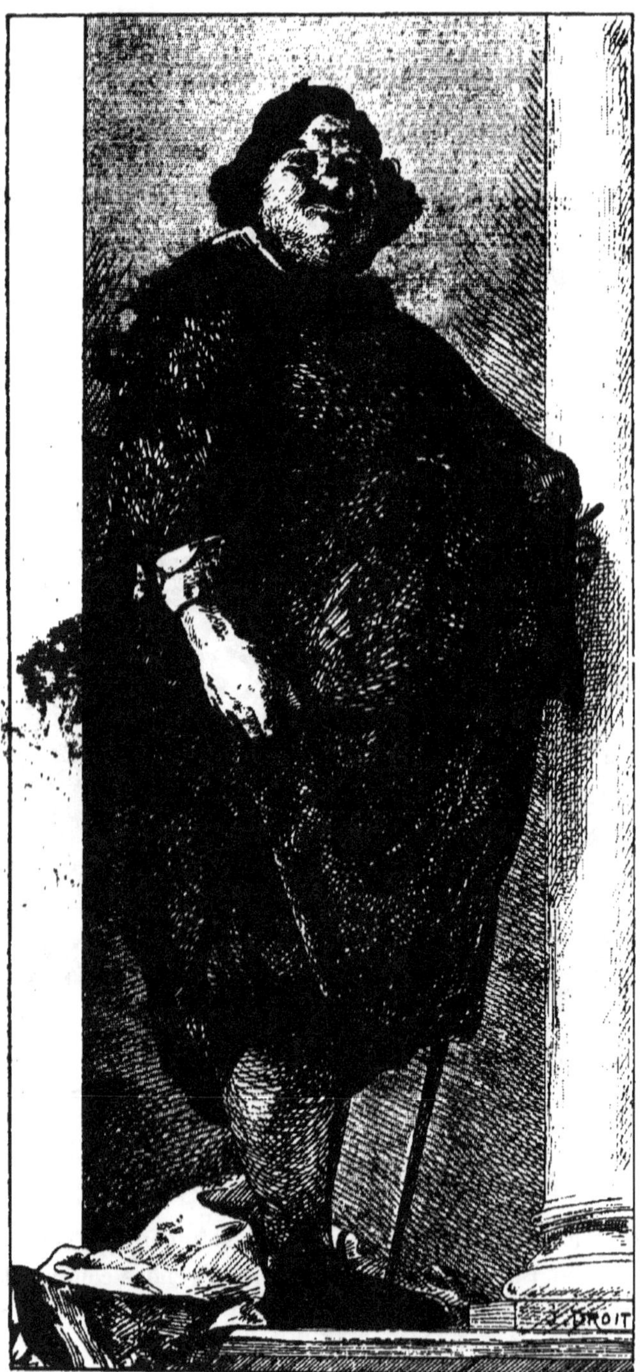

Diego Velasquez. — Portrait d'Alexandre del Borro.

de 200 livres. C'est le type accompli de l'obèse, la face bouffie, le menton double ou triple, la poitrine herculéenne, le ventre énorme, les membres bourrelés de graisse. Il a cependant les attaches fines, eu égard au périmètre de son mollet, et son poignet dénote encore quelque aristocratie. Tout au moins, ce tableau montre

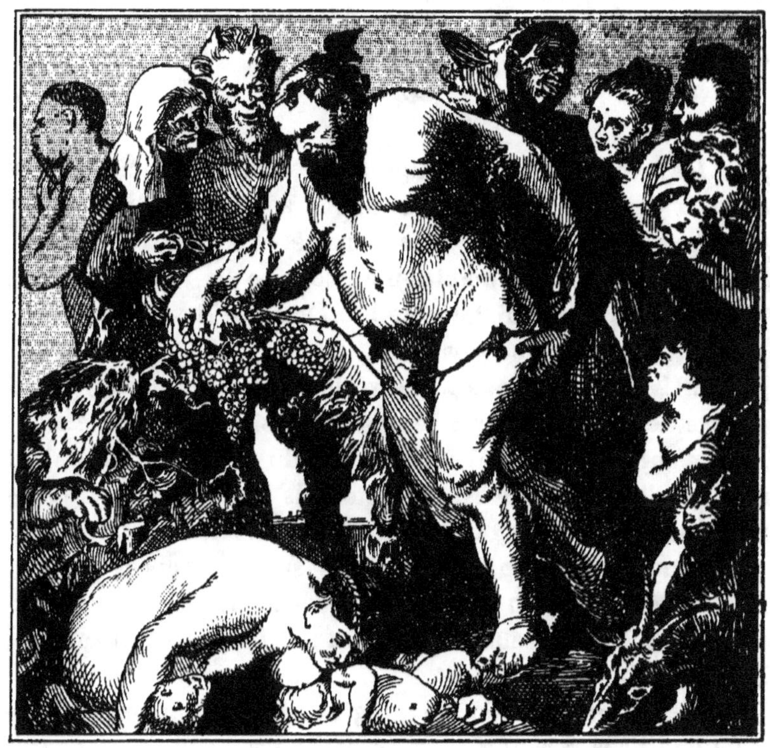

P.-P. Rubens. — Silène ivre (*Pinacothèque de Munich*).

comment le grand peintre de l'école espagnole entendait rendre l'expression exacte de la vérité, sans flatter ses sujets.

A la même époque, Rubens peignait ses femmes dodues et rebondies, grasses Flamandes, sous les traits desquelles il a représenté Vénus, les Nymphes, Marie de Médicis et sa Cour. Mais ce sont là uniquement des fortes femmes, que la graisse n'a pas encore déformées; certains, au reste, admirent cette esthétique et considèrent que l'idéal féminin est celui poursuivi par Rubens.

Son *Silène ivre*, que l'on peut voir à la Pinacothèque de Munich, est un digne compagnon de ses Vénus Anadyomènes. Il trébuche sous l'empire de son ivresse et le poids de sa graisse. Cependant, il est à noter que celle-ci a envahi surtout sa poitrine et ses épaules, ce qui lui donne une impression de force brutale et bestiale. Au contraire, les jambes déformées par le rhumatisme sont noueuses, et les cuisses ne sont pas en proportion du corps.

Après les gras, voici les maigres, et parmi ceux-ci, le plus malheureux de tous, le triste Ugolin, que son implacable ennemi enferma dans une prison, avec ses deux fils et ses deux petits-fils, et qui tous moururent d'inanition au bout de six jours. C'est cet épisode dramatique de l'histoire de Florence que le Dante a rappelé au trente-troisième chant de l'*Enfer*, avec quels accents terribles! Ugolin se plaint ainsi aux visiteurs de l'Enfer : « Quand je me réveillé avant l'aurore, j'entendis mes enfants qui étaient avec moi pleurer en dormant et demander du pain. Déjà ils étaient réveillés, et l'heure approchait où l'on nous apportait notre nourriture, quand j'entendis clouer sur moi la porte de l'horrible tour ; alors je regardais fixement mes enfants sans prononcer un mot. Je ne pleurais pas ; mon cœur était devenu de pierre ; ils pleuraient, eux, et mon Anselmuccio me dit : — Tu me regardes ainsi, père, qu'as-tu ?

« Comme un faible rayon se fut glissé dans la prison douloureuse, et que j'eus reconnu mon propre aspect sur leurs quatre visages, je me mordis les mains de douleur (c'est l'attitude que Carpeaux a représentée dans son groupe des Tuileries), et mes enfants, croyant que c'était de faim, se levèrent tout à coup en disant : — Oh! père ! il nous sera moins douloureux si tu manges de nous ; tu nous a vêtus de ces misérables chairs, dépouille-nous en. »

Le sixième jour, les enfants d'Ugolin étaient morts ; le père était aveugle et, dit le poète, « il les appela pendant trois jours alors qu'ils étaient déjà morts : puis la faim l'emporta sur la douleur ».

Ce sombre épisode a inspiré de nombreux artistes, outre Carpeaux. Nous publions ici la reproduction d'un dessin de Reynolds que nous avons lieu de croire peu connu, et que nous avons trouvé dans un carton du Cabinet des Estampes à la Bibliothèque natio-

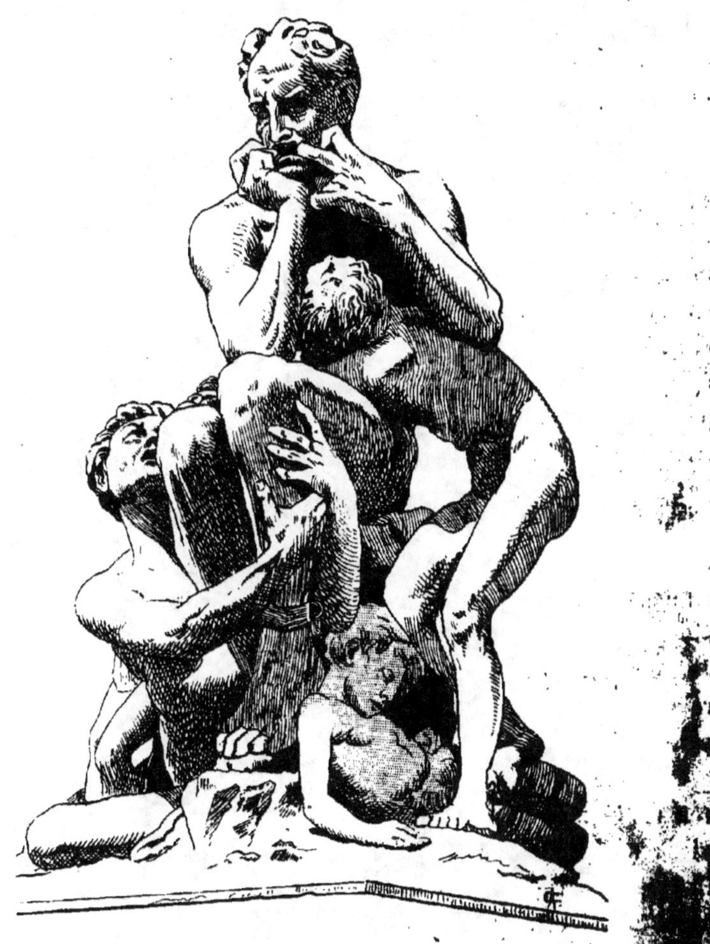

CARPEAUX. — Ugolin (*Jardin des Tuileries*).

nale. Ugolin est aux premiers jours de sa captivité, un seul de enfants commence à ressentir les atteintes de la faim ; quant à lui, hâve, les yeux fixes, la face déjà amaigrie, il contemple l'avenir prochain avec épouvante. Ce dessin est d'autant plus curieux

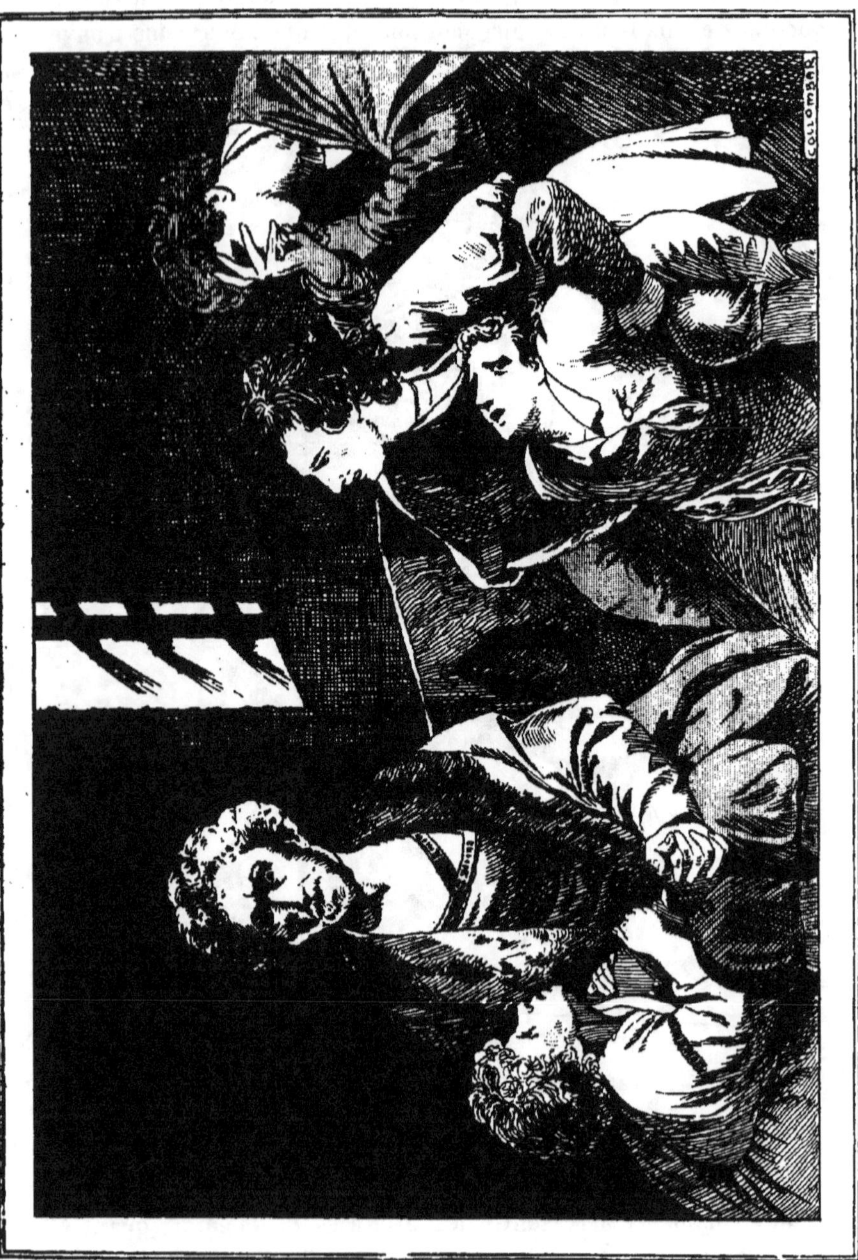

REYNOLDS. — Ugolin.

que Reynolds fut surtout le peintre des grâces féminines, et qu'il ne s'attarda pas souvent à des tableaux d'un aussi sombre réalisme.

PURGES ET CLYSTERES

Voici un dégustateur — pas de vin de Bordeaux à coup sûr, — mais d'une médecine bien amère : quelque vomitif à base d'antitique ou quelque purge destinée à nettoyer l'estomac de l'ivrogne endurci.

Ce tableau, dù à Brouwer, est digne de figurer dans la galerie des œuvres de ce puissant artiste, dont on peut critiquer les sujets pas très nobles, mais dont on ne peut nier la sincérité et la vérité dans le réalisme. La grimace du malade est impayable, ses yeux fermés, sa bouche largement ouverte, les plis profonds de ses joues indiquent nettement la sensation désagréable de son palais. Il doit, à ce moment précis, être secoué de ce frisson réflexe que connaissent bien ceux dont le gosier ne peut supporter l'amertume de certaines drogues.

A noter la forme du flacon, qui rappelle celle de quelque bouteille d'eau minérale actuelle, et la capsule qui lui sert de verre : c'étaient là les accessoires de pharmacie au temps de Brouwer.

L'autre amateur d'eau purgative est un pauvre hère, à mine phtisique, contemporain de la monarchie de Juillet. L'album d'où cette caricature est tirée se trouve dans la collection des estampes de la Bibliothèque nationale. La lithographie réaliste de l'amateur de médecine est un document amusant; elle nous montre l'intérieur de ces fameuses mansardes chères au cœur de Béranger : « Dans un grenier qu'on est bien à vingt ans! » Ce n'est sans doute pas l'avis du locataire de celle-ci. Son mobilier sommaire,

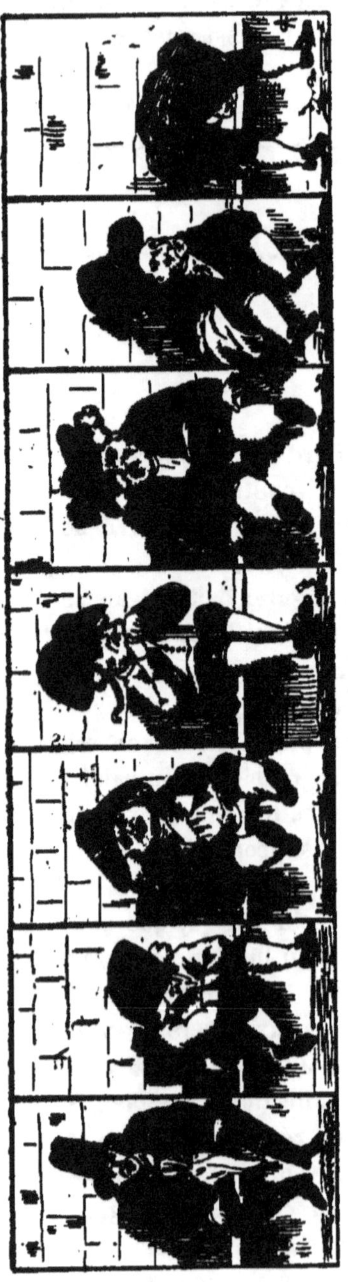

Côté des Hommes (*Biblioth. Nat.*)

O ! mon derrière ! Le bon besoin ! Ah ! que ça pue. Le pathétique au privé. Je me laisse aller. O là là ! Ah ! tout coule à terre.

Côté des Femmes (*Biblioth. Nat.*)

Comme je suis maigre ! Je suis tout à fait malade. Ça soulage. C'est en vain que je m'efforce Je suis dans mes réflexions. Quel joli petit plaisir ! Ah ! j'ai fini.

sa garde-robe plus que fatiguée, témoignent d'une détresse matérielle que le verre d'eau purgative sera impossible à combattre. La phrase du professeur Grancher n'était pas encore pro-

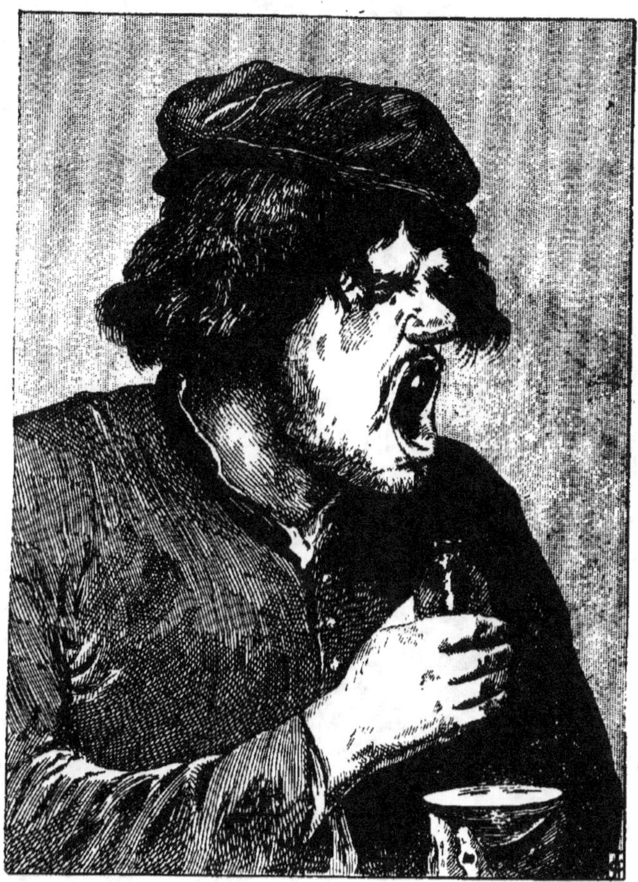

Un dégustateur, par Brouwer. (*Musée de Dijon*).

noncée : « La tuberculose, maladie sociale », mais la chose existait avant le mot. Elle a existé de tout temps.

Puisque nous sommes au chapitre, non des chapeaux, comme Sganarelle, mais des purges et clystères émollients, comme Diafoirus, profitons-en pour jeter un coup d'œil indiscret — mais rapide — à travers l'huis entr'ouvert du *buen retiro* où chaque

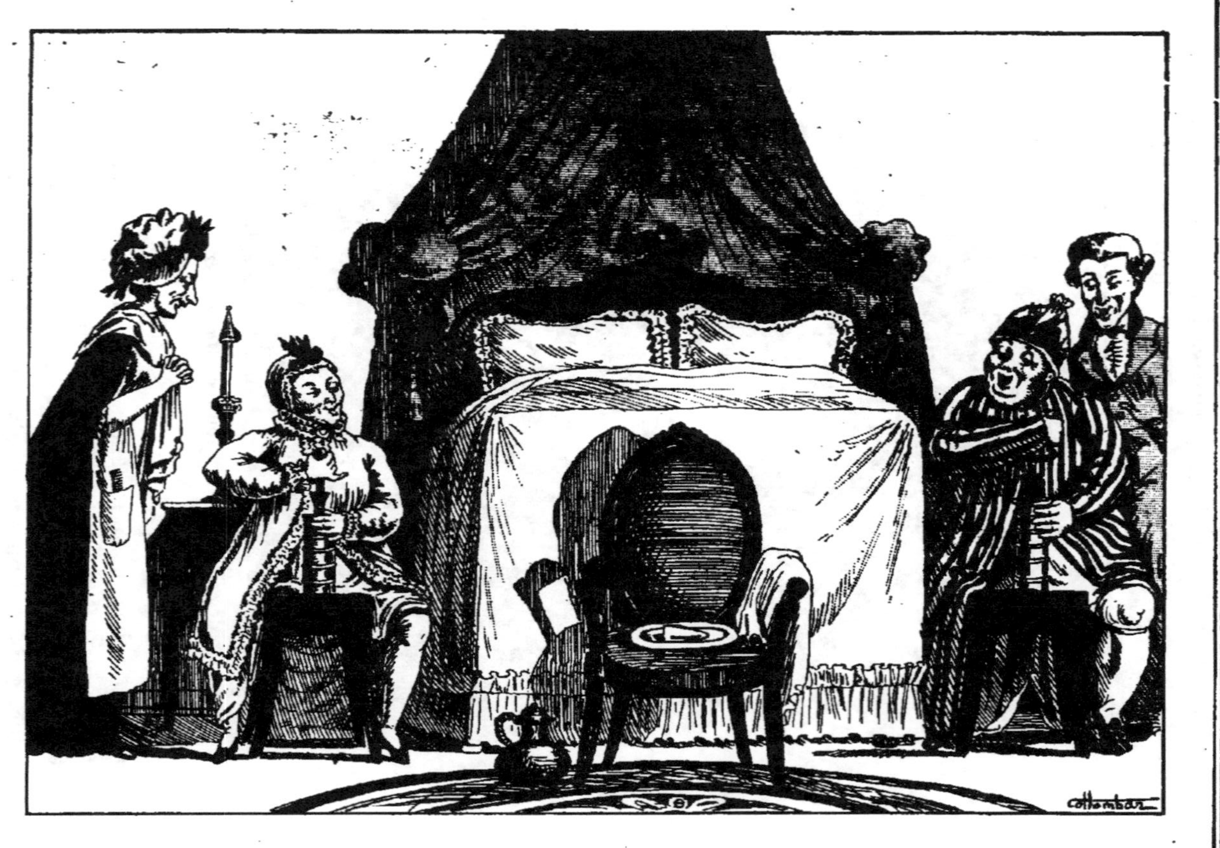

Duo de Seringues à bâton mécanique entre deux époux du Marais (*Biblioth. Nat.*).

individu médite sur les dures nécessités de la nature. Une explication est-elle bien nécessaire pour développer la pensée de l'artiste anonyme qui, après nous avoir montré le côté des hommes

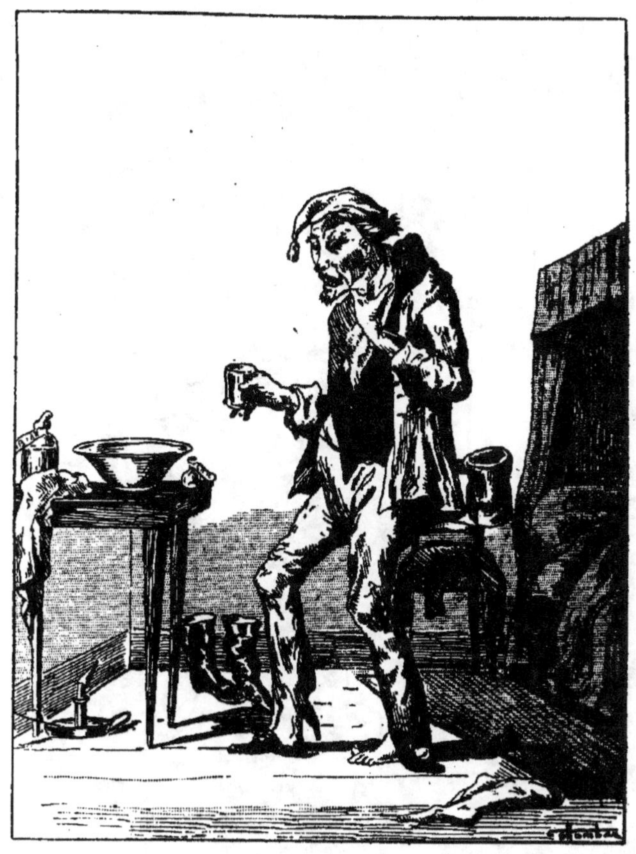

Un jour de Médecine
Ah ! que c'est mauvais ! (Lithogr. de V. Ratier).

nous introduit dans le côté des dames. O petites misères, inhérentes aux riches comme aux pauvres, aux puissants comme aux humbles !. Tel constipé gémit d'un accouchement laborieux, tel diarrhéique craint le choléra, tel coliqueux se tortille comme un possédé. Le beau sexe n'est pas mieux partagé : l'égalité est souveraine sur la lunette. S'il n'est pas de grands hommes pour

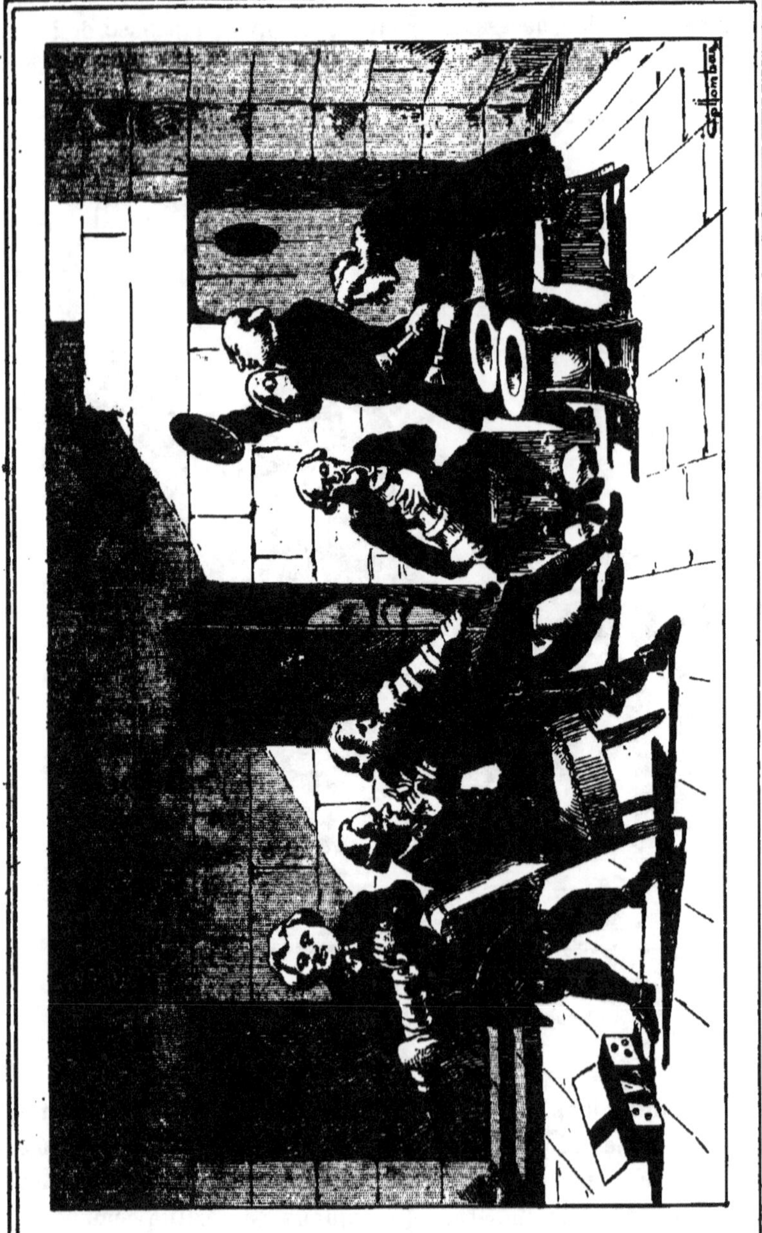

Amateurs exécutant une courante (chez *Hautecœur Martinet*).

leurs valets de chambre, il n'est pas non plus de jolies femmes, dans l'intimité du privé.

Autre histoire : un duo de clysopompes Dans une chambre de bourgeois cossus, Monsieur et Madame se livrent aux douceurs du clystère. Mais foin de la seringue incommode, indiscrète, et qui exige qu'on exhibe à l'apothicaire ce qu'on réserve à sa promise, comme dit Polin. Le clysopompe vient d'être inventé, car nous sommes en plein dix-neuvième siècle, et c'est un instrument dont on ne saurait trop vanter les charmes :

Madame,

« Eh bien qu'en dites-vous? Sans la moindre colique,
« Tout cède aux doux effets de cette mécanique ».

Monsieur,

« De cette invention que vous vantez, mamour,
« Je vais apprécier le mérite à mon tour ».

Et les deux époux du Marais, vêtus en négligé du matin, assistés de leur domestique respectif, à cheval sur le bidet, vissés sur leur canule, pompent et refoulent le liquide émollient. On ignorait alors les confortables cabinets de toilette et d'aisances, et la chambre à coucher, témoin des ébats conjugaux, assistait aussi aux lavages intestinaux. L'aigle impérial qui étend l'ombre de ses ailes sur les oreillers de dentelles n'en est pas plus offusqué que le valet et la soubrette attentifs au fonctionnement de la nouvelle seringue à bâtons mécaniques. Mais après tout, le Roi Soleil ne recevait-il pas sur sa chaise percée?

Et puisque les bonnes et antiques seringues passent au magasin des accessoires démodés, qu'en faire, sinon des instruments d'orchestre? Instruments à vent, bien entendu, et non à corde. La chose va de soi. Les amateurs exécutent donc une courante, une fugue, si vous préférez. Mais n'insistons pas, ce serait de mauvais goût. Et refermons vite la porte en laissant les musiciens à leur mélomanie, et M. et Mme Denis à leurs clysopompes.

III

Le Nu Esthétique

Le Nu Esthétique

Le nu, disent les critiques d'art, est le fond essentiel du dessin, de la peinture et de la sculpture ; nul ne peut s'essayer à fixer sur la toile ou à ébaucher dans le bloc de glaise une représentation quelconque de la nature, s'il n'a aucune connaissance exacte du nu, c'est-à-dire de la forme vivante, considérée directement et sans l'interposition d'aucun voile. Aussi les peuples les plus artistes furent céux qui cultivèrent le nu : de là, dit M. Gaston Cougny, la supériorité des Grecs et l'insuffisance des Asiatiques : leur niveau esthétique fut en relation étroite avec leur science anatomique.

La Vénus de Médicis, à Florence, qui appartient au groupe des œuvres de Praxitèle et de Scopas, symbolise la suprême beauté féminine, aussi bien dans les traits du visage que dans l'harmonie des formes du corps. Les Grecs sont restés les maîtres incomparables du nu et leurs Aphrodites — plus particulièrement, — réalisent la conception esthétique la plus parfaite. Aussi la femme de la statuaire grecque est-elle devenue classique ; à vingt siècles de distance nous sommes obligés d'avouer que nous ne concevons pas un plus pur mélange de force et de grâce, des courbes et des lignes, des attaches et des membres plus délicats et plus fins ; lorsque nous voulons idéaliser la volupté, c'est vers les Aphrodites de l'antiquité que nous tournons les yeux.

La morale chrétienne, qui ne faisait aucun cas de la matière et qui ne trouvait d'autre beauté qu'à l'âme vertueuse, eut pour effet de provoquer une décadence marquée dans l'esthétique du nu. L'âme se reflétant dans les traits du visage, c'est uniquement là que l'artiste apportera l'effort de son idéal, c'est là qu'il manifestera sa foi, son enthousiasme, sa grâce, sa naïveté, au détriment du corps, instrument de perdition et de péché.

Aussi quelle étrange esthétique parmi ces primitifs allemands, hollandais ou italiens ! Il semble en vérité qu'ils n'aient jamais vu

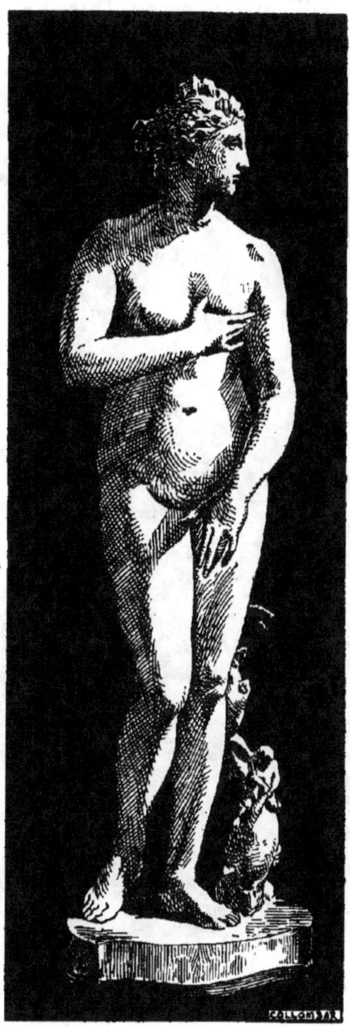

La Vénus de Médicis (*Florence*).

un corps nu, pour se permettre tant de fantaisie et se réclamer de beautés si imparfaites. Voici le tableau de Memling, le *Péché ori-ginel* (der Sündendall) ; Adam, quoique taillé à coups de serpe,

donne l'impression d'un homme vigoureux ; les bras et les jambes
sont un peu grêles, mais les épaules tombantes sont puissantes,
la poitrine large : la taille n'existe pas. Quant à Ève, elle est tout

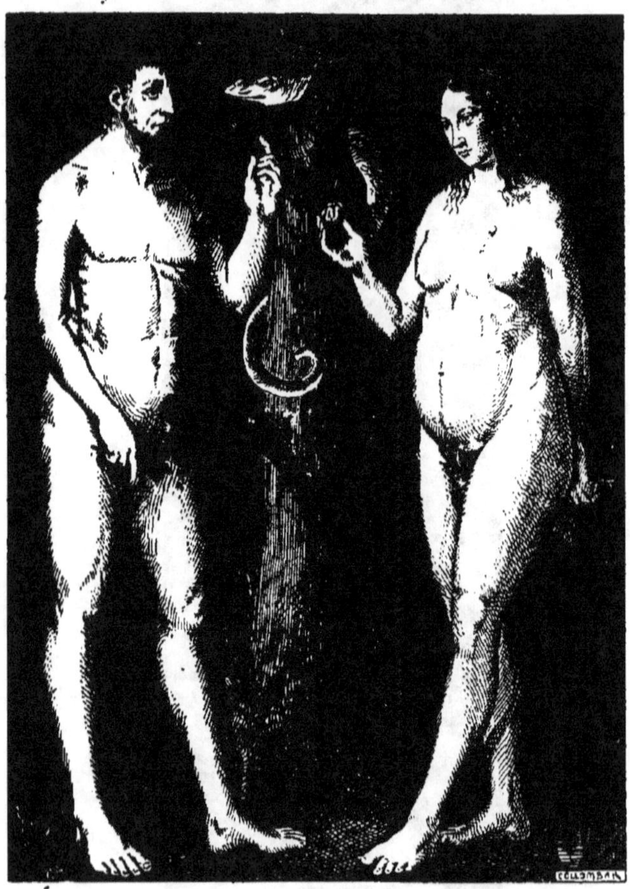

Hans Memling. — Le péché originel (*Dresde*).

simplement contrefaite ; assurément cette critique passera pour
une hérésie auprès de ceux qui ont le culte des primitifs, mais
j'en appelle à ceux de mes confrères qui, par habitude profession-
nelle, sont devenus compétents en matière d'esthétique féminine :
ces jambes démesurément longues, ces cuisses énormes, surmon-
tées d'un buste trop court, répondent-elles à l'idéal qu'ils se font

de la Femme? Je ne parle pas du ventre volumineux tombant, bedonnant : où donc ces lignes pures partant des hanches et arri-

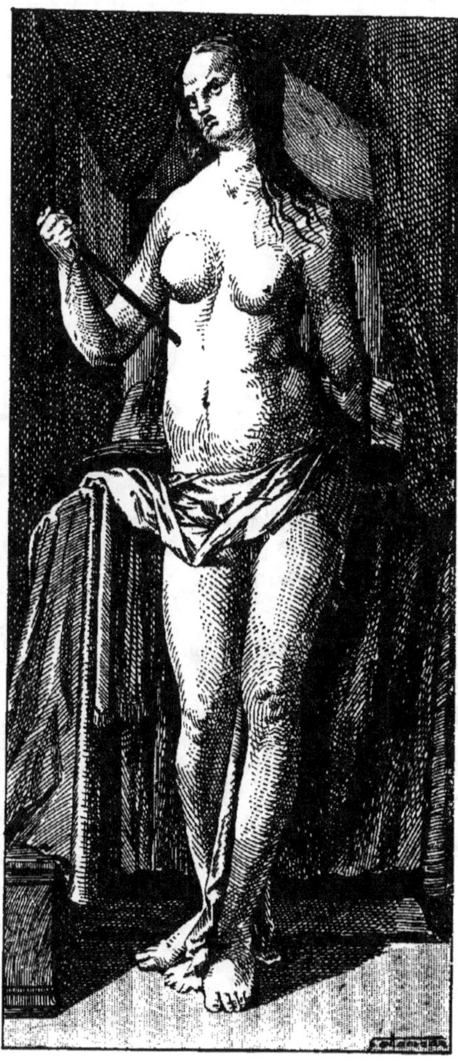

ALBERT DÜRER. — Mort de Lucrèce (*Pinacothèque de Munich*)

vant jusqu'au pubis en dessinant la gracieuse amphore, tant de fois décrite par les poètes? Et si Ève présente un si gros ventre avant le péché, que sera-ce donc après?

Dans l'école allemande, même ignorance de la beauté nue. Albert Dürer lui-même, dont nos lecteurs connaissent assurément l'Adam et Ève, ne semble pas avoir approché de la vérité et de la beauté,

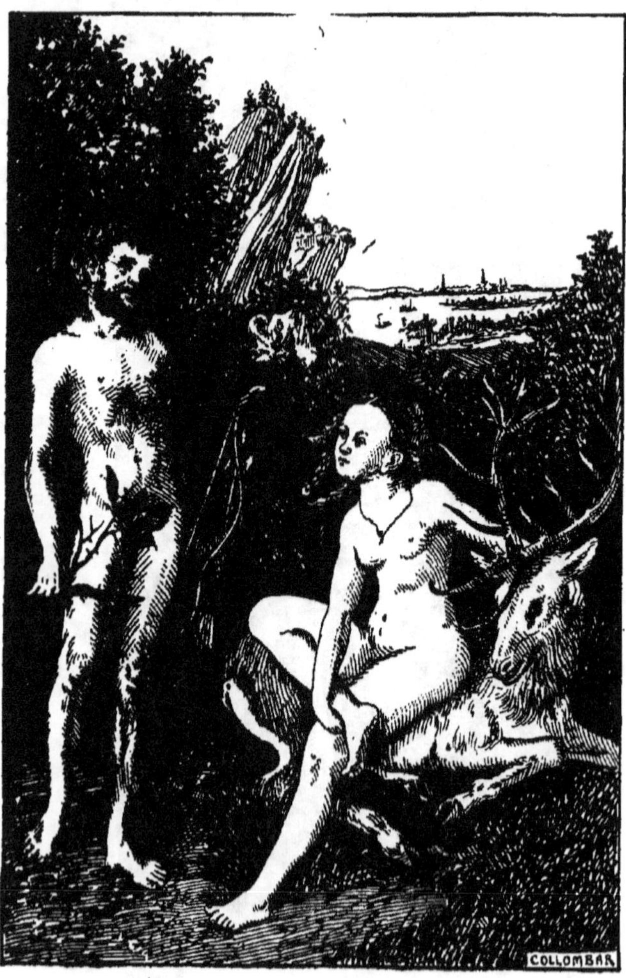

Lucas Cranach. — Apollon et Diane (*Berlin*).

quoique sa *Mort de Lucrèce* soit d'une facture puissante; mais ic encore les imperfections sont nombreuses ; l'attache des épaules est mauvaise, le ventre est inélégant, la taille absente; par contre les membres inférieurs sont bien traités.

Son contemporain Lucas Cranach entre tout à fait dans le domaine de la fantaisie pure. Ses compositions sont amusantes au possible par la naïveté gauche qui les caractérise. Son Apollon,

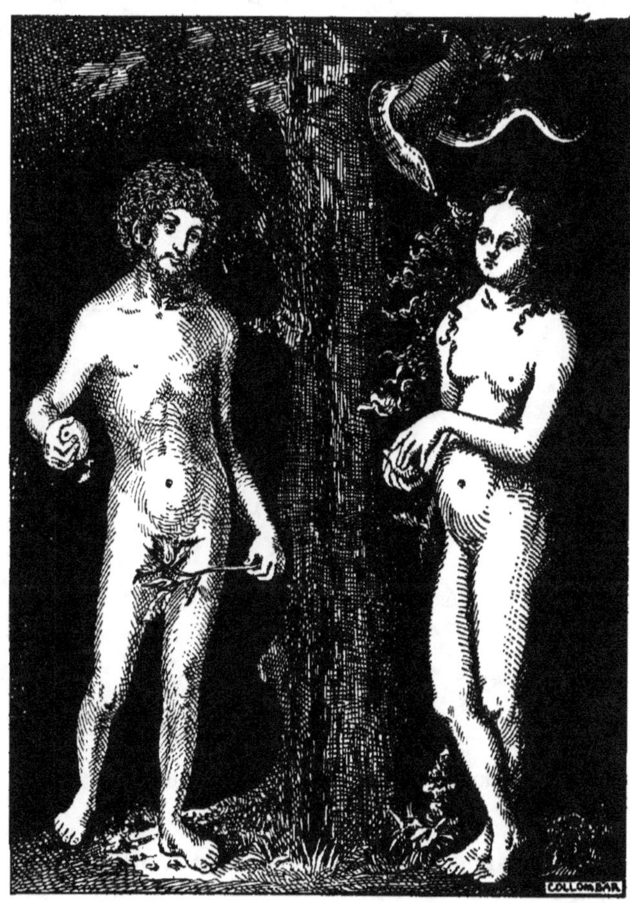

LUCAS CRANACH. — Adam et Eve (*Pinacothèque de Munich*).

son Adam, — qui sont bien près d'être frères jumeaux —, sont presque rachitiques par la déformation de leurs pieds, leurs biceps sont d'une maigreur attristante, mais leur taille est bien dessinée au-dessus de hanches peu saillantes. Les femmes, Diane et Ève, paraissent être l'œuvre d'un jeune artiste qui n'a pas encore eu la

veine de contempler sans voiles une beauté féminine et qui a dessiné d'après son imagination. Quelles tailles, quelles épaules, quels
bras ! Mais aussi quels visages longuement étudiés, d'après nature
cette fois ! Dans le dessin de la bouche, dans l'éclat alangui du
regard, dans le front élevé et poli comme un marbre de Carrare,

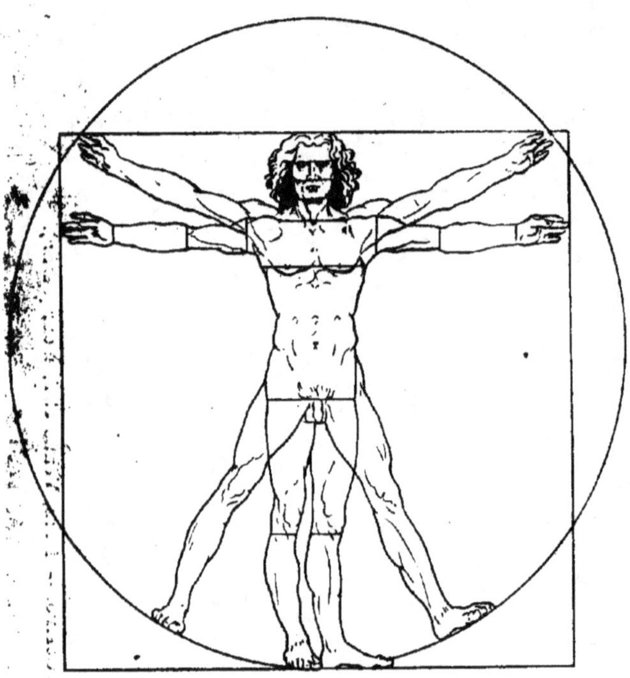

LÉONARD DE VINCI. — Étude du corps humain.

l'artiste a placé toute sa conception artistique, toute son esthétique
de la femme.

La place nous manque pour passer une revue générale du nu
dans la peinture et la sculpture : c'est un volume qu'on pourrait
écrire sur ce sujet, et qui serait une excellente contribution, par
des moyens détournés, à l'étude des mœurs, de la civilisation,
de la culture intellectuelle, voire de la morale à travers les
siècles.

Tout au moins à défaut d'une critique de longue haleine, pouvons nous, çà et là, retenir quelques exemples qui nous permet-

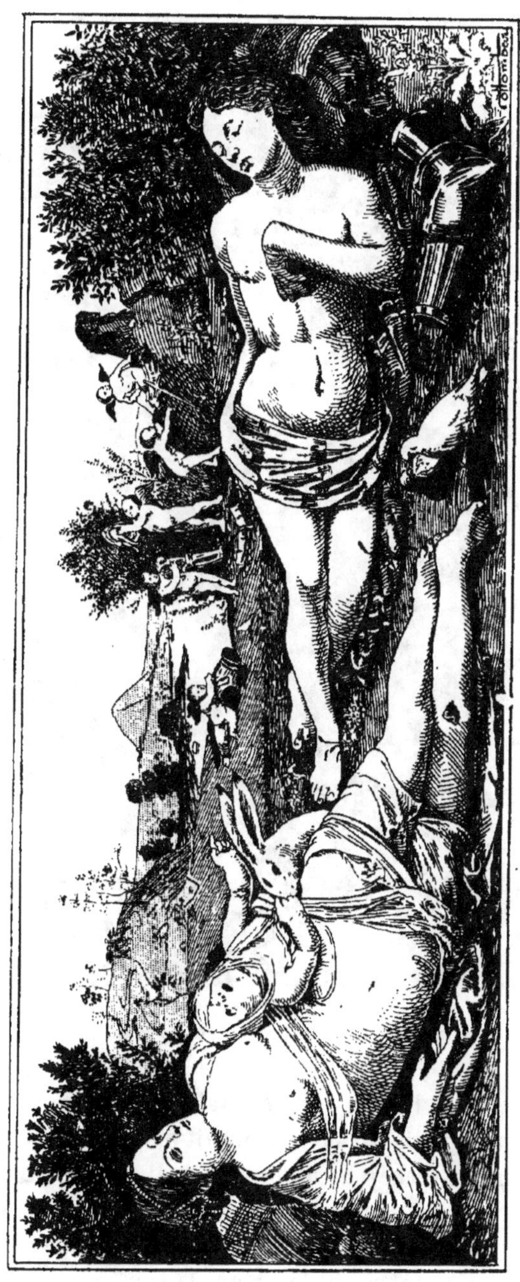

PIERO DI COSIMO. — Mars, Vénus et l'Amour (*Berlin*).

tront de fixer l'étendue des connaissances anatomo-artistiques des
peintres. Nous avons déjà eu l'occasion, — et nous y reviendrons
—, de reproduire des dessins de Michel-Ange, de Léonard de Vinci,

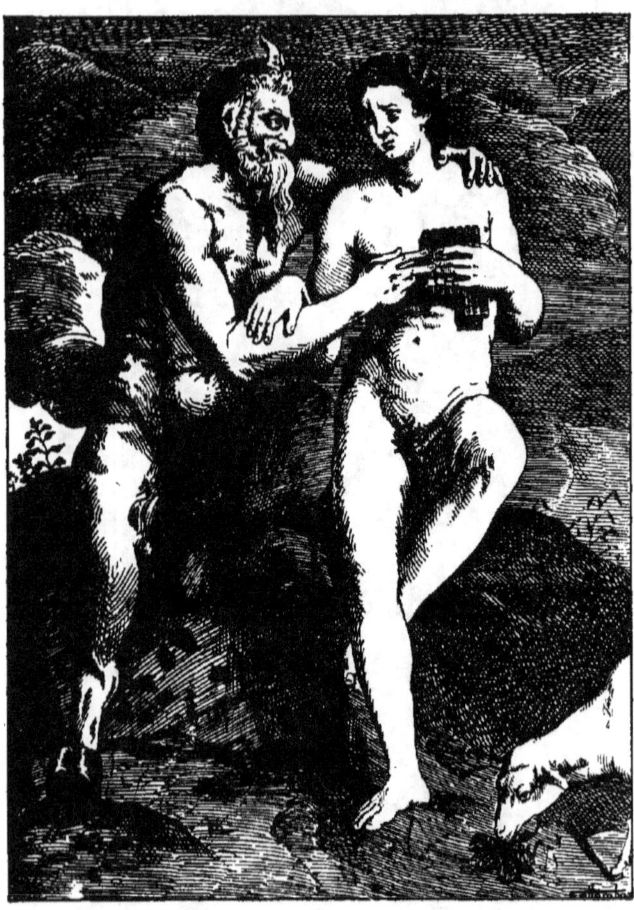

G. Romano. — Pan et Olympe (*Dresde*).

et d'autres peintres de la Renaissance italienne qui montrent avec
quelle minutie, avec quelle passion, pourrait-on dire, ces rénovateurs
de l'art poussaient la recherche de la vérité. Ils comprirent que, de
même que sous la gaze se dissimule le corps charmant de la femme,
sous la peau transparente et nacrée, sous l'enveloppe cellulo-adi-
peuse qui ouate les membres et le tronc, la musculature puissante

qui relie la charpente osseuse donne aux lignes du corps leur force, leur souplesse, leur harmonie. Certains, entraînés malgré eux par la tradition des primitifs, en tenaient toujours pour les formes un peu puériles et gauches, tel Piero di Cosimo dont le tableau *Vénus, l'Amour et Mars* est d'un symbolisme délicat et frais.

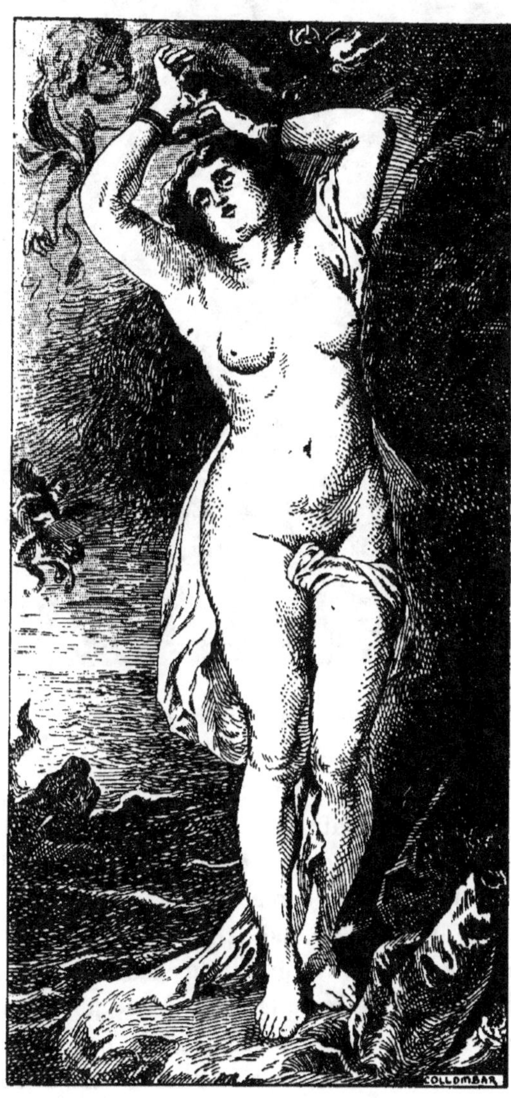

P.-P. RUBENS. — Andromède (*Berlin*).

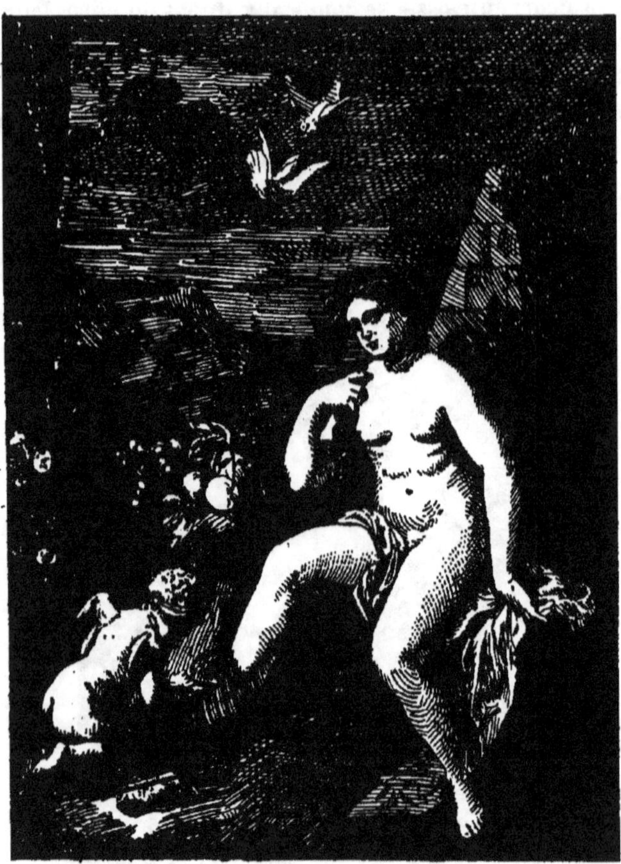

WERFF. — Vénus et l'Amour (*Dresde*).

Mais ne semble-t-il pas que Mars est un peu en bois, et que son thorax a la rigidité d'une statuette égyptienne? Par contre, Vénus est d'une souplesse alanguie qui sied bien à la volupté de son caractère, et l'Amour qu'elle berce contre elle en compagnie du lapin, emblème de la fécondité, est délicatement traité. Déjà se fait jour le souci de revenir à l'interprétation exacte de la nature, dans ce qu'elle a créé de plus parfait : le corps d'une jolie femme.

Ce souci s'affirme avec le Romain, dont la composition *Pan et Olympe* présente un contraste heureux chez le vieux Faune solidement musclé et chez la nymphe, belle fille aux chairs marmoréennes, mais dessiné d'après l'exacte nature ; en outre le raccourci de la cuisse gauche et l'extension du membre droit constituaient une difficulté de métier dont l'artiste a su se tirer sans recourir au chiqué traditionnel. Pan présente une très curieuse tête de Satyre, mélange de traits humains et d'attributs de bestialité, cornes et oreilles et barbe de bouc, d'un effet original, complétant son torse d'athlète et ses pattes fourchues.

Avec Rubens, nous atteignons à l'apogée de la plastique féminine. On a critiqué à maintes reprises ses femmes quasi mafflues, aux cuisses énormes, aux croupes obèses, bonnes grosses Flamandes solides sur la base et dans tout l'épanouissement d'une maturité éblouissante. Des goûts et des couleurs on ne saurait discuter, — surtout en matière de femmes. Néanmoins, voici une Andromède due au pinceau du maître flamand qui nous paraît devoir concilier toutes les esthétiques. Elle est admirablement faite, cette femme à la taille bien prise, aux hanches larges sans être disgracieuses, aux cuisses bien musclées mais dont les saillies sont masquées par le matelas de tissu cellulo-adipeux qui nacre la peau et la rend diaphane. Les seins sont de volume moyen, les bras d'un dessin pur : le modèle est assurément rare qui réunit toutes ces perfections.

Enfin, pour nous rapprocher de l'époque moderne qui est celle où l'on a le plus sacrifié au nu, arrêtons-nous à un tableau du Hollandais Van der Werff, *Vénus et l'Amour*, où l'artiste a réalisé une des meilleures conceptions de la beauté féminine ; le détailler est inutile ; le tableau, comme disait M. Joseph Prudhomme, parle de lui-même. Mais nous sommes ici en plein dix-huitième siècle, l'époque des Watteau, des Lancret, des Chardin, des peintres galants qui précèdent si bien l'art puissant, et rénové aux sources de l'antique, de David et Gros. On sait que David dessinait tous ses personnages nus, et les habillait ensuite. Son tableau inachevé du Serment du Jeu de Paume est l'exemple le plus frappant de cette méthode de travail. Il montre, à tout le moins, la nécessité pour l'artiste d'avoir une connaissance approfondie du nu et de l'anatomie humaine. Hors de là, il n'est point d'art plastique et la vérité reste inaccessible aux artistes.

IV

L'Œuvre Médicale
d'Abraham Bosse

L'Œuvre Médicale
d'Abraham Bosse

Le célèbre graveur Abraham Bosse, qui a laissé plus de trois cents planches entièrement établies de sa main, est un témoin précieux des mœurs de son temps, de la première moitié du dix-septième siècle. Chaque fois que l'on veut écrire un chapitre de la vie privée de nos aïeux, on recourt à Bosse, dont les gravures précises et fidèles sont autant de documents irréfutables.

Son œuvre médicale, ou plutôt para-médicale, n'est pas bien considérable. En dehors de son fameux factum illustré intitulé : *Aux buveurs très illustres et hauts crieurs du roi boit*, nous n'avons guère glané dans les volumes de sa collection qu'une demi-douzaine de compositions, quelques-unes bien connues des médecins.

C'est d'abord, — sujet éminemment évangélique, — la *Mort du pauvre*. Dans une chaumière misérable, un gueux agonise sur son sordide grabat. Sa femme prie à son chevet; l'enfant se lamente dans un coin; un chien famélique cherche dans un vase à usage non douteux, quelque ordure dont il trompera sa fringale. Sur le coffre qui sert de table, quelques méchants ustensiles, une calebasse, une écuelle; — pas de drogues et pour cause. Mais dans un rai de lumière des anges sont venus recueillir l'âme prête à s'échapper, car c'est vers le ciel qu'elle va s'envoler, une couronne au front, une palme à la main. L'Evangile ne dit-il pas que dans le royaume divin les premiers seront les derniers et inversement ? Dans ce cas, le gueux aura bientôt une place d'honneur, car il est bien, sur la terre, le dernier parmi les derniers.

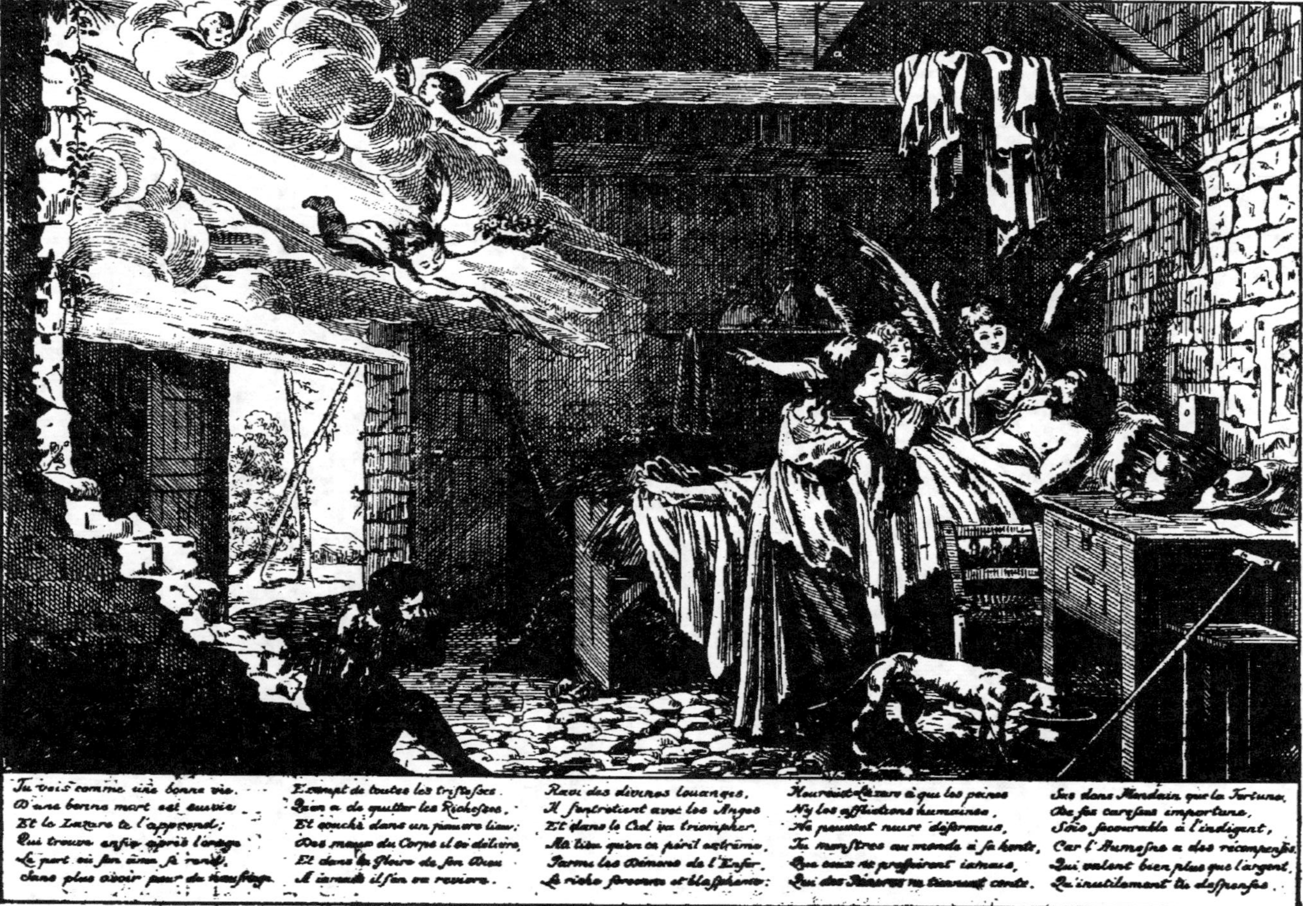

A. BOSSE. — La mort du pauvre.

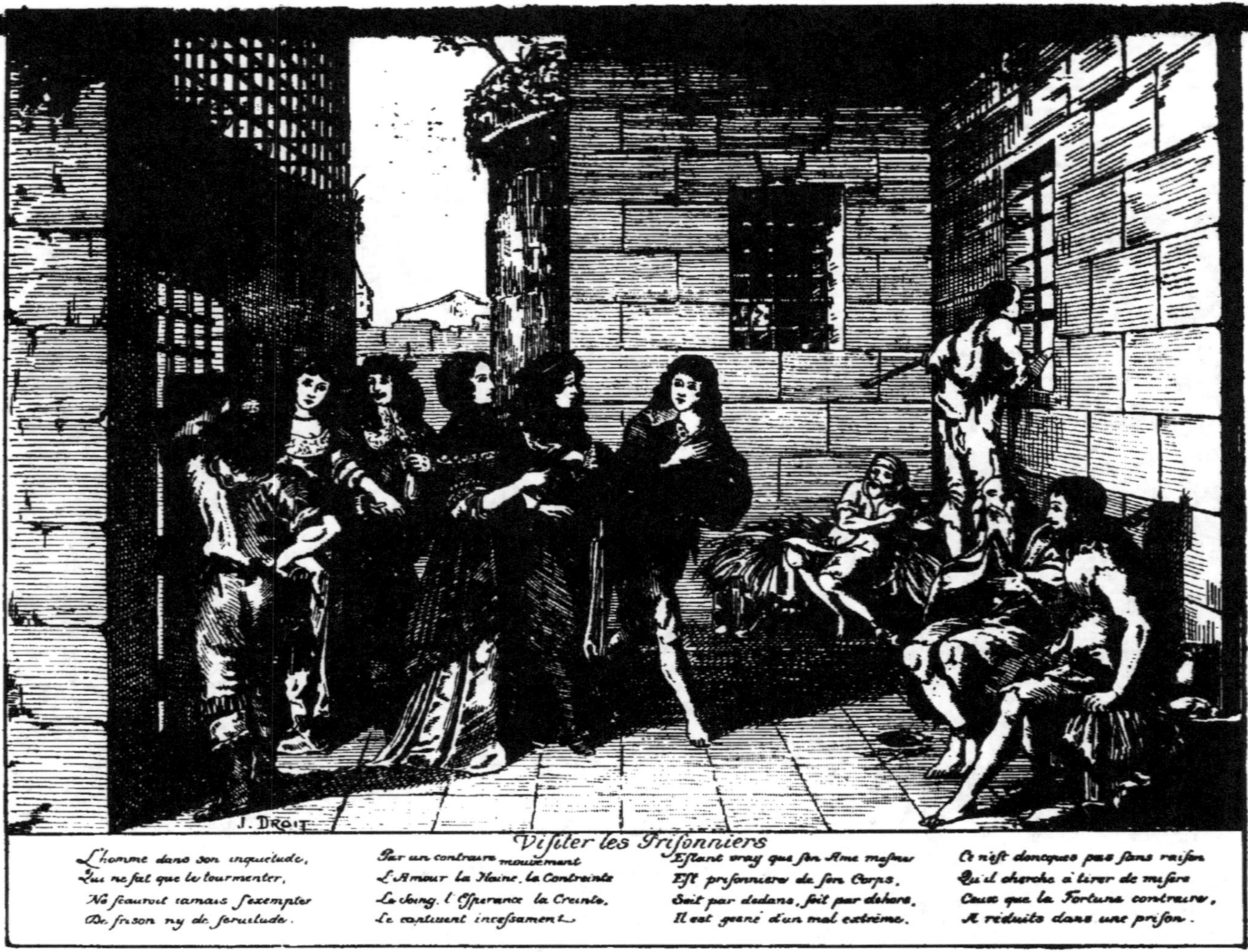

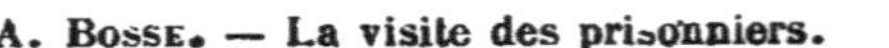

A. Bosse. — La visite des prisonniers.

A ce tableau fait pendant un autre, moins pittoresque, et que nous n'avons pas jugé utile de reproduire : *la Mort du riche*.

Voici maintenant une visite aux prisonniers qui serait digne de figurer dans le *Musée criminel* de Troimaux et Varennes. On voit par cette eau-forte comment étaient traités les détenus, sous l'ancien régime que d'aucuns s'obstinent à appeler toujours et quand même le bon vieux temps. M. Frantz Funck-Brentano a soutenu dans un paradoxe aimable que la Bastille était un séjour fort agréable. Nous aimons à croire que cette prison d'État n'était point du modèle de celle présentée par Bosse. Les détenus attachés aux murs par les pieds et le cou, végétaient sordidement, à demi-nus, attendant impatiemment la mort libératrice. On se doute bien que leur nourriture était en rapport avec ce genre de vie. Les prisonniers de Fresnes, en l'an de grâce 1907, sont des pachas, en comparaison de ces victimes de la lettre de cachet ou du présidial des Tournelles. Cette geôle est probablement celle du Châtelet. C'est là qu'était enfermé le vulgaire, la Bastille étant réservée aux fils de famille et aux courtisans ayant cessé de plaire.

Bosse a dessiné quelques scènes purement médicales : d'abord, — à tout seigneur tout honneur, — le *Lavement*, ou plus exactement le clystère. Tableau de genre pour chambre à coucher. Encore celui-ci est-il des plus curieux pour la disposition du mobilier, le costume de l'apothicaire, le modèle de la chaise percée Louis XIII, etc. La légende vaut d'être citée :

L'APOTHICAIRE

J'ai la seringue en main, hâtez-vous donc, Madame,
De prendre pour le mieux ce petit lavement.
Il vous rafraîchira, car vous n'êtes que flamme
Et l'outil que je tiens entrera doucement.

LA SERVANTE

Tout beau, monsieur, tout beau. Madame est trop modeste.
Pour souffrir votre abord. Allez un peu plus loin.
Donnez-moi la seringue et je ferai le reste
Car c'est un instrument dont je m'aide au besoing.

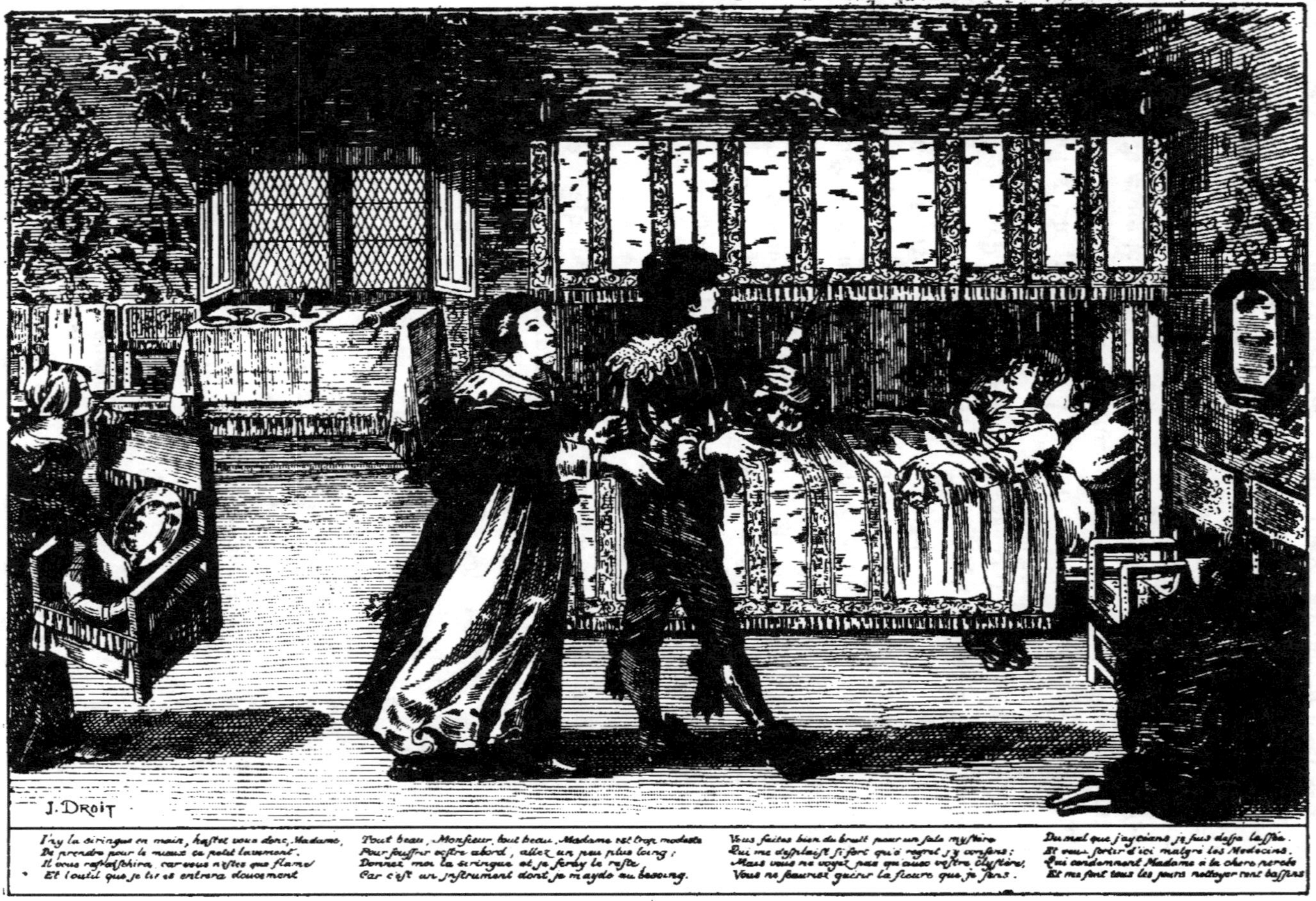

A. Bosse. — Le lavement.

MADAME

Vous faites bien du bruit pour un sale mystère
Qui me déplait si fort qu'à regret j'y consens.
Mais vous ne voyez pas qu'avec votre clystère,
Vous ne sauriez guérir la fièvre que sens.

LA SERVANTE, *reprenant.*

Du mal que j'ai céans je suis déjà lassée
Et veux sortir d'ici malgré les médecins
Qui condamnent madame à la chaise percée,
Et me font tous les jours nettoyer cent bassins.

De fait, à cette époque, la vogue des bouillons pointus commençait à faire rage. La thérapeutique nouvelle s'affirmait : *Clysterium donare... ensuita saignare.* Aussi, voici le barbier saigneur, accomplissant son office auprès d'une charmante malade. La piqûre est faite, le sang a jailli, l'opérateur serre la ligature. Un mieux sensible ranime les esprits de la jeune femme. Et comme la galanterie ne perd jamais ses droits, même en si importune circonstance, l'opérée s'écrie avec transport :

O dieux ! la douce main, l'agréable piqûre
Le souvenir m'en fait revenir le soubriz...
Sy vous reconnaissez qu'il me fut nécessaire,
Recommencez le coup ; j'ay bien assez de cœur
J'endurerais autant que vous en voudriéz faire.

Personne ne doute, au reste, du... courage de la malade à supporter les assiduités du galant barbier.

Mais les meilleures choses ont leur pire rançon, et les douleurs de l'enfantement sont le rachat de l'amour. La scène de l'accouchement d'Abraham Bosse est quasiment classique. Tout y est noté avec un souci scrupuleux de l'exactitude. Aussi est-ce là un document des plus importants pour l'histoire de l'obstétrique. La femme accouche sur un lit improvisé, près du feu. La pudeur ordonnait qu'elle fût entièrement couverte, ce qui ne devait pas rendre facile la tâche de la sage-femme : touchez, n'y voyez pas ! Celle-ci, agenouillée sur une chaise basse, se borne à soutenir la

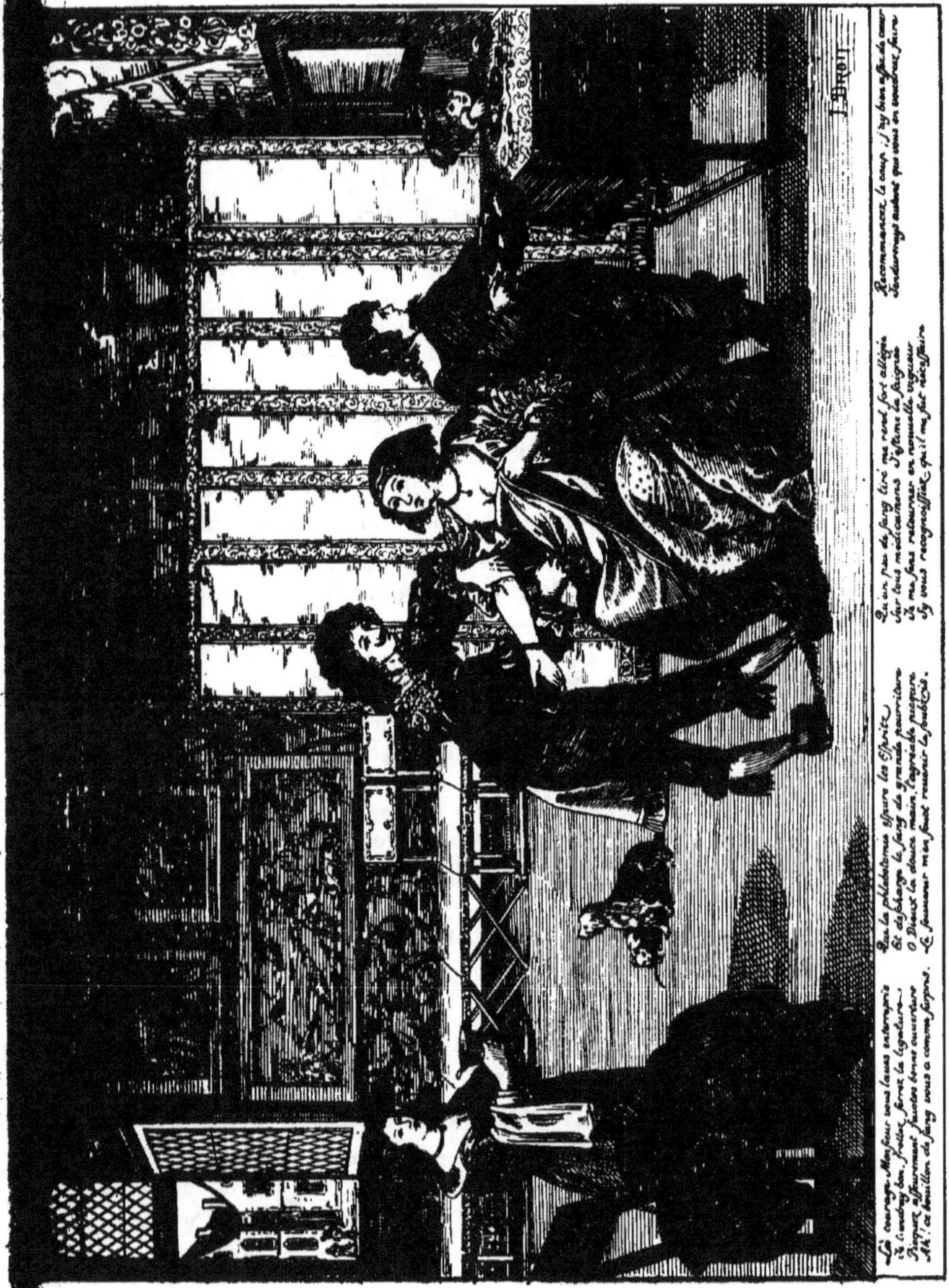

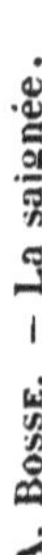

A. Bosse. — La saignée.

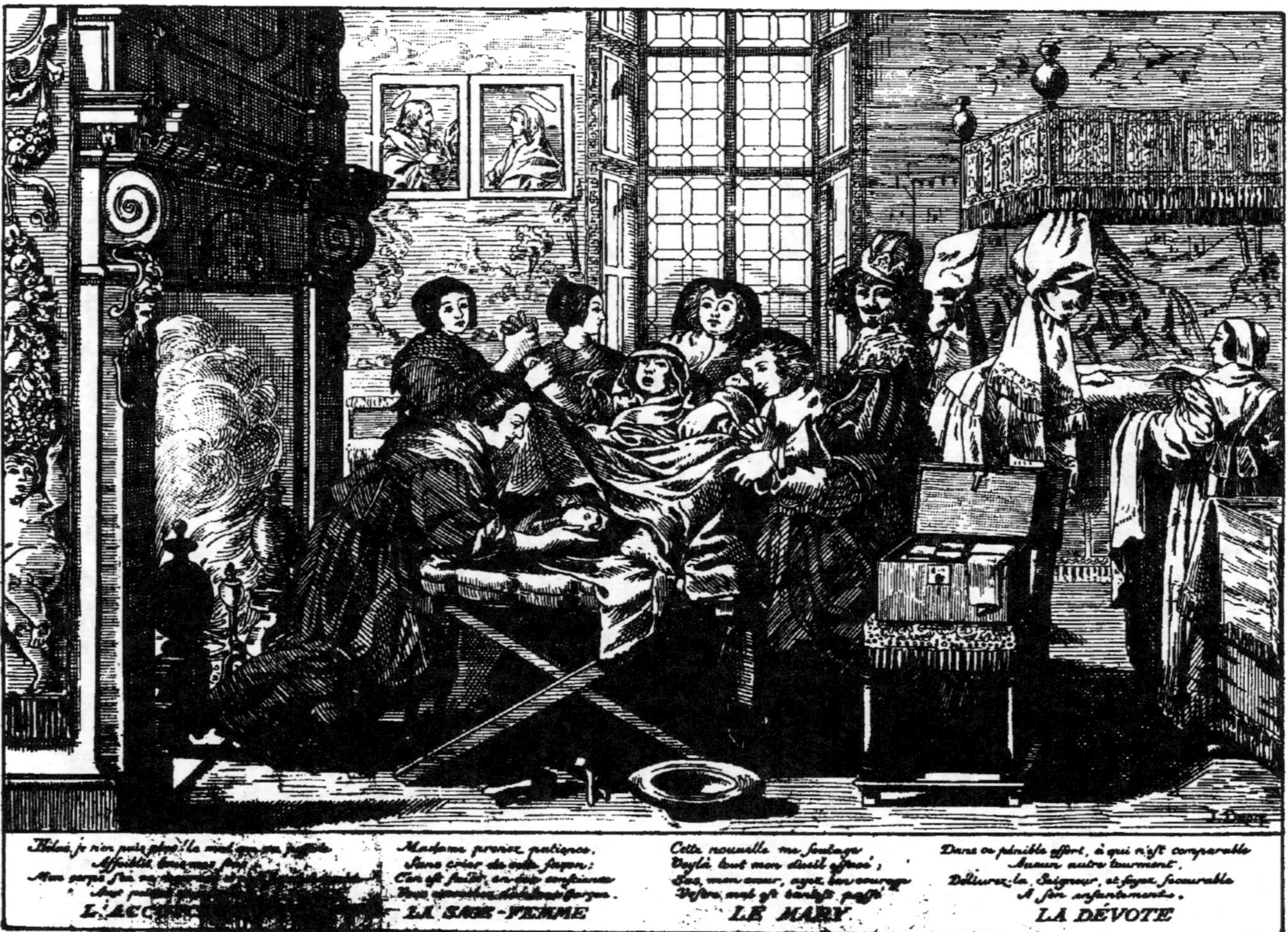

A. Bosse. — L'accouchement

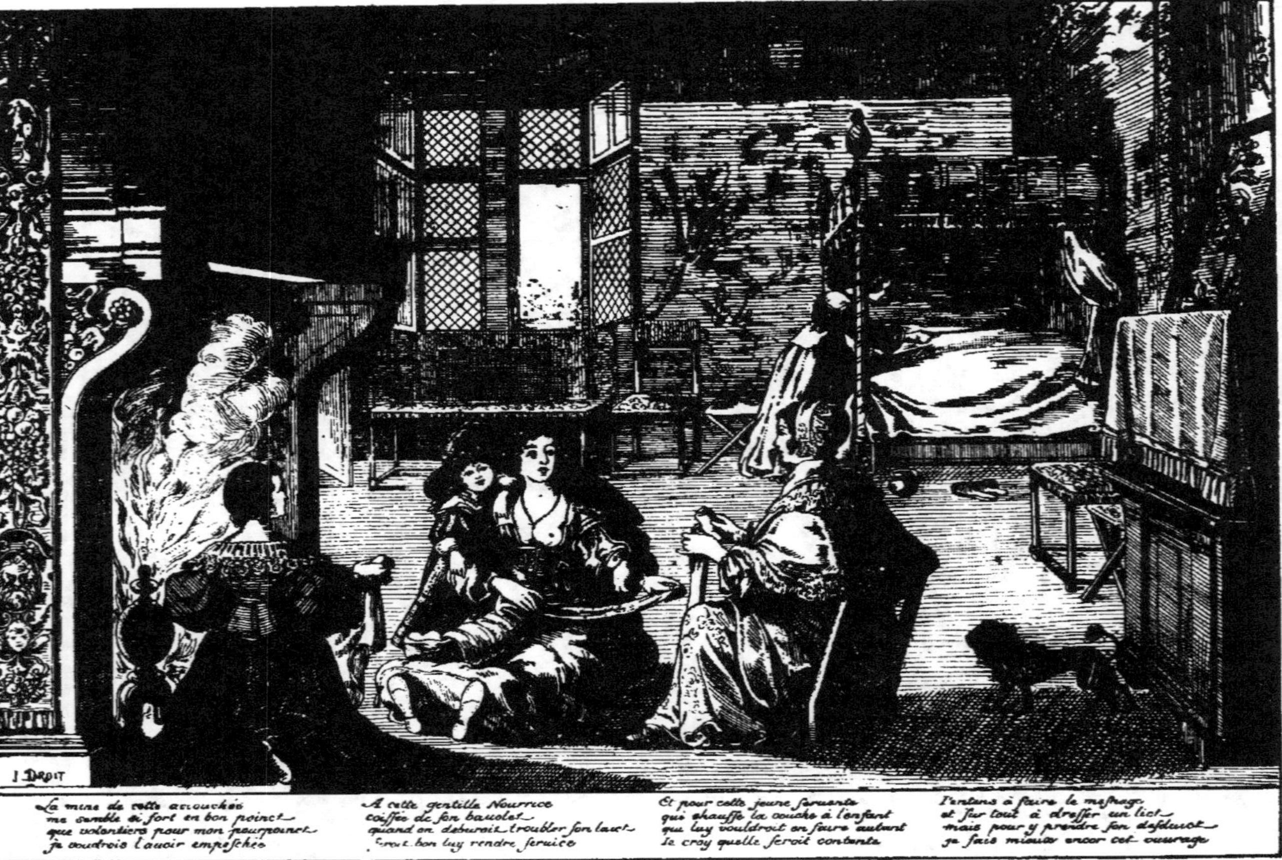

A Bosse. — La toilette du nouveau-né.

tête fœtale au moment de l'expulsion. Le coffret à pansement, orné d'une fermeture de sûreté, comprend les linges nécessaires, bandes, charpies, etc. Une nombreuse assistance encourage la parturiente, contribuant par sa présence et ses manœuvres intempestives, à favoriser l'infection puerpérale. Quant au mari, il est ridicule comme il convient; il pousse des cris quand sa femme accouche, et se déclare soulagé quand le garçon est venu au monde.

Enfin, l'estampe suivante nous montre comment on procédait au dix-septième siècle à la toilette du poupard. Celui-ci était ficelé comme un saucisson, toujours de crainte qu'il ne prît froid. Une pièce de toile lui couvrant la tête comme un fichu posé en guise de coiffure, était maintenu en place par des bandes qui serraient l'enfant depuis les épaules jusqu'aux pieds. Ainsi babillé, il ressemblait vaguement à une chrysalide. On comprend dès lors comment avec ce système d'emmaillotement ou plutôt de momification, les nourrissons payaient un si lourd tribut aux convulsions tant redoutées des parents. Et remarquez que cette scène a pour théâtre un intérieur très cossu, ainsi qu'en témoigne le mobilier confortable de la maison. Si les bourgeois du dix-septième siècle pratiquaient une hygiène si défectueuse, que devait-il en être dans les classes pauvres, chez les miséreux des faubourgs ou les paysans des lointaines campagnes?

V

Les Joies et les Douleurs
de la Maternité

Les Joïes et les Douleurs de la Maternité

Avec Abraham Bosse, nous avons assisté à une scène d'accouchement, que le grand artiste retraça fidèlement, grâce au souci constant qu'il a toujours montré de faire juste et vrai. Cependant, il y manque ce je ne sais quoi de poétique et de gracieux que nous ne trouvons guère que chez les petits maîtres du dix-huitième siècle. Ceux-ci qui ont été les véritables peintres de l'amour, n'ont eu garde, assurément, d'oublier dans leurs œuvres l'épilogue fatal de bien des intrigues amoureuses, de bien des liaisons dangereuses, pour parler comme Choderlos de Laclos. Mais sachant que l'acte physiologique de l'accouchement n'a par soi-même rien d'esthétique ni de gracieux et qu'il contracte le visage de la parturiente en de douloureuses grimaces, ils se sont bien gardés de reproduire cette scène. Car leur philosophie amène et souriante avait pour objet de montrer la vie sous le jour le plus gai, d'en supprimer toutes les occasions fâcheuses et moroses, notamment la souffrance morale ou physique. Toute l'esthétique du dix huitième siècle est contenue dans l'adorable *Embarquement pour Cythère*, du maître des petits maîtres, de Watteau. Chacun procède de cette morale attrayante, mais combien dangereuse : la vie est faite d'amour ; aimons donc, sans souci ni chimère.

Et quand la jeune fille de bonne maison s'est laissé conter fleurette par un galant du voisinage, maraud ou gentilhomme, et qu'elle porte en elle ce qu'on appelait alors le « fruit de l'amour secret », on ne s'en effrayait guère, dans la famille de la jouvencelle.

Cris, tapage, gronderie, bouderie, bien entendu. Mais bientôt les couches se faisaient, clandestines, et quasi-muettes ; une matrone emportait le malheureux bâtard qu'on ne revoyait jamais, et, à ses

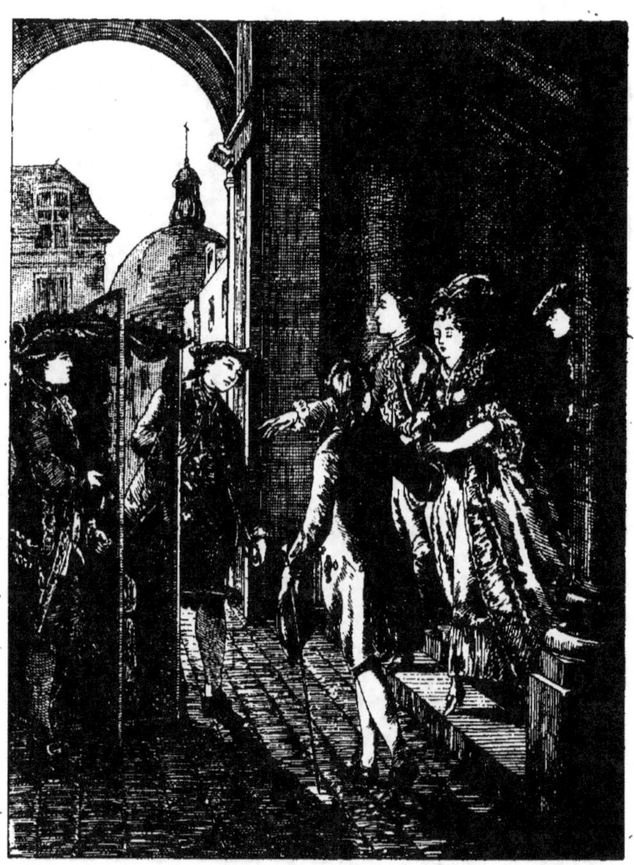

MOREAU LE JEUNE. — Les Précautions.

relevailles, la jeune malade, qu'on soignait pour une prétendue anémie, pouvait à nouveau couronner de marguerites blanches son front innocent. Le délicat peintre Moreau le Jeune a, sur ce sujet, brodé quelques variations, — que nous ne reproduisons pas, car elles sont bien connues, trop connues, — dont la plus célèbre est *le Fruit de l'amour secret.*

L'artiste s'est consacré également à célébrer les maternités légales et officielles. Il l'a fait avec toute la grâce et la mièvrerie qui étaient de règle à son époque. Les *Précautions* nous montrent

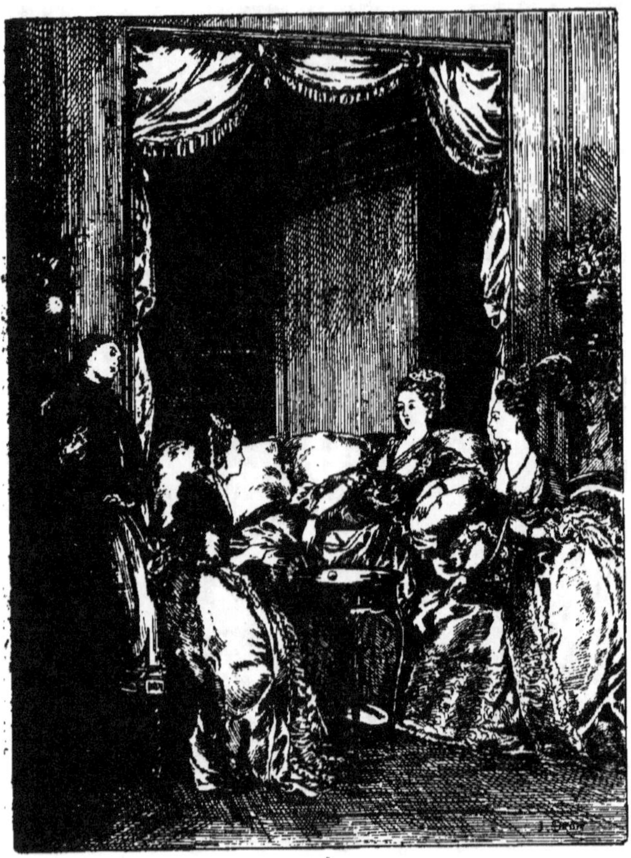

MOREAU LE JEUNE. — « N'ayez pas peur, ma bonne amie. »

la future maman descendant les degrés de sa somptueuse demeure pour monter en chaise. L'intéressante personne s'appuie sur son père et sur son jeune mari, lequel, galant, empressé, le chapeau à la main, veille avec sollicitude aux pas hésitants de sa femme. Le peintre n'a pas insisté sur la déformation de la taille ni sur la grosseur de l'abdomen chez son héroïne; ce sont là choses disgra-

cieuses et qu'il convient de dissimuler : la vie n'est-elle pas semée
de roses dont il convient de cacher les épines ? Tout est candeur,
suavité, dans ce précieux tableau. Pangloss se pâmerait d'aise à le

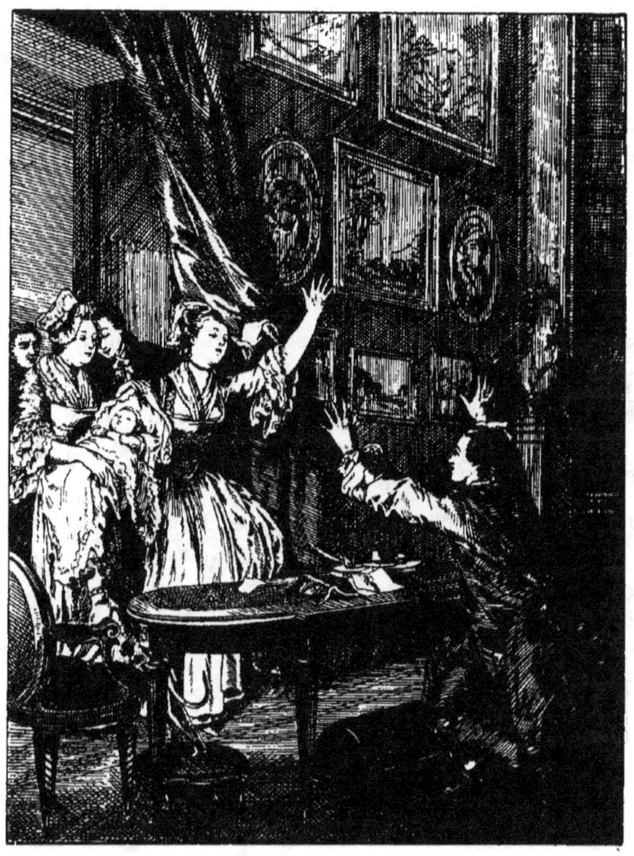

MOREAU LE JEUNE. — « C'est un fils, Monsieur ! »

regarder. Il n'est pas jusqu'aux larbins, porteurs de la chaise, qui
ne soient prévenants, aimables... Quel heureux temps !

Puis, dans une autre planche, d'une facture aussi délicate, c'est
la réunion intime des femmes amies, apportant à la gentille maman
les conseils de l'expérience. Car, un tantinet plus âgées, elles ont
passé par là et, ma foi, n'en ont pas gardé mauvais souvenir ;

« N'ayez pas peur, ma bonne amie... » Et ici encore, même philosophie, même optimisme. Il est entendu qu'on ne souffre pas, qu'on ne doit pas souffrir. L'amour le tolérerait-il ? Ce n'est donc rien, — un court moment, une légère vapeur, et crac ! on est délivrée du cher fardeau, qui, lui aussi, bien entendu, est mignon, charmant, ravissant. . Et l'abbé de cour, — que diable fait-il donc là ? — confirme en souriant les précieux caquetages de ces dames « N'ayez pas peur, ma bonne amie. »

Enfin, le grand jour est arrivé. Moreau le Jeune fait-il comme Abraham Bosse, nous montre-t-il la scène dramatique, la mère étendue, les jambes relevées, sur son lit obstétrical, et, à ses côtés, l'entourage anxieux et consolateur ? Point du tout, il escamote l'acte principal de la tragi-comédie et, de suite, arrive à l'épilogue, à la post-face : la présentation de l'héritier à l'heureux papa : « C'est un fils, Monsieur! » Et quel amour de fils ! déjà gras, rose et potelé, c'est un enfant qui n'a gardé aucune trace de sa vie fœtale ; il n'a point la face ridée ni la peau plissée : il est beau, puisqu'il est convenu que tout doit être beau, ainsi que la nourrice plantureuse, la femme de chambre délicieusement accorte, le papa aux traits féminisés, — et le moutard qui paraît avoir trois mois.

Et c'est ainsi qu'on écrit l'histoire, — même l'histoire des mœurs.

Si nous quittons les privilégiés de Moreau le Jeune pour pénétrer dans un monde plus bourgeois, nous trouverons m ins d'apprêt, moins de préciosité, et par conséquent plus de si icérité et de vérité. L'accouchée de Jeaurat, contemporaine, au reste, des personnages de Moreau le Jeune, est consciencieusement traitée. Bien calée dans son fauteuil, — c'est peut-être le jour de ses relevailles, — elle n'ose remuer, car elle est encore bien faible et, — pourquoi le cacher ? — le choc a été rude et l'épreuve douloureuse. La servante lui présente une tisane bienfaisante ou peut-être un

de ces excellents bouillons de veau dont nos ménagères actuelles
ont perdu le secret.

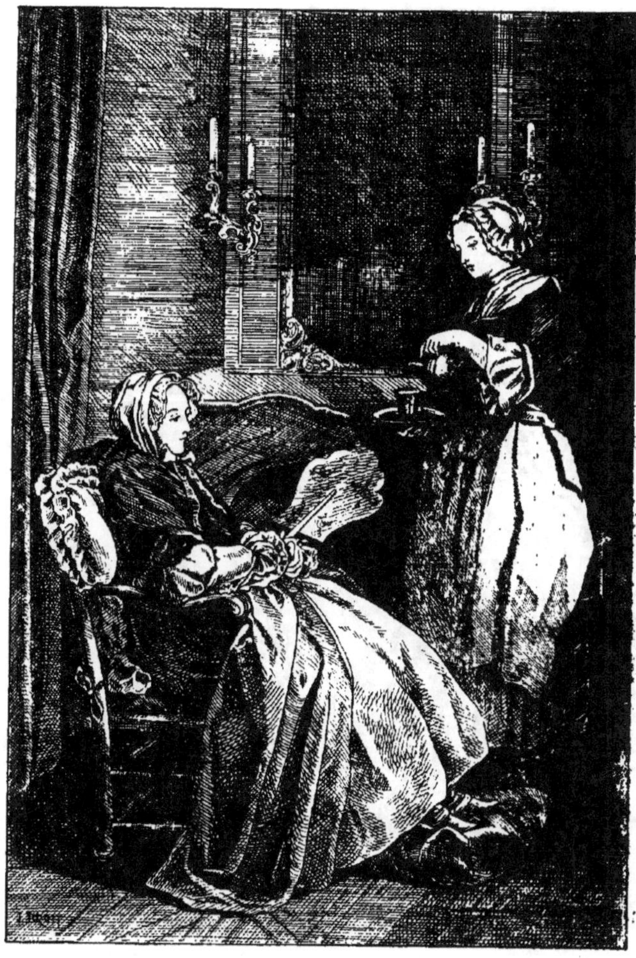

JEAURAT. — L'accouchée.

Avec le peintre Morland, nous pénétrons dans un intérieur
encore plus simple : quelques meubles et le lit enveloppé comme
un catafalque dans ses immenses rideaux, refuge inviolable des
microbes de toutes espèces. Le médecin est venu au débotté, rendre

visite à l'accouchée et au bébé. Il donne ses dernières instructions
à la nourrice : se peut-il d'ailleurs qu'à une source si féconde ce

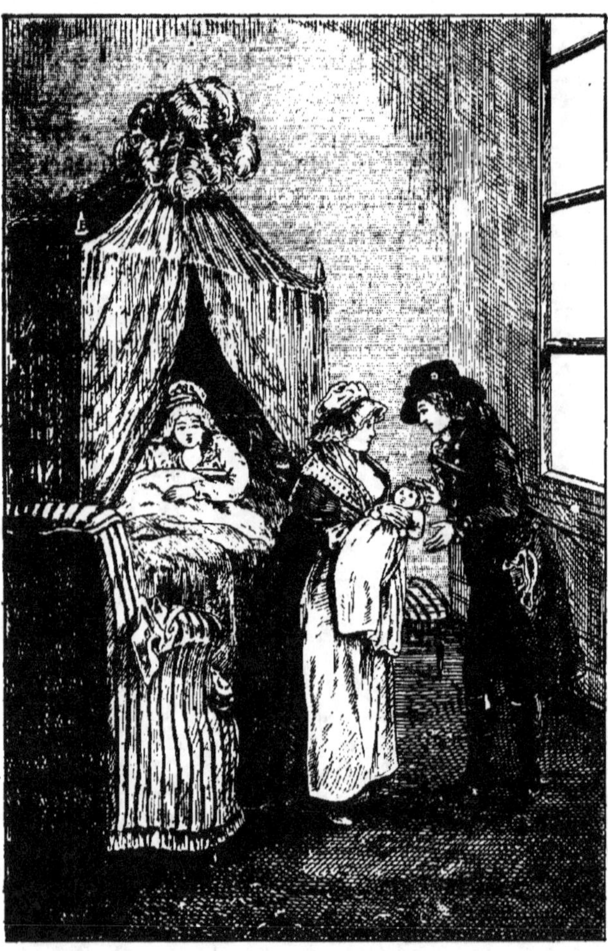

MORLAND. — La visite du Docteur.

nourrisson puisse boire du mauvais lait? L'intention de l'artiste
n'en prête pas moins à rire, si on se rappelle que lui-même fut un
ivrogne invétéré, brûlé d'alcool jusqu'aux moelles et plus connais-
seur en whisky et en gin qu'en lait...

LES SEINS

Notre érudit et spirituel confrère Witkowski a consacré à l'iconographie des seins plusieurs ouvrages importants : *Anecdotes historiques et religieuses*, puis *Curiosités médicales, littéraires et artistiques sur les seins et l'allaitement*; *les Seins dans l'histoire*. C'est dire combien le sujet est vaste. Comment s'en étonner, au reste, puisque le sein est le plus délicat et le plus esthétique des charmes féminins, puisque l'allaitement est la fonction la plus noble et la plus tendre de la mère ?

La mythologie païenne, avant tout éprise de beauté et de poésie, s'était emparée de cet attribut pour en faire le substratum d'une légende ravissante : Junon, stylée par Minerve, avait consenti à allaiter le petit Hercule; mais celui-ci, déjà demi-dieu, avait mordu si fort la mamelle divine que le lait s'en était répandu dans l'espace : d'où cette mystérieuse voie lactée, qui, par les nuits d'été, traverse le ciel étoilé, comme une large bande lumineuse. D'autres légendes voulaient que ce semis d'étoiles lointaines fût le sillage de Phaéton sur le char du Soleil, ou la route immortelle que les dieux suivaient pour gagner l'Olympe. La première version était la plus pittoresque, digne d'inspirer les artistes. Ce fut celle adoptée par le Tintoret, peintre de la Renaissance à l'âme antique, qui a montré la mère de la Voie Lactée sous les traits d'une femme féconde et puissante, dont les seins projettent vers les immensités célestes une pluie d'étoiles blanche. Pure légende, mais combien plus poétique que les mémorables travaux d'Herschell comptant les 18 millions d'astres qui constituent cette fantastique pléiade et les 80 milliards de kilomètres qui la séparent du soleil.

Puisque nous sommes dans le domaine de la fantaisie et du rêve, ne le quittons pas sans nous arrêter à un délicieux tableau de Mallet : *Les Jeux de l'Amour*. Jeux innocents, à coup sûr, rappelant la fameuse *Comparaison* de Lawrence et qui justifieraient la

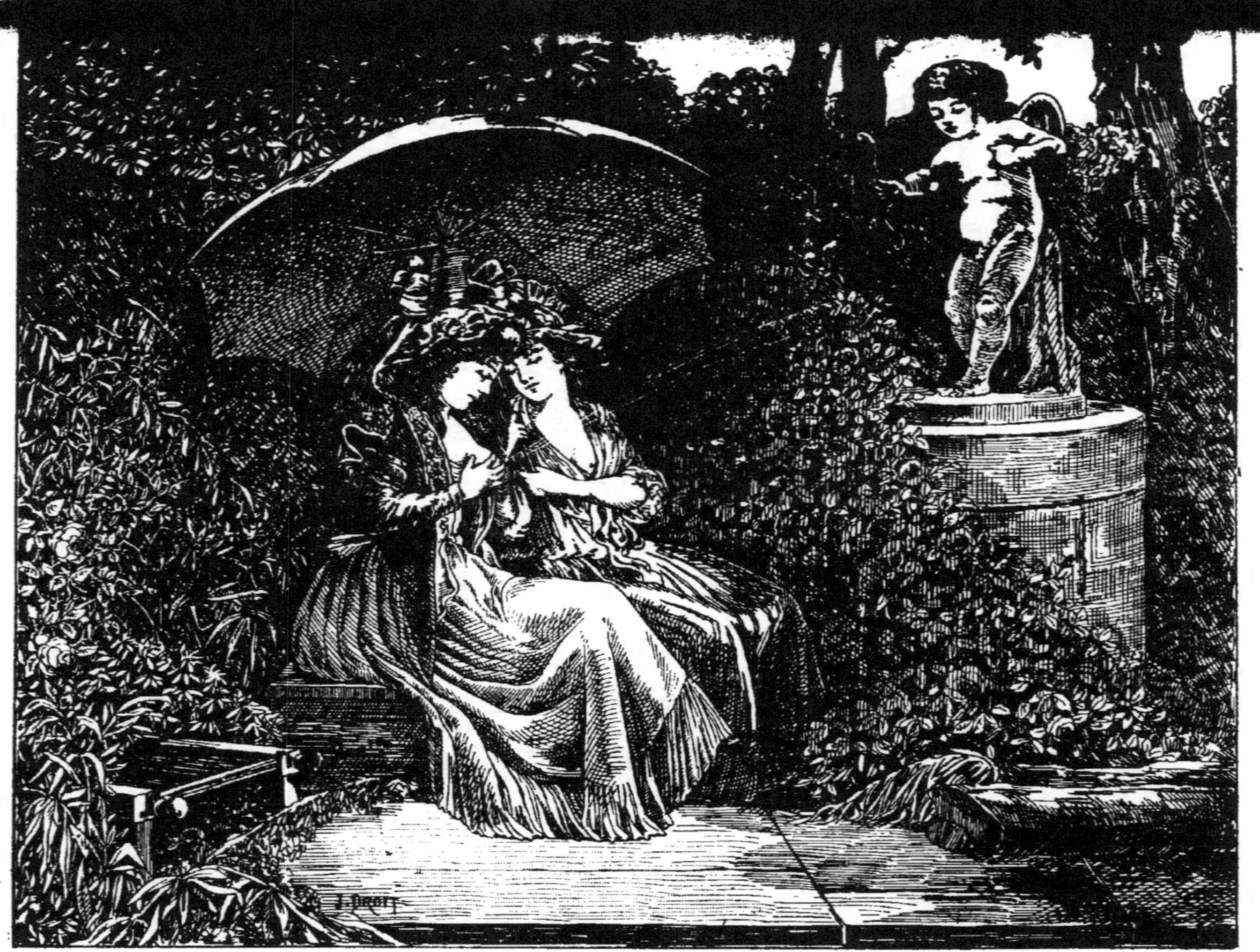

MASSON — Les Tours de l'Amour

présence d'un galant indiscret, dissimulé sous le feuillage. C'est vers la statue de l'Amour que la jeune femme envoie le jet lacté qui jaillit de son sein pressé ; — sacrifice léger, sans doute, mais le dieu bienveillant s'en contente, sachant bien que dans les alcôves closes ou dans les retraites épaisses, c'est à un autre jeu que se

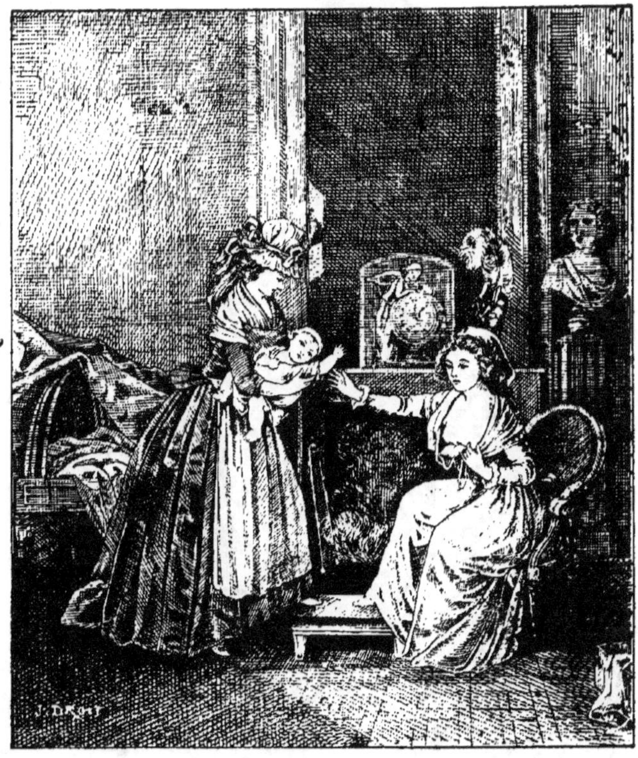

VANGORP. — Le déjeuner de Fanfan.

livrera la gracieuse enfant, c'est un sacrifice autrement solennel et plus émouvant qu'elle offrira, en holocauste volontaire, au petit tyran. Seins gonflés de lait ou érigés de volupté, charmes exquis vers lesquels se pressent le nourrisson affamé, l'amant impétueux...

Dans la réalité, nous trouvons effectivement autant de poésie que dans la fiction ; ce n'est pas un des moindres titres d'orgueil de la femme que d'avoir, par son geste affectueux qui offre au

nourrisson la gourde pleine de sa mamelle, enthousiasmé les
poètes, animé le pinceau du peintre, le ciseau du sculpteur. Les

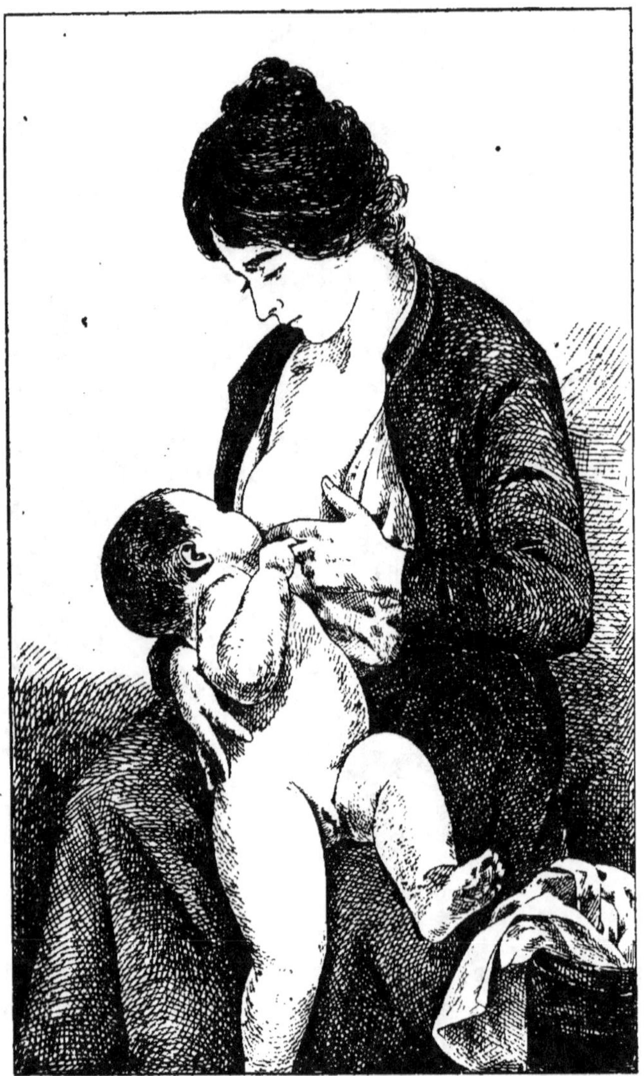

GERVEX. — Maternité.

uns l'ont traité en composition fraîche et légère, tel Vangorp, qui
nous fait assister au déjeuner de Fanfan. La facture du tableau
est soignée et délicate, l'attitude de la maman avançant le bras

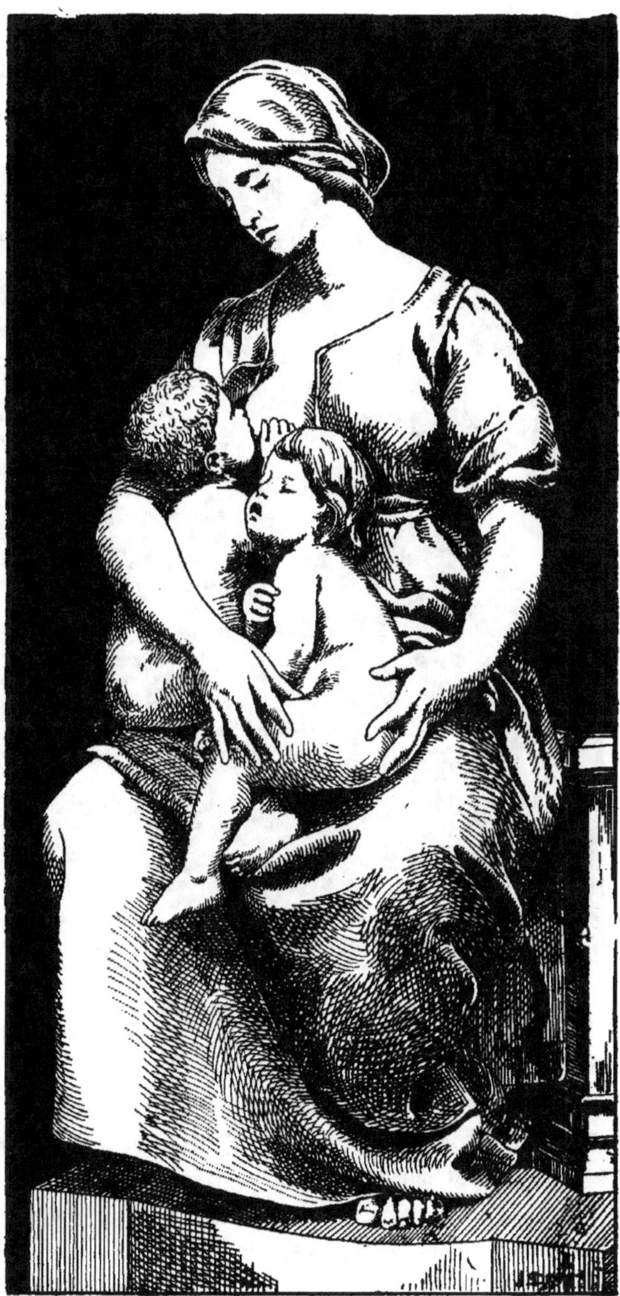

Paul Dubois. — La Charité

le pied calé sur un tabouret, la poitrine offerte, sont bien étudiées et classiques. Mais l'œuvre n'a pas la simplicité forte et puissante de nos artistes modernes. La *Maternité* de Gervex est dépouillée

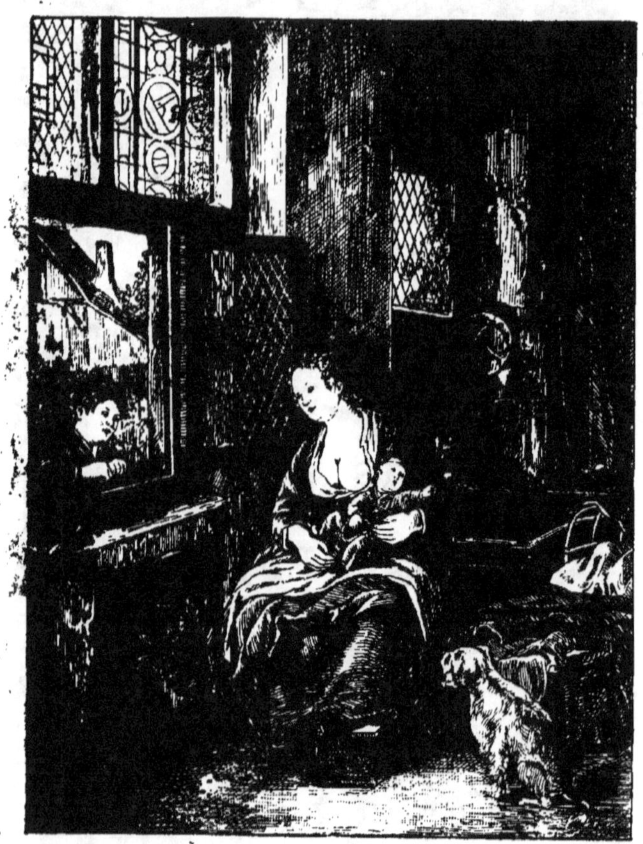

DUSART. — Joie maternelle (*Amsterdam*).

de toute afféterie, mais combien plus noble ! Une mère, la Mère, allaite son petit étendu sur ses genoux ; peut-être lui reprochera-t-on les proportions un peu grandes de l'enfant et son absence totale de langes, ce qui est contraire à la vérité; mais cette nudité est nécessaire au symbole qui se dégage du tableau. Par là, Gervex nous montre la grandeur de cet acte physiologique si banal et qui dispense cependant la source de la vie. Marquise du dix-huitième siècle, ouvrière du vingtième siècle, toutes deux sont égales, anoblies

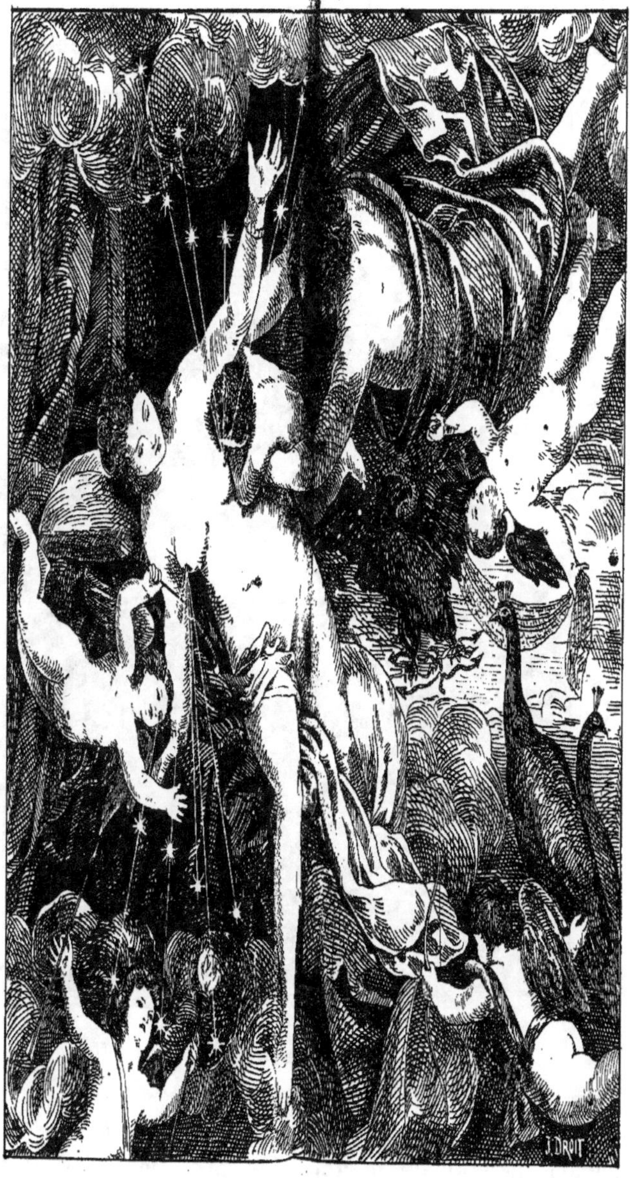

Le Tintoret — La Voie lactée.

par la maternité, lorsqu'elles en accomplissent le devoir intégral.

Le même souci se retrouve dans l'œuvre magistrale de Paul Dubois, *la Charité*. Deux orphelins ont été arrachés à la mort par

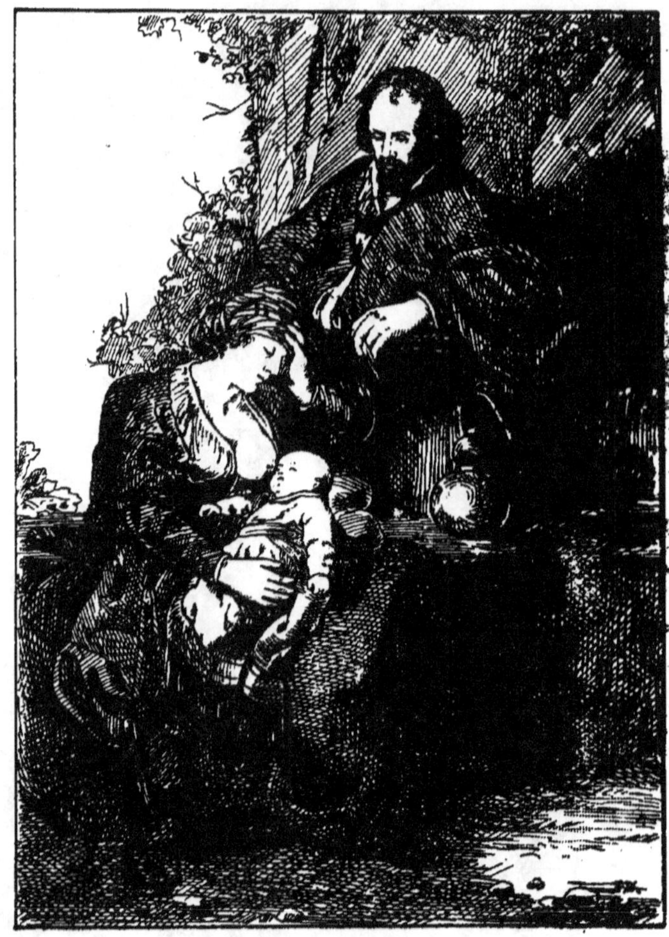

BOL. — Repos pendant la fuite (*Dresde*).

une généreuse femme qui les allaite. Et le bras qui les enveloppe, le regard penché de la nourrice providentielle, la simplicité touchante de cette scène sont d'une émotion intensivement pure et profondément humaine. Le péché d'Ève n'est-il pas racheté à jamais par ce geste charitable ?

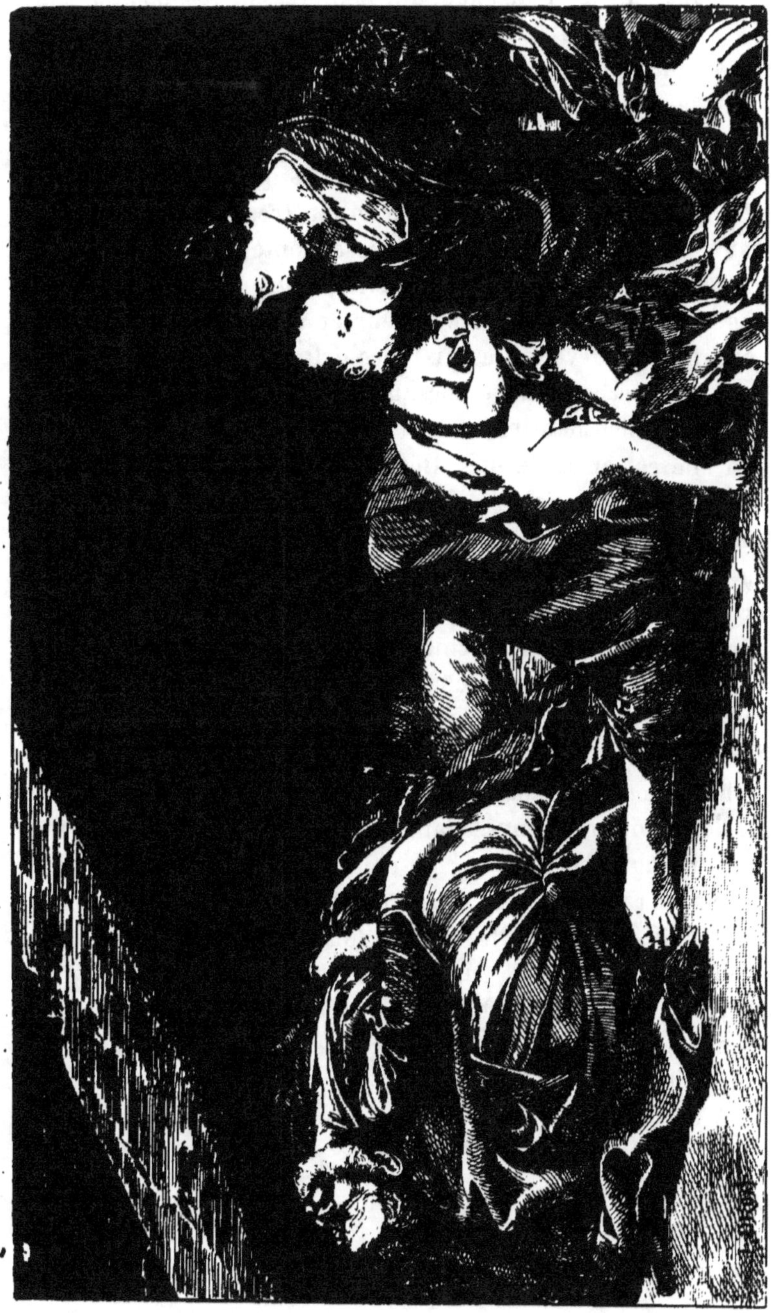

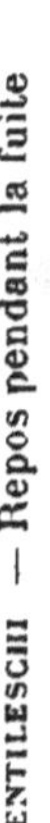

GENTILESCHI — Repos pendant la fuite

Les Hollandais et Flamands, qui s'intéressaient plus à la peinture de mœurs qu'à la nature mélancolique de leur pays, n'ont pas dédaigné non plus les tableautins où des mamans opulentes donnent le sein à leurs bébés. Voici Dusart, dont la *Joie maternelle* fait partie de la collection du Rijksmuseum à Amsterdam, qui nous fait assister à une charmante scène d'intérieur. La mère qui vient d'allaiter son enfant, fait, par la fenêtre, la causette avec un passant. Elle n'éprouve aucune fausse honte à lui montrer ses seins gonflés de lait. Car c'est un fait à noter que les femmes les plus pudiques éloignent toute pudeur en cette circonstance : telle qui rougirait de dévoiler la naissance d'une gorge délicate, se glorifie de sa superbe poitrine, lorsqu'elle remplit son devoir maternel : orgueil bien légitime et que la femme devrait aussi montrer quand elle est enceinte. Les Romains saluaient les ventres gravides : ils avaient raison.

Enfin, l'histoire sainte a fourni plus d'un sujet aux peintres de seins. Sans rappeler ici les nombreuses Vierges nourrices des diverses écoles, nous signalerons deux *Repos après la fuite*, l'un de Bol, l'autre de Gentileschi. L'épisode est classique : Joseph, Marie et leur enfant, pour échapper aux poursuites d'Hérode, ont quitté la Galilée pour se réfugier en Égypte.

Hors des atteintes du tétrarque, la sainte Famille se repose. Joseph s'endort, cependant que Marie, avant de songer au sommeil, doit nourrir l'enfant. L'allaitement du Christ, dans la toile de Gentileschi, est curieux : le nourrisson est assis, un pied à terre ; sa mère l'appuie du genou relevé et du bras passé autour de lui. Mais, ici encore, les proportions ne sont pas respectées : c'est un enfant de quatre ans, au moins, qui prend le sein ! D'autre part, pourquoi cette nudité ? Il nous apparaît que le tableau de Bol, moins scénique, est cependant plus conforme à la vérité et à la vraisemblance.

VI

La Folie et les Passions dans l'Art

La Folie et les Passions dans l'Art

~~~~~~~~~~

C'est un véritable chapitre de l'histoire des rapports de l'art et de la médecine que celui que nous entreprenons ici. D'autres s'y sont essayés avant nous, notamment ce savant doublé d'un artiste, Paul Richer, qui est, pour ainsi dire, l'auteur de cette critique iconographique. Mais le champ est si vaste, et les manifestations de la pathologie nerveuse si variées que les fouilles à effectuer dans ce domaine sont toujours fructueuses : aliénation mentale pure, démence, hystérie, démonomanie, sorcellerie, tares héréditaires ou acquises, passions morbides, indices de dégénérescence, la gamme est variée à l'infini, et la contribution que chacun peut apporter à cette étude enrichit toujours, ne fût-ce qu'à titre documentaire, cette riche moisson d'art.

Nous nous trouvons en présence de deux écoles bien tranchées : l'école ancienne, dont les artistes faisaient, sans s'en douter, de l'observation clinique, tout comme M. Jourdain de la prose ; c'est le cas de tous les artistes qui jusqu'au siècle dernier ont traité la Passion, les martyres des premiers chrétiens, ou de ceux qui dans un réalisme brutal, se livraient à la peinture des passions : alcoolisme, débauche, etc. Puis, avec l'école moderne, nous trouvons les peintres qui, délibérément, en toute connaissance de cause, munis d'observations cliniques détaillées, ont résolu de faire œuvre à la fois scientifique et artistique. Or, — et ce n'est pas là le côté le moins curieux de cette longue revue, — les anciens qui n'avaient pas les mêmes éléments de travail que les
~~~~~~~~~~

modernes n'ont rien à leur envier sous le rapport de l'exactitude et de la vérité documentaire.

❦

Voici, pour ouvrir la série, un tableau de Moreau de Tours, le fils du célèbre aliéniste. Il représente les Fascinés du service du docteur Luys, à la Charité. Sur une tablette, tourne le miroir à alouettes dont la rapide rotation va déclancher, chez les hystériques, le ressort de la crise. L'attitude diverse de chaque malade a été, de la part du peintre, l'objet d'une minutieuse attention. L'une est en extase, les yeux au ciel, d'autres ne peuvent détacher leur regard du diabolique appareil qui les fascine. Une jeune fille, assise, a, d'un geste machinal, levé le bras droit qui reste dressé comme s'il était le siège d'une contracture. Une autre se cache apeurée derrière l'écran de ses mains. Un homme, les yeux démesurément dilatés, entr'ouvre la bouche dans un rictus d'idiot. Certains visages expriment la souveraine volupté, d'autres la peur, d'autres l'anéantissement dans un sommeil léthargique. Dans le fond de la pièce, le professeur indique à ses élèves les différentes phases de l'extase subie par ses malades. Toile traitée avec maîtrise, et où se retrouve certainement l'influence de l'aliéniste Moreau de Tours, qui, non seulement s'occupait de pathologie mentale proprement dite, mais aussi des rapports de la psychologie morbide dans ses rapports avec l'histoire. Le père, comme le fils, étaient donc, chacun en son genre, des philosophes.

Avec Jean Béraud, nous voici à Charenton, dans les jardins de la maison nationale. Les lamentables déchets de la société s'y promènent, chacun poursuivant sa chimère. Là-bas, le mégalomane, son chapeau à la main, prononçant des discours retentissants. Puis l'inévitable inventeur dont le génie a sombré dans la folie et qui, le haut de forme sur la tête, sanglé dans sa redingote, ses dossiers sous le bras, discute, en marchant, les objections qu'il se fait à lui-même. Contre un arbre, un dément, paralytique général peut-être, la bouche tordue dans un rire imbécile. Vautré par terre, en proie à un désespoir que rien ne calmera, un pauvre diable qui cache sa honte et sa misère. Debout,

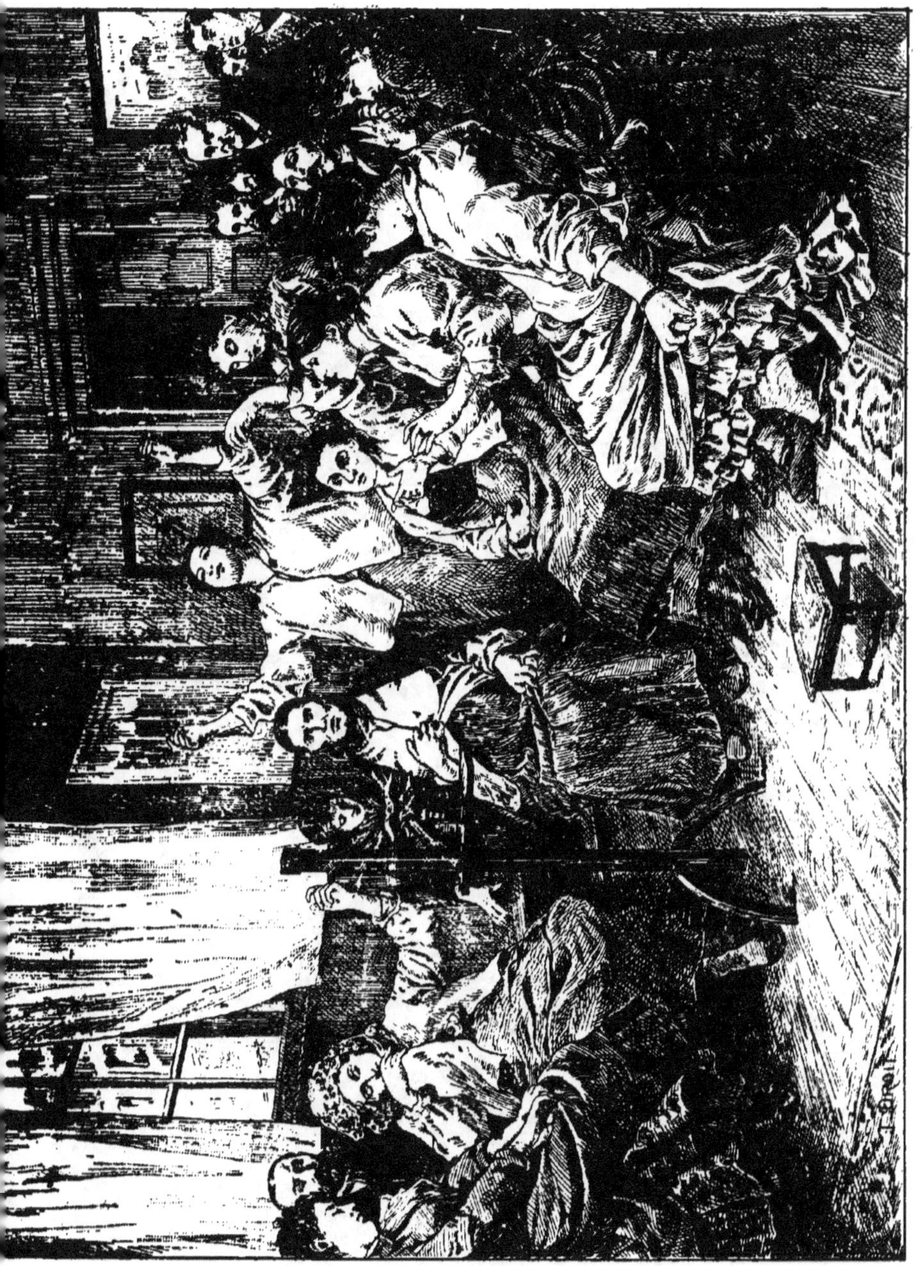

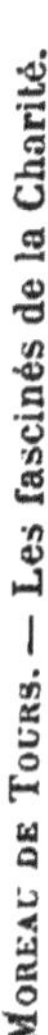

MOREAU DE TOURS. — Les fascinés de la Charité.

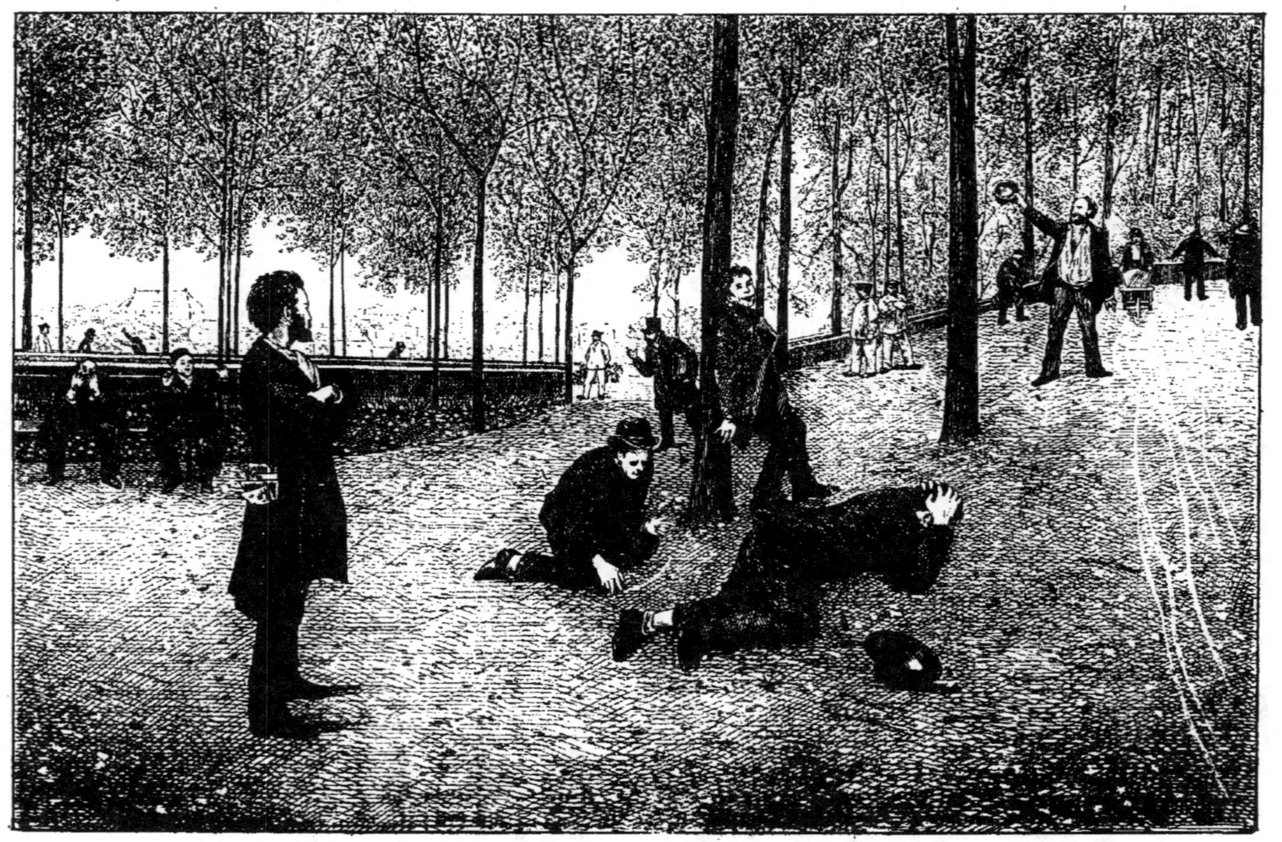

J. Béraud. — A Charenton.

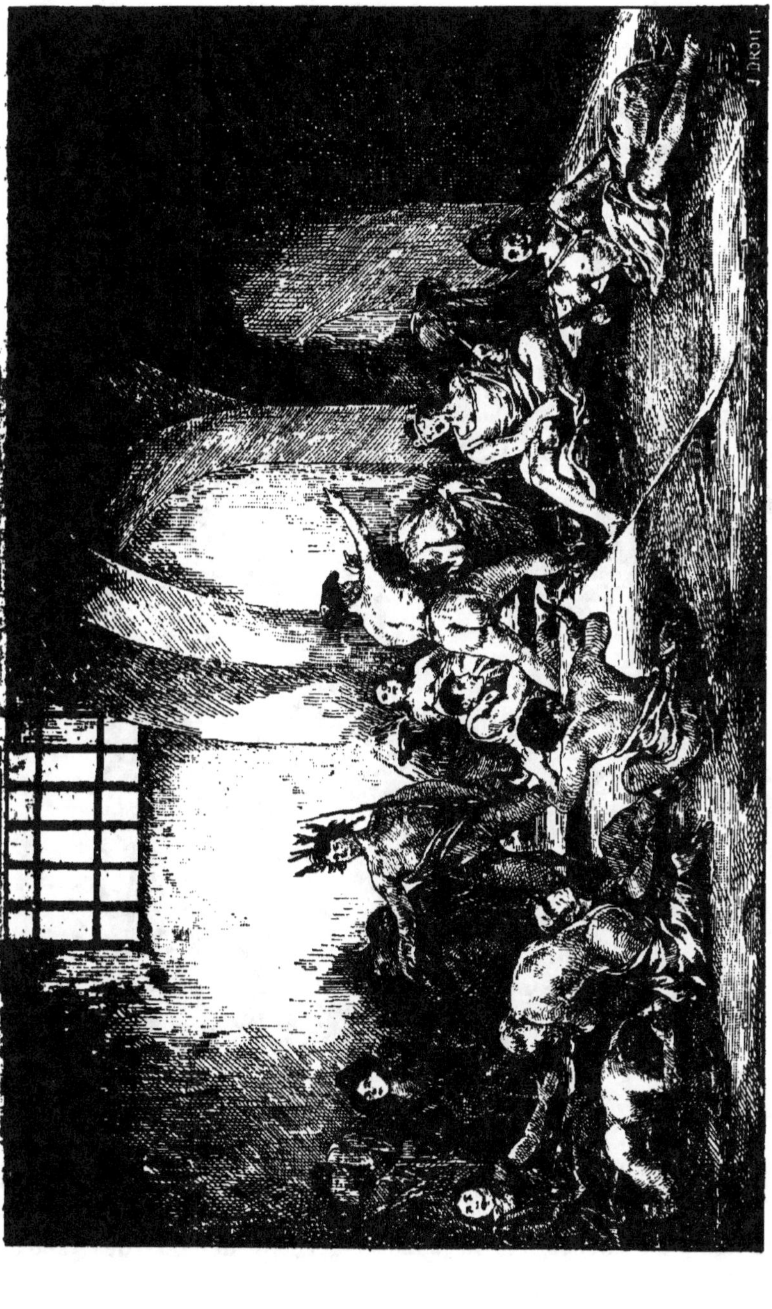

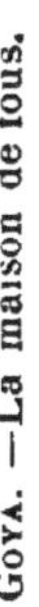

Goya. — La maison de fous.

le persécuté persécuteur, les bras croisés, la poche bourrée des papiers qui prouvent son bon droit. Dans cette toile sobre, pas d'effet à gros orchestre, mais combien de vérité, de triste et

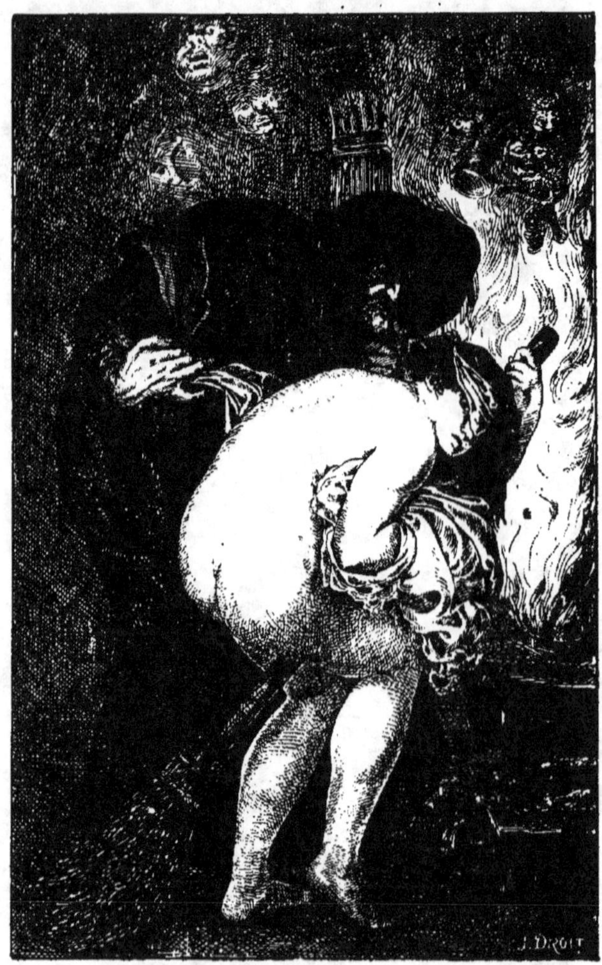

WIERTZ. — La jeune sorcière.

navrante vérité. Involontairement, on pense au puissant roman de Nau, *la Force ennemie*, ou à quelque chapitre oublié des *Misérables*. Quel Richepin dira jamais l'éternelle détresse des **gueux** d'esprit ?

Goya, qui excellait dans le réalisme, a laissé une toile documentaire sur les aliénés ; elle représente une maison de fous, en
Espagne, dans la deuxième moitié du dix-huitième siècle. A cette
époque, les fous étaient traités comme des bêtes sauvages, et
Pinel n'avait pas encore fait tomber leurs fers. La prison où Goya

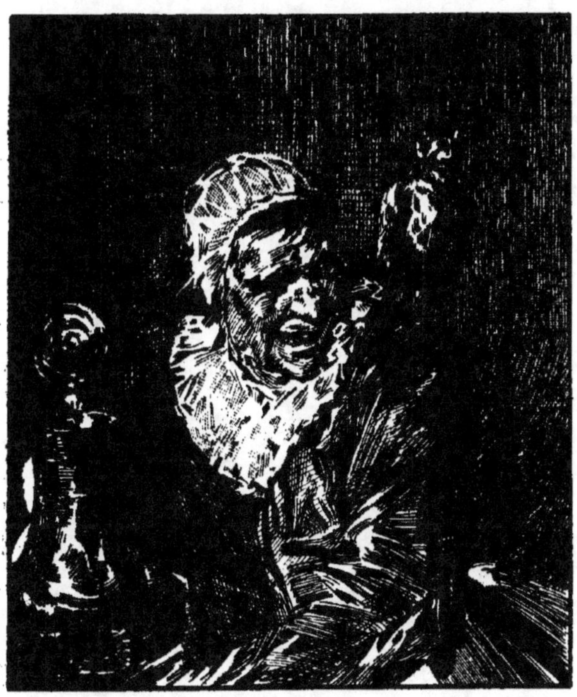

Franz Hals. — La sorcière d'Harlem.

les a visités était la salle voûtée d'un vieil édifice, — couvent,
chapelle ou donjon déclassé. L'excellent naturaliste les a, comme
de juste, croqués sur le vif, il n'a eu garde d'oublier le mégalomane
qui se croit pour le moins le successeur de Charles-Quint et de
Philippe II et qui, une couronne de carton sur la tête, poursuit sa
folle chimère.

D'autres ont traité le sujet socialement. Et parmi eux, Wiertz,
le peintre de l'hallucination. Dans sa toile, *Folie, Misère et Crime*,
il nous montre la folie subite d'une mère, qui, devant la misère
croissante, — et notamment sa feuille de contributions, — perd la

raison, découpe son enfant et en fait cuire les morceaux. Ce n'est pas ici le lieu de dire les polémiques interminables que suscita l'œuvre du peintre belge. Cette composition, dont l'intention philosophique

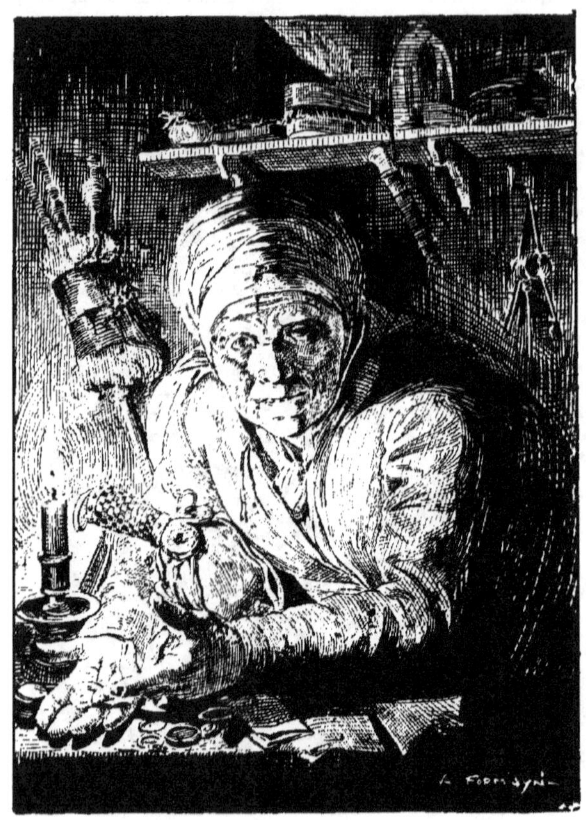

Van Hauthorst — La vieille sorcière.

est honnête, mais l'exécution fort contestable, présente surtout un intérêt par le facies de la folle qui, enfin, a trouvé dans son délire, le bonheur qu'elle n'espérait plus. Quant à son acte, il est tellement répugnant qu'en dépit de toutes ses hardiesses, Wiertz n'a pas osé exposer à nu le corps mutilé de l'enfant, et l'a entortillé d'un linge.

Les sorcières ont eu, plus encore que les fous, leurs peintres fidèles. Sans parler de Goya, dont les Sabbats resteront les modèles du genre, nous citerons le même Wiertz qui, dans un tableau bien supérieur au précédent, a fixé les traits et l'anatomie de la jeune sorcière. Celle-ci, en costume d'Ève, chevauche le balai, cependant qu'un vieux sorcier encapuchonné lui donne les suprêmes conseils. Si le corps de la jeune femme est blanc et dodu à plaisir et inspire tout autre chose que des idées de sorcellerie, par contre sa face abêtie, aux yeux bandés, indique une mentalité de dégénérée. C'est la douche qu'il faut à cette demi-folle, et justement, elle est en excellente posture pour la recevoir.

Franz Hals et Van Hauthorst ont tous deux fait le portrait de sorcières célèbres. Même face épatée, surtout chez Hills Bobbe, même regard faussement intelligent... Au fait, ces sorcières étaient peut-être les seules à ne pas croire à leurs sornettes, de sorte qu'en définitive, c'étaient leurs clients et clientes qui présentaient le maximum d'imbécillité, en vénérant leurs attributs, la chouette, le balai, la cafetière, la chandelle, la corne, les bagues, les anneaux...

Dans une prochaine série, nous continuerons cette revue des œuvres artistiques de pathologie mentale.

LA MÉDECINE DANS
L'ŒUVRE DE GOYA

L'admirable peintre Goya qui, avec Velasquez et Murillo, a fait de l'école espagnole la rivale des écoles italiennes ou françaises, a laissé une œuvre immense dans laquelle le médecin peut faire une ample moisson. C'est qu'aussi peu d'artistes ont été aussi divers que lui. Goya a traité toutes sortes de sujets, les tendres et les tragiques, les portraits et les tableaux d'histoire, les scènes religieuses et les atrocités de la guerre. Mais il avait une prédilection

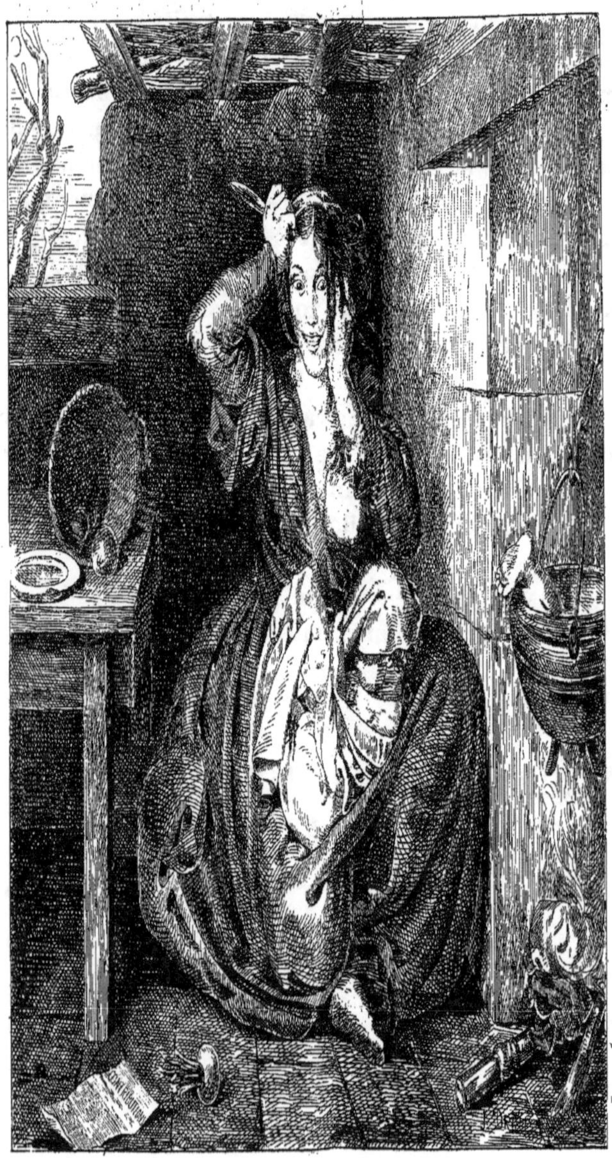

WIERTZ. — Folie, Misère et Crime.

marquée pour le fantastique, voire pour le macabre, et son nom,
pour beaucoup, est synonyme de romantisme échevelé.

Voici d'abord un tableau médical, une sainte Isabelle guérissant les lépreux. Cette Isabelle était une sœur de saint Louis, une

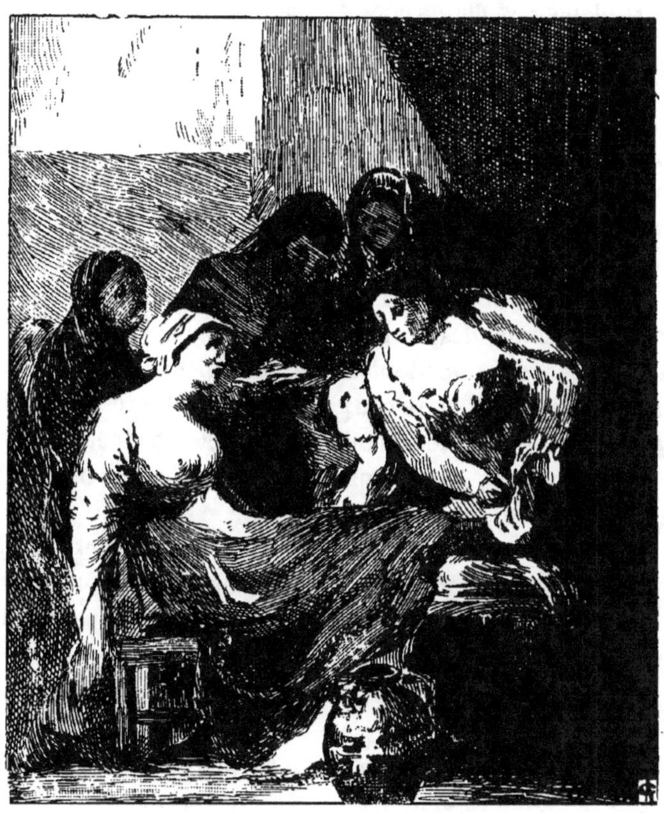

GOYA. — Sainte Isabelle guérissant les lépreux.

fille par conséquent de Blanche de Castille, dont elle avait hérité
la piété et l'amour des pauvres. Goya la montre pansant le pied
d'une lépreuse. Ce peintre, qu'on a accusé souvent d'imagination
excentrique a fait ici un tableau touchant de réalisme. La sœur de
saint Louis est une femme modeste et dévouée, tout entière à sa
tâche sublime ; elle n'est point ici illuminée d'une auréole et sa
piété n'en est que plus humaine. Quant à la malade, son masque

de souffrance, son attitude résignée, les bras ballants, contribuent à émouvoir sa bienfaitrice. Car il ne faut pas oublier qu'au treizième siècle, les lépreux étaient rejetés hors de la société et que c'était pour eux un véritable miracle que de voir se pencher sur leurs plaies des mains compatissantes.

Dans le fantastique, Goya atteint les limites de la vraisemblance. Sa peinture devient de l'art d'hallucination. Bien entendu, la sorcellerie ne pouvait le laisser indifférent. L'Espagne a toujours été la terre favorite des rôtisseuses de balais, et la superstition y a fleuri, aux siècles derniers, comme une plante vénéneuse dans l'humus des forêts.

Ses sorcières sont véritablement horribles et bien faites pour détourner de la magie noire ceux qui seraient tentés de lui demander le soulagement de leurs misères. Voici, couchée sur un grabat, une moribonde ; elle n'a plus confiance dans l'homme de l'art, impuissant contre le mal mortel ; elle a fait venir la sorcière. Celle-ci, spectre redoutable, se dresse à son chevet, et ajoute à l'horreur des derniers moments. Car, abusant de son autorité au lieu d'adoucir par de bonnes paroles l'agonie de la pauvre femme, elle évoque devant elle les fantômales apparitions venues en droite ligne de l'enfer. Le doigt levé elle prophétise, et son œuvre néfaste va être bientôt couronnée par la mort libératrice.

Les deux autres sorcières que Goya a réunies sur une même toile ont un caractère moins odieux ; elles sont tout aussi laides, au physique comme au moral. Les sombres fiancées du diable, comme les appelle Michelet, ne sont pas représentées sous les traits délicats et charmants des vierges espagnoles. Ce sont de vieilles femmes, au rictus sinistre, aux regards singulièrement troublants, et qui possèdent, à n'en pas douter, une puissance suggestive et magnétique considérable. C'est à cette puissance qu'elles doivent leur renommée. Il ne faut pas l'oublier, la sorcière du moyen âge a été le grand médecin de l'humanité. Alors que les docteurs perdaient leur latin à vouloir poursuivre la chimère de la transmutation des métaux, les bonnes femmes (c'est le nom poli sous lequel on désignait les sorcières) soignaient les pauvres gens à l'aide des simples dont elles se transmettaient le secret. Ce sont elles qui employaient les Solanées (les consolantes) les unes,

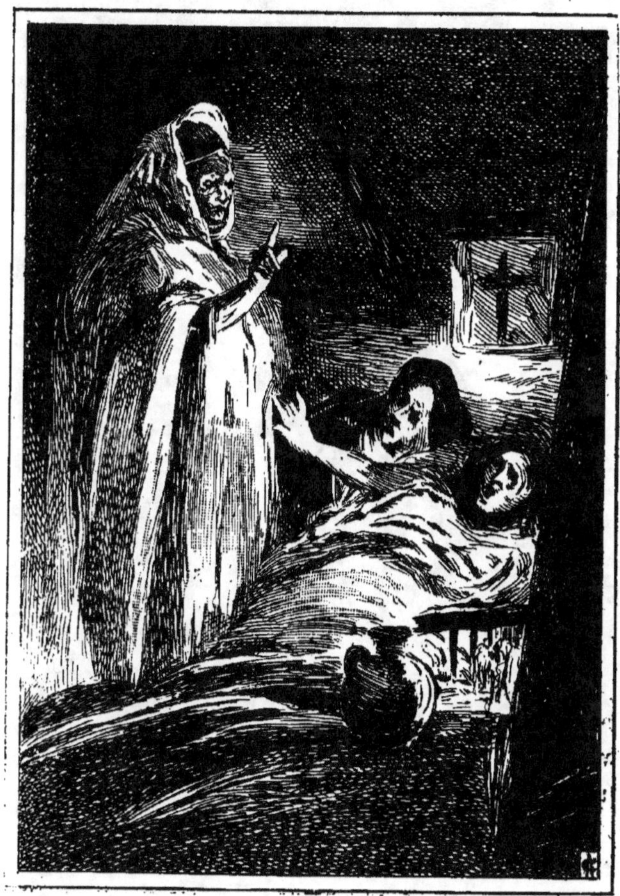

Goya. — La Sorcière.

inoffensives et calmantes, les autres, poison redoutable, telle la belladone, ou l'herbe aux sorcières. Aussi Paracelse, en brûlant tous les livres savants de l'ancienne pharmacopée, pouvait-il déclarer ne connaître d'autre médecine populaire que celle de ces empiriques, herboristes avisés, rebouteurs habiles, vétérinaires à l'occasion.

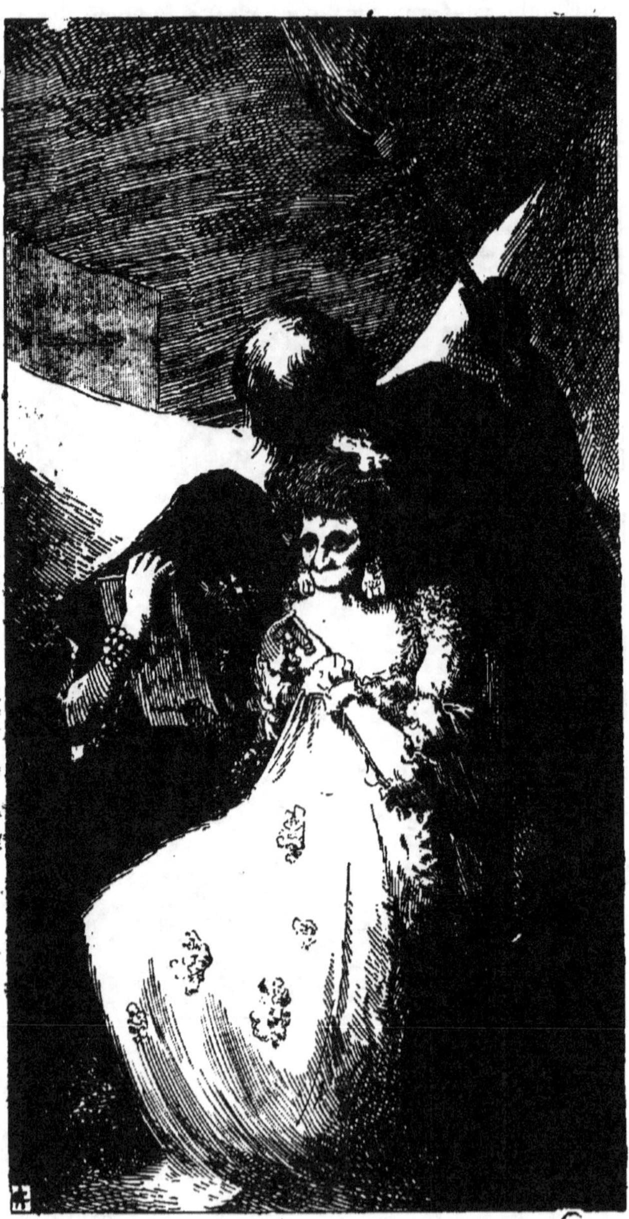

Goya. — Deux Sorcières.

Ne soyons donc pas trop injustes envers les sorcières du moyen âge et rappelons-nous que l'art de guérir fut pendant longtemps concentré dans leurs mains.

Pour changer, voici une scène d'anthropophagie, qui n'est pas

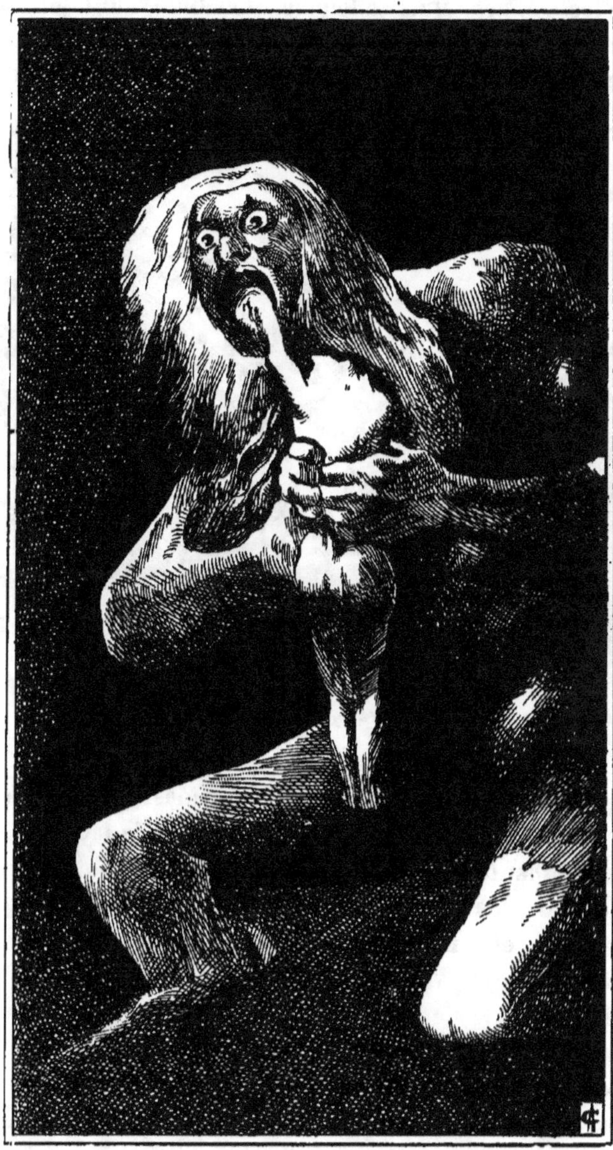

Goya. — Saturne dévorant ses enfants.

une des moins fantastiques de Goya : C'est Saturne dévorant un
de ses enfants. On connaît la légende mythologique : Saturne, ou
mieux Cronos, avait été averti par une prédiction que ses enfants
le détrôneraient ; pour échapper à ce sort malencontreux, il se
décida à les manger. Mais sa femme Rhéa lui ayant donné à avaler
une pierre emmaillotée au lieu de son petit dernier Zeus, celui-ci
put vivre, grandir et ensuite déposséder son père. Légende pure-

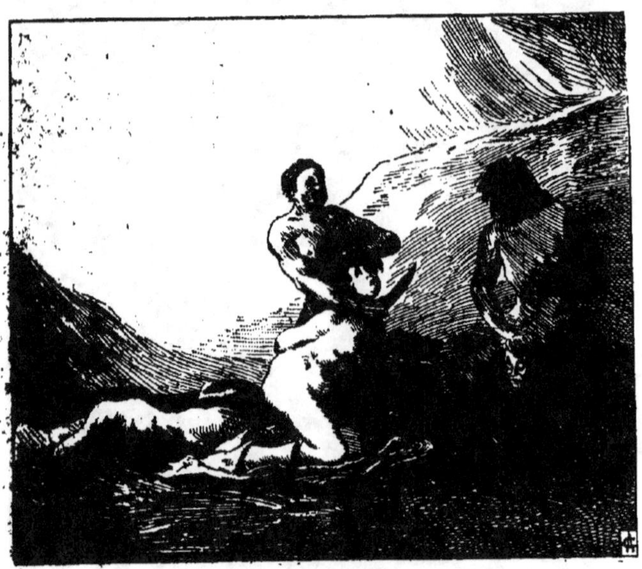

GOYA. — Décollation.

ment imaginative, comme celle des Atrides, et qui n'a d'autre
morale que de confirmer la toute-puissance de la fatalité.

Ce sujet a hanté pas mal de peintres. Rubens notamment, dans
un tableau de Madrid, a représenté Saturne tenant un de ses
enfants la tête en bas et lui arrachant avec les dents un lambeau
de poitrine. Goya avait certainement ce tableau sous les yeux
lorsqu'il a conçu le sien, de façon toute différente, bien entendu. Il
y a dans celui ci une force et une énergie incomparables. Les
mains du terrible Saturne broient, pétrissent le corps du malheureux enfant, dont la tête a déjà été engloutie. L'expression de
férocité — de sadisme même, — du dieu, dans ses yeux démesu-

rément agrandis, dans sa bouche béante, est horrible : c'est une vision infernale, telle que le Dante n'en pouvait rêver de plus impressionnante.

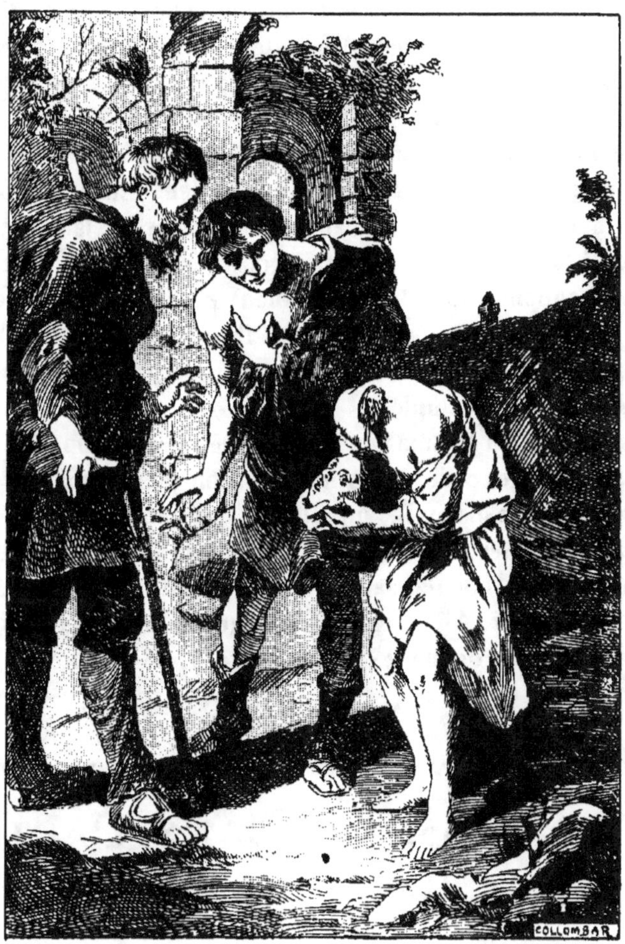

Martyre de saint Just, par Rubens (*Musée de Bordeaux*).

Quant à ce tableau, *la Décollation*, il est traité avec autant de puissance et de maîtrise. Se rapporte-t-il à une tradition biblique ou bien sa conception est-elle entièrement due à l'imagination du peintre espagnol? Nous laissons à d'autres plus compétents le soin de répondre. Quoi qu'il en soit, Goya a inventé, — le mot n'est pas trop fort, — un supplice peu banal.

Les décollations classiques montrent le bourreau abattant la tête de la victime placée sur le billot, ou la faisant voler d'un seul coup de glaive, à la chinoise. De toutes façons, la tête est toujours fléchie sur la poitrine et le coup est porté sur la nuque. Ici c'est le contraire qui a lieu. Nous assistons plutôt à un égorgement qu'à une décollation proprement dite. La tête est maintenue en arrière par la poigne solide de l'homme qui la tient aux cheveux et la section nette et franche va d'abord passer par la face antérieure du cou. Il faut, à la vérité, une férocité farouche pour faire subir un pareil supplice. Est-il pratiquement possible ? C'est peu probable, car le couteau, si affilé soit-il, ne pourra trancher les vertèbres ; la tête restera attachée au tronc par l'axe osseux : la décollation sera incomplète.

Puisque nous en sommes au chapitre des décollations, mentionnons, au passage, celle de saint Just (non pas le conventionnel, mais le martyr espagnol), supplicié à l'âge de treize ans. Comme le montre le tableau de Rubens, il se releva, le supplice terminé, portant, tel saint Denis, sa tête dans ses mains, à la stupéfaction de ses bourreaux. Ainsi le veut la légende, ainsi le peintre lamand l'a traduite, donnant quelque entorse à la vérité, voire à la vraisemblance.

L'ASSASSINAT DANS L'ART

L'art s'accommode de tout, voire des scènes les plus brutales, et plus d'un a fait un chef-d'œuvre en étalant à nu l'horreur des crimes de sang ou des crimes d'amour.

Les deux expressions sont souvent synonymes, car l'amour est un fréquent mobile du crime ; celui-ci prend parfois pour prétexte un outrage fait à l'honneur. C'est ce que Juan Harris a si cruelle-

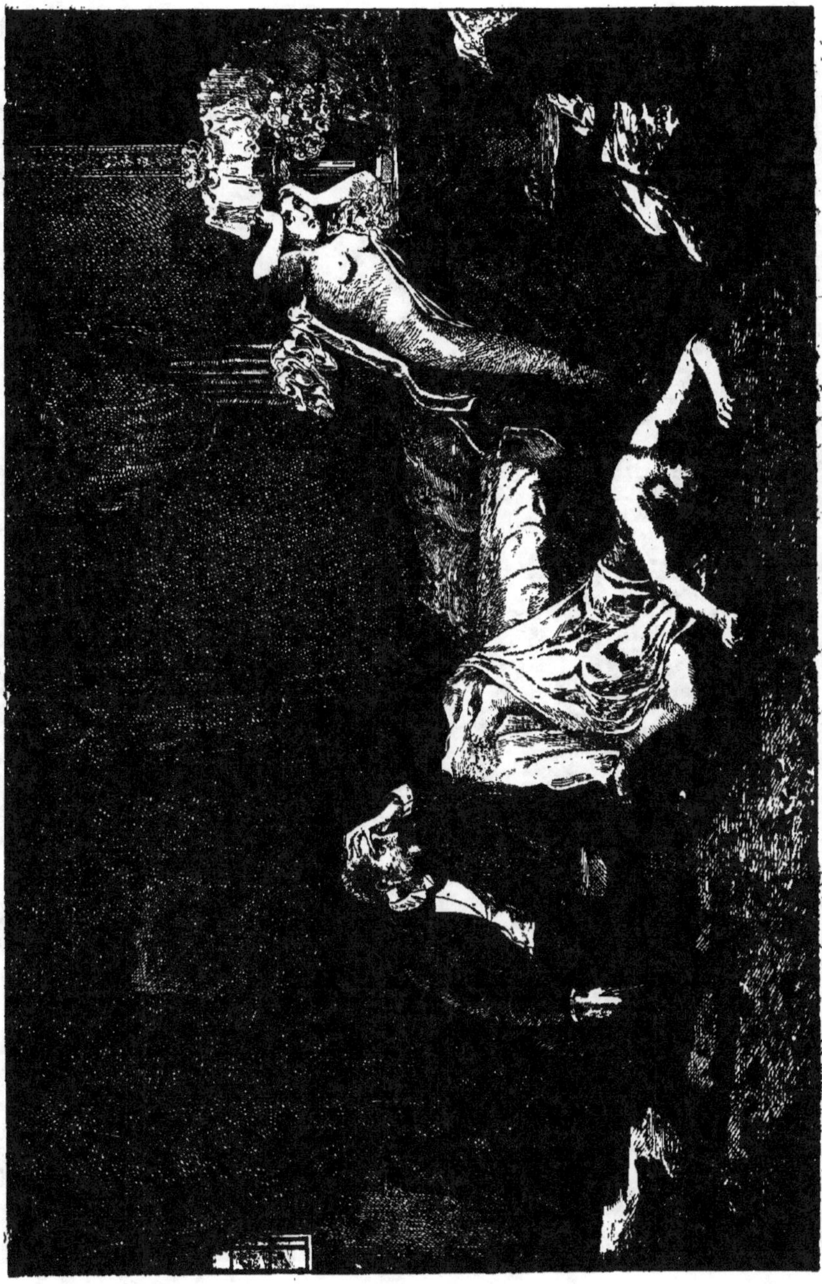

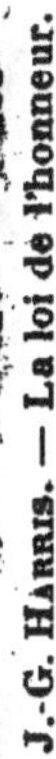

J.-G. HARRIS. — La loi de l'honneur.

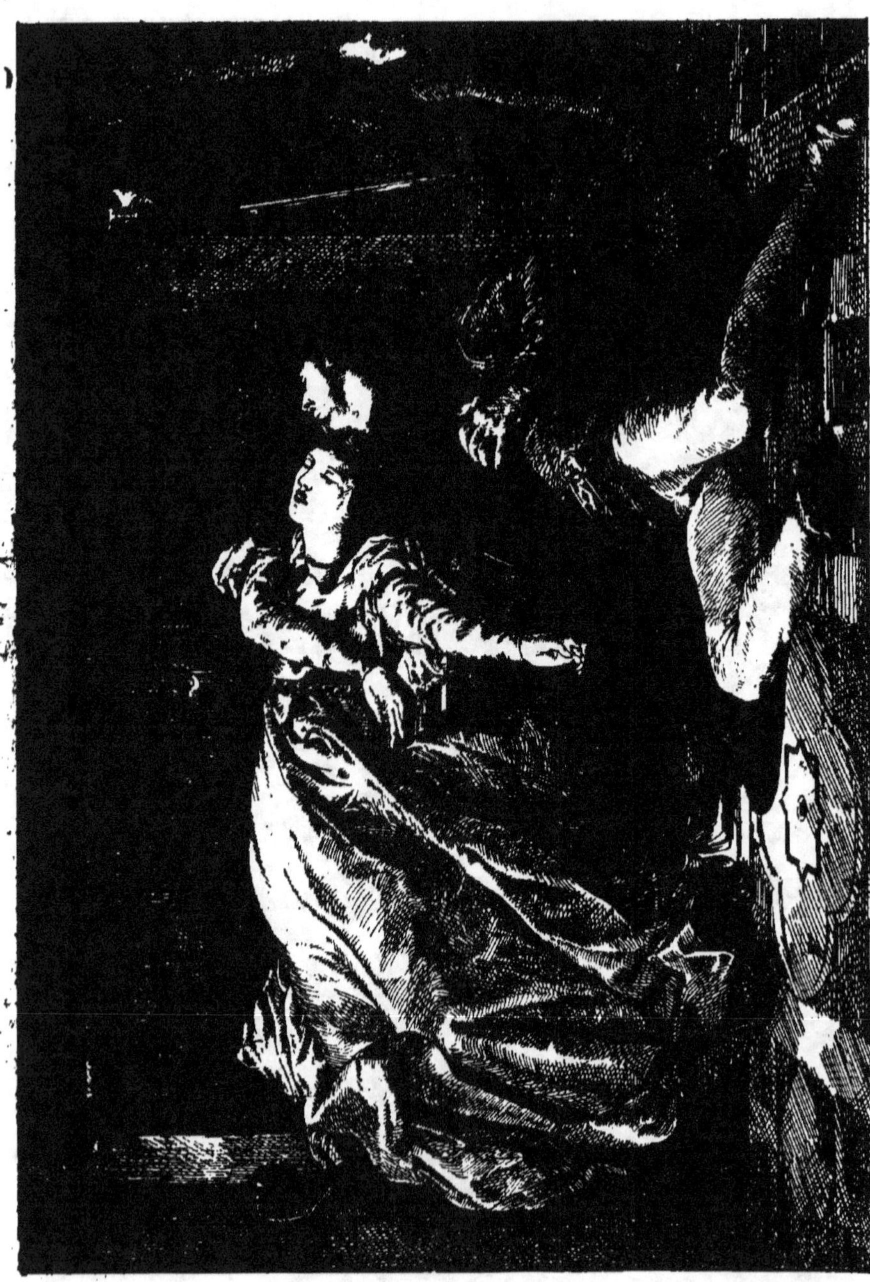

CABANEL. — Mort de Françoise de Rimini.

ment mis en scène dans son célèbre tableau, *la Loi de l'honneur*, dont les innombrables reproductions ornent les vitrines des marchands d'estampes. Il ne paraît pas, au surplus, que l'évocation de ce drame pitoyable de l'adultère ait quelque influence salutaire sur les maris ou les femmes à la veille de passer le Rubicon, frontière de leur foyer conjugal. Le sujet est parlant, comme disent les critiques : deux amants goûtaient en paix aux douceurs du fruit défendu quand quelqu'un entre, troublant la fête : c'était le mari. D'une balle, il tue son remplaçant, puis tombe, prostré, sur une chaise : va-t-il envoyer sa femme rejoindre son amant dans la mort ? Le tableau est très moderne, non pas par le sujet (on ne tue plus, aujourd'hui, quand on se respecte, on divorce) mais par la facture soignée, le souci des expressions, les jeux de lumière et d'ombre, les contrastes de nu et d'habillé. La loi de l'honneur ? Certes non, mais le crime de la brute. Il est vrai que Dumas fils a bien écrit son fameux : *Tue-la !*...

C'est à peu près le même drame que le Dante a narré — mais avec quelle fièvre poétique ! — dans son cinquième chant de l'*Enfer*, Françoise de Rimini, mariée par force à Lanciotto, prince boiteux et difforme, ne put s'empêcher d'aimer le jeune frère de son mari, le charmant Paolo. L'amour les avait tous deux envahis comme ils lisaient un roman de la Table Ronde ; le jour où ils connurent comment Lancelot du Lac avait « baisé le sourire » de son âme, ils ne lurent pas plus avant. Le mari les surprit et les tua du même coup. Après avoir chanté leur amour coupable, le Dante ajoute : « Le cercle de Caïn attend ceux qui leur ôtent la vie. » Dans ce cercle étaient punis ceux qui avaient tué leurs parents. Le Dante ne professait donc pas, — et ce à son honneur, — la même morale que Dumas fils.

Cet épisode, notre grand peintre Cabanel l'a rendu sur la toile avec son habituelle maîtrise. Les deux amants sont étendus, cadavres encore chauds percés par l'épée vengeresse du mari boiteux. Celui-ci, qui vient de tuer sa femme et son frère, contemple son œuvre sans remords. Que ne s'était-il souvenu de Vulcain, auquel il ressemblait physiquement, et qui, trompé par sa femme Vénus et son collègue Mars, s'était contenté de les emprisonner dans des rets invisibles au moment ultra-psychologique !

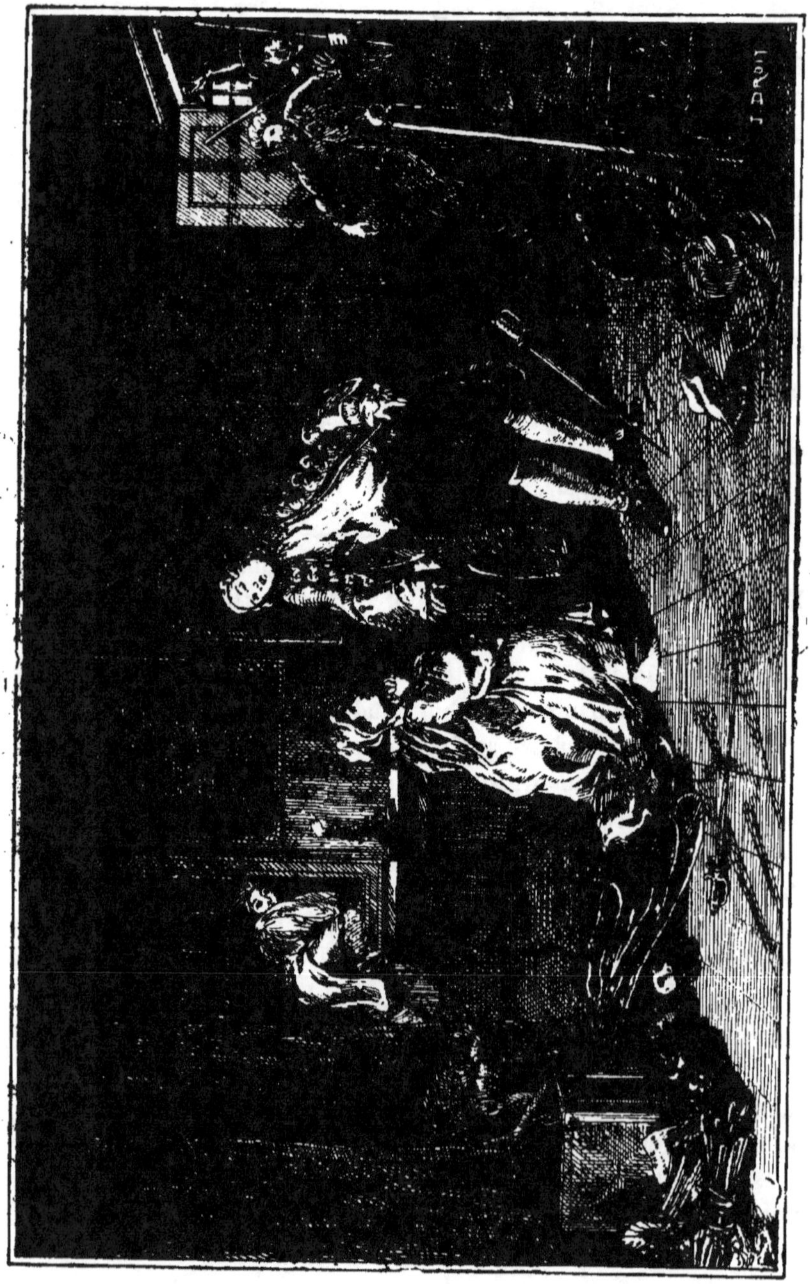

HOGARTH. — Le duel.

La même loi de l'honneur, le peintre anglais Hogarth l'a traitée dans son tableautin connu : *le Duel.* Cette fois, il ne s'agit plus de lâche assassinat, bestialement accompli par un mari plus or-gueilleux qu'amoureux. Les deux rivaux ont dégainé, dans la chambre même où ne devaient résonner que des paroles tendres et des soupirs lassés. La morale a ici gravi un échelon, encore que le duel ne soit pas un argument dont la véritable justice s'accom-mode. Mais nous sommes, avec Hogarth, en plein dix-huitième siècle : madrigaux et coups d'épée marchent de compagnie; l'amant est toujours quelque peu escrimeur, car le métier n'est ni sans surprise ni sans aléas. Le mari a reçu son compte, ainsi qu'il con-vient dans une société parfaite... où le vice n'est pas toujours puni ni la vertu récompensée.

Avec Carolus Duran, nous entrons en plein réalisme. Son assas-siné, du musée de Lille, a été victime de quelque apache faubou-rien. On le ramène exsangue, sur une civière, parmi la foule indi-gnée, aux regards éplorés de sa famille : sujet d'une brutale réalité, mais traité de façon trop théâtrale. M. Carolus Duran n'a évidemment jamais assisté au retour à la maison d'un assassiné : on y met plus de formes qu'il n'en laisse voir et on épargne davantage le chagrin des enfants ou de la veuve. Mais la toile prête à effet : et l'effet, en peinture, c'est l'équivalent du bluff en science ou en littérature.

❧

Si, dans la vie privée, le crime occupe une place encore consi-dérable, dans l'histoire il se trouve au premier plan : depuis le meurtre d'Abel par Caïn, jusqu'au plus récent attentat anarchiste, l'assassinat a été, pour l'homme, un moyen de domination ou de vengeance. On dit que les sociétés modernes se sont affinées et que le crime politique se fera désormais de plus en plus rare. Il suffit cependant qu'un vent de tourmente passe sur un pays pour voir se lever la moisson rouge : la Russie et la Turquie sont, à l'heure actuelle, ensanglantées par le crime politique et les massacres d'Arménie ou de Biélostok sont tout aussi abominables que les assassinats les plus fameux dans l'histoire.

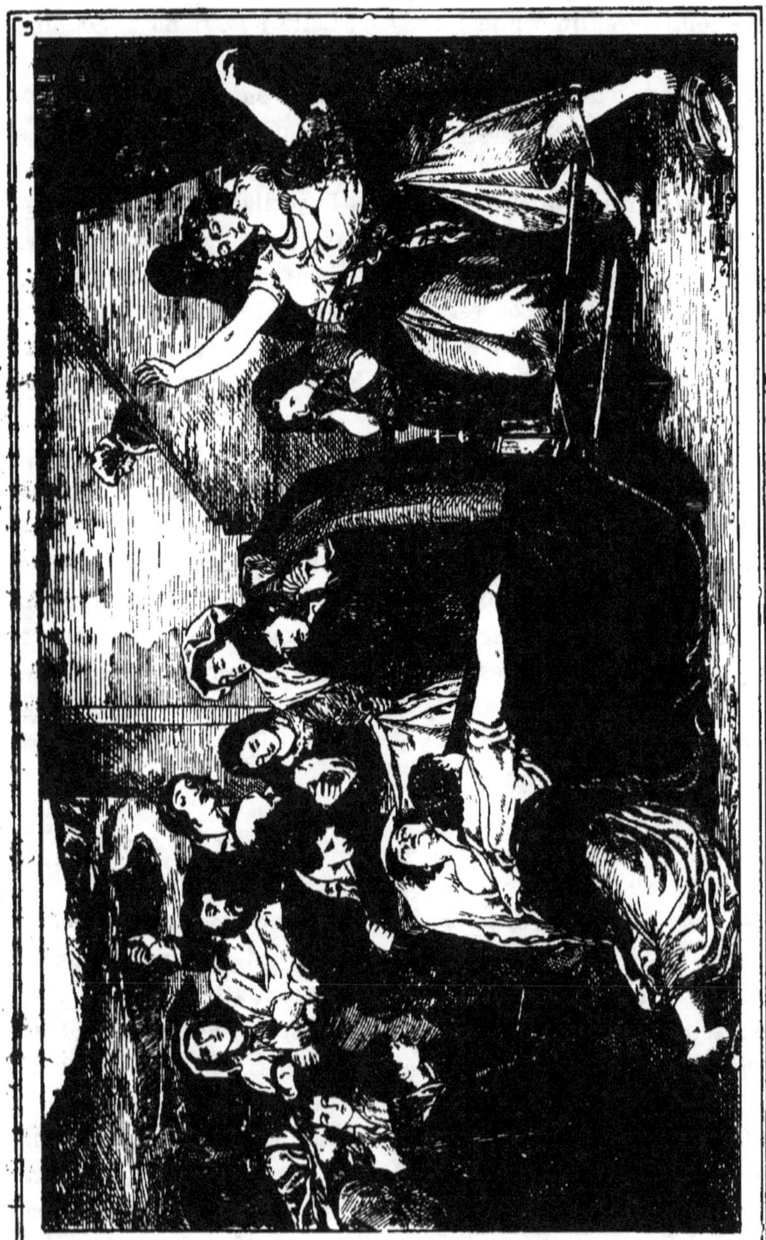

Carolus Duran. — L'assassiné (*Musée de Lille.*

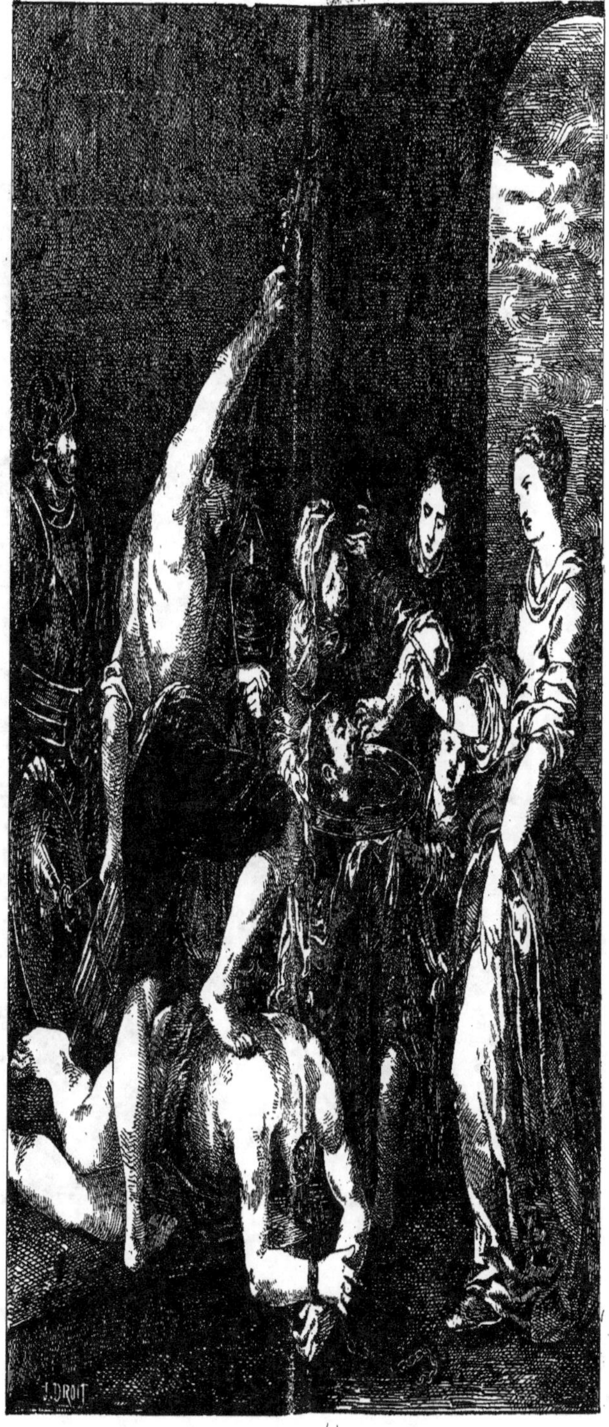

FRANCK. — *Décollation de saint Jean-Baptiste*

Les représentations iconographiques de Caïn, le premier assassin, sont nombreuses. Celle que nous reproduisons ici est copiée

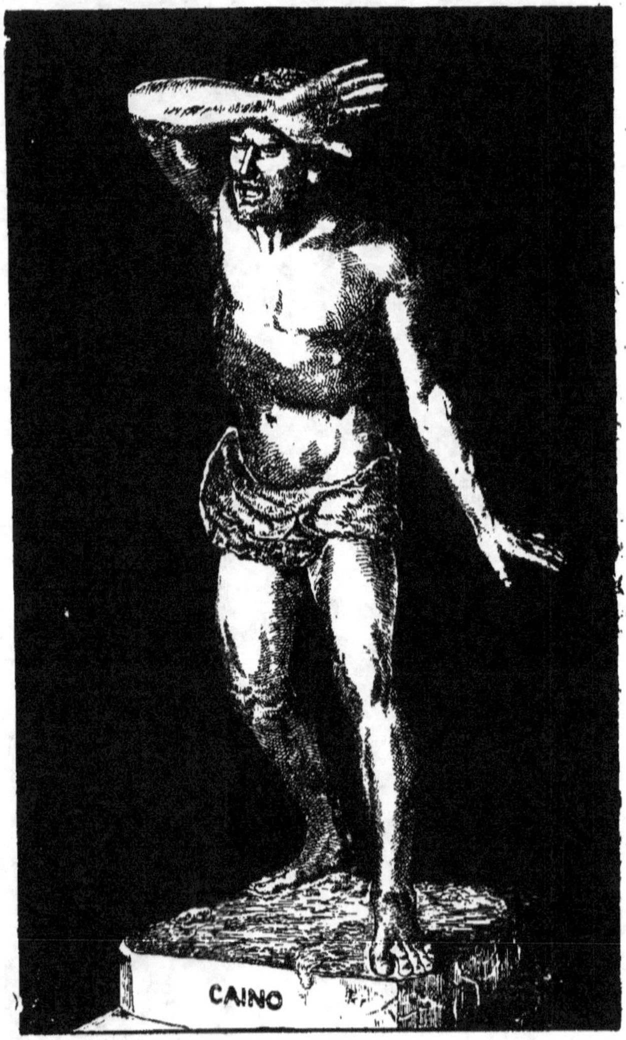

Caïn. Statue.

d'une statue du Palais Pitti, à Florence. Le meurtrier d'Abel, les flancs ceints d'une peau de bête, voit devant lui se dresser le spectre du remords, cette conscience qui devait inspirer au chantre de la *Légende des Siècles* une de ses plus belles poésies. Si l'artiste a sculpté une figure farouche, au menton prognathe, rappelant un peu le facies du criminel-né de Lombroso, par contre, il a

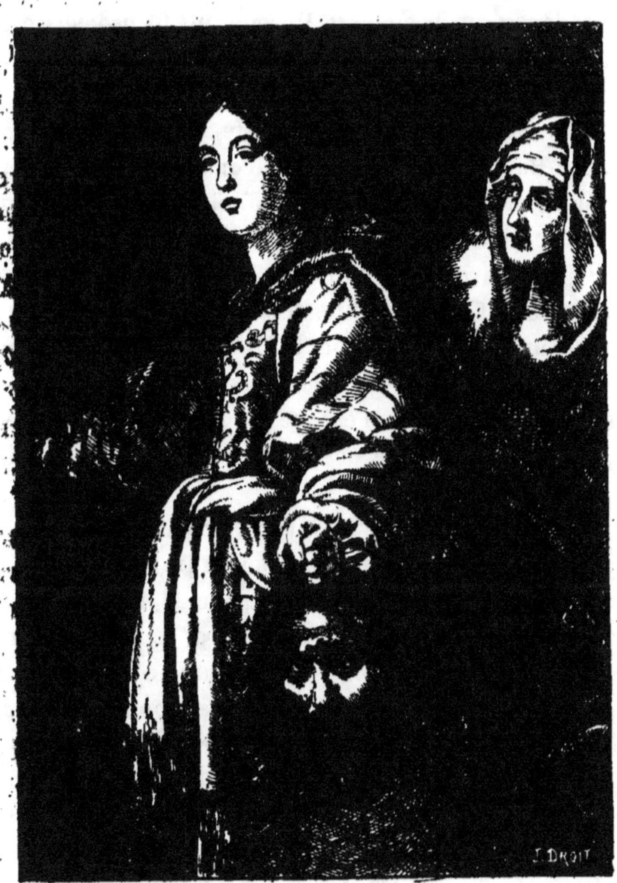

CHRISTOPHE ALLERI. — Judith (*Florence*).

traité la main d'une facture trop élégante : ce n'est pas là le *battoir* de l'assassin, aux doigts en spatule, au pouce large et aplati.

Le crime politique est devenu parfois le crime patriotique : tel celui de Judith, délivrant Béthulie assiégée, en allant s'offrir au chef ennemi Holopherne, et lui tranchant la tête après l'avoir grisé ; comme quoi la perversité naturelle de la femme, pour parler comme le docteur de Régla, peut parfois sauver la collectivité d'un danger commun. Plus souvent, cette même perversité s'est exercée pour satisfaire les ambitions personnelles, l'esprit de vengeance le plus lâche et le plus égoïste. Ce fut le cas de Salomé qui, ayant séduit par sa danse son beau-père Hérode, lui fit promettre de lui donner tout ce qu'elle demanderait; on sait quelle fut l'exigence de la douce enfant : la tête de Jean-Baptiste sur un plat. Elle n'avait, dit l'Évangile, d'autre but que de venger sa mère Hérodiade que Jean-Baptiste avait dénoncée comme épouse incestueuse d'Hérode. Sujet maintes fois traité par les maîtres anciens et modernes. La décollation a été retracée par André del Sarto, Albert Dürer, Rubens, Gérard Dow, Lallemand, etc. Nous en avons déjà reproduit plusieurs. Celle ci-jointe, de Jérôme Franck, est animée, pleine de vigueur et de mouvement. Une femme tient dans ses doigts la langue du saint, — non pour exercer des tractions rythmées qui seraient inutiles en l'espèce, — mais pour bien montrer le corps du délit, cette langue désormais muette, qui osait dire la vérité.

Nous tomberions dans la monotonie à vouloir passer une revue de tous les assassinats dont l'histoire nous a transmis la tradition. Nous ferons néanmoins une exception pour le meurtre de Wallenstein, parce que, magistralement traité par le peintre Piloty — le Cabanel de l'Allemagne — il lui a valu une consécration légitime. Le général Wallenstein, abandonné par son armée, songeait à trahir son pays, lorsqu'il fut frappé sur l'ordre du colonel Butler. Sur cette donnée, Schiller a écrit son chef-d'œuvre, et Piloty exécuté deux tableaux, dont un, *Seni devant le cadavre de Wallenstein*, fait preuve de solides qualités artistiques.

Mais il est temps de s'arrêter dans cette funèbre revue; décidément l'homme ne vaut pas cher et le geste de Caïn domine toujours le monde. Quant à l'œil de la Conscience, si cher à Victor Hugo, il n'a pas souvent la force de pénétrer jusqu'à l'âme du criminel, apache ou souverain. Le crime a été et restera une des tares inhérentes à l'humanité.

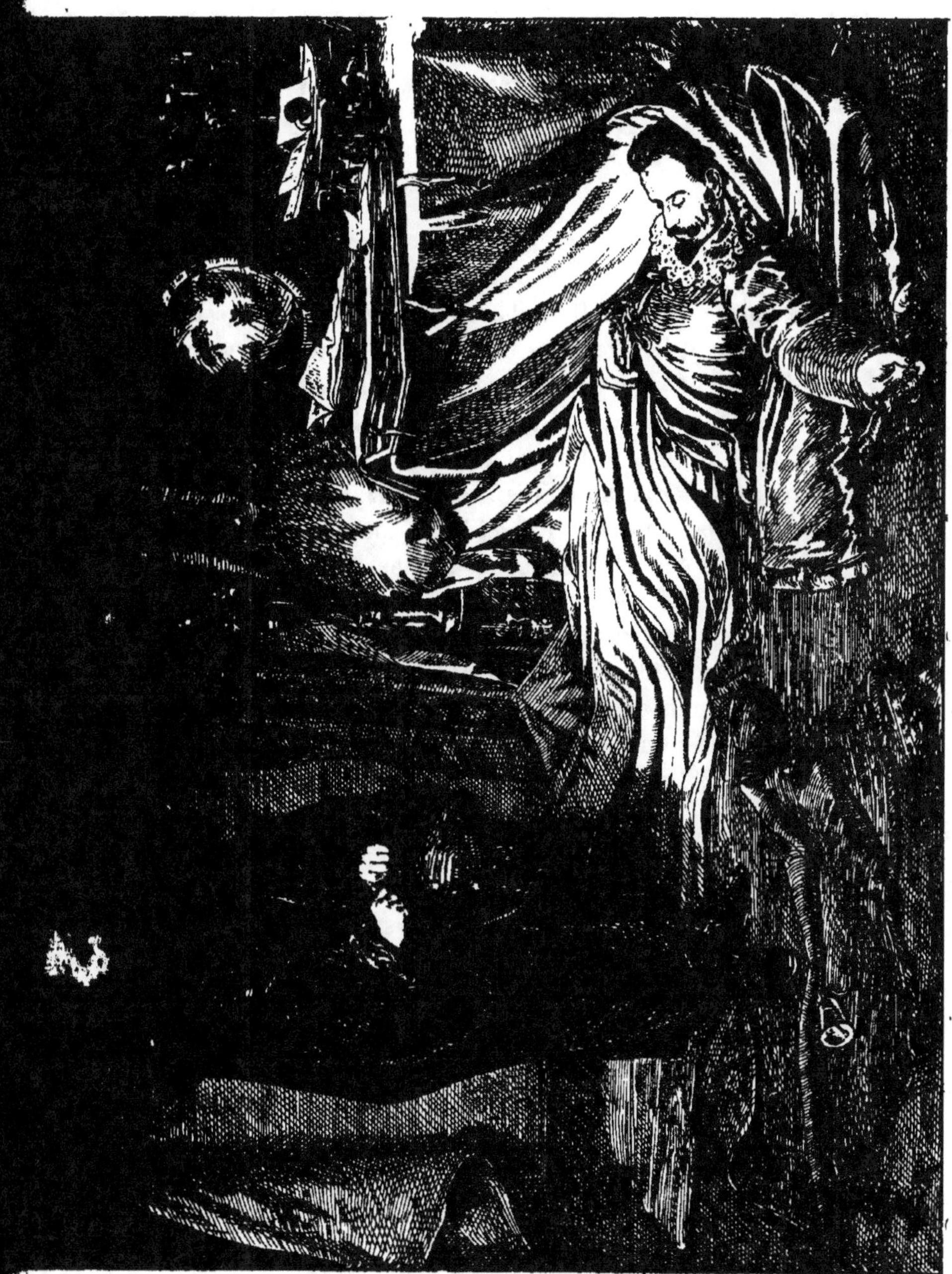

Piloty. — Mort de Wallenstein.

LA PASSION DE L'OR

La loi de Moïse fait de l'avarice une passion aussi détestable que l'orgueil, l'envie ou la luxure. En réalité, ce trésor purement artificiel, l'or, altère la mentalité des hommes au point de provoquer chez eux un déséquilibre complet des facultés intellectuelles et des qualités morales. L'avare est devenu un type littéraire grâce à Plaute, Molière et Balzac. Qu'il s'appelle **Euclion**, Harpagon ou Gobseck, il possède les mêmes caractères pathognomoniques. Comme l'hystérique, dont assurément il procède, il présente un rétrécissement accentué du champ de la conscience ; sa passion non seulement lui dessèche le cœur, mais elle éteint même en lui toute clairvoyance d'esprit. Harpagon n'a plus d'honneur et ne ressent plus aucune affection paternelle ; cela ne lui suffit pas ; il est tellement absorbé par sa manie mentale qu'il n'aperçoit pas les pièges les plus grossiers qu'on tend à son avarice.

Il n'a plus d'autre joie que de manier les écus et de compter sa fortune. Ce plaisir tout spécial, cette sensation de l'or palpé et caressé lui est une volupté infinie. Sa passion a donc également altéré chez lui les sensations normales. Ce qui prouve qu'au fond, ce malade est un imaginatif, voire un sentimental ; car la perception du toucher se complique forcément chez lui de la représentation mentale d'une image. Pour goûter cette joie unique, il faut qu'il évoque le prix du trésor, qu'il se rappelle les peines qu'il lui coûte, qu'il éprouve une sorte de masochisme moral en éprouvant les angoisses perpétuelles qu'il a d'être volé. Comme l'explique fort bien Condillac, le toucher seul ne donne aucune connaissance des corps ; il faut qu'il soit complété par la perception, et, chez l'avare, c'est cette faculté psychique qui est faussée.

La Rochefoucauld a étayé cette psychologie d'une de ces maximes à l'emporte-pièce dont il avait le secret : « L'avare, dit-il, dérobe tout à ses besoins pour enrichir son imagination. » Rien n'est plus exact, et il est difficile de réduire sous une forme plus concise l'analyse mentale d'Harpagon. Celui-ci, comme l'ambitieux, vit de chimères, et il matérialise ces chimères en amassant de l'or. Il se prive du superflu, puis du nécessaire, et adopte la célèbre devise : « Il faut manger pour vivre et non pas vivre pour manger. » Que lui importent, au reste, les plaisirs de la table ou de l'amour, puisqu'ils ne satisfont pas son unique passion et n'éveillent pas son imagination ?

L'avarice est souvent le lot de ceux qu'un coup de fortune a enrichis, elle se révèle ainsi comme une maladie provoquée par la possession inattendue des richesses. Ce n'est pas impunément qu'un homme se trouve subitement dans une situation que, peut-être, il n'avait jamais convoitée. Il en résulte cette conséquence légèrement paradoxale que cet homme qui, autrefois, ignorait la convoitise, en est torturé du jour où il pourrait être heureux. Que de gens étaient prodigues lorsqu'ils étaient pauvres, qui deviennent férocement avares quand ils s'enrichissent !

Voltaire fait remarquer avec raison que le public traite souvent d'avares de braves gens qui sont simplement économes et qu'au contraire il respecte profondément les Crésus égoïstes. Celui, dit-il, qui gagne deux millions par an, en trafiquant d'une entreprise louche, et qui dépense cinquante mille écus par an, n'est point taxé d'avarice ; c'est pourtant un homme brûlé de la soif de l'or ; mais comme tous les fournisseurs vivent à ses crochets et qu'un peu du trésor tombe dans leurs escarcelles, il est comblé de bénédictions. « Les hommes ne haïssent celui qu'ils appellent avare que parce qu'il n'y a rien à gagner avec eux. »

✢

La figure d'Harpagon a tenté plus d'un artiste. Aucun, à dire vrai, n'a su traiter l'avare tel que Molière et Plaute nous l'ont dépeint. Serait-ce que véritablement, comme certains le croient,

la peinture cède le pas à la littérature dans l'expression réaliste
de la passion ? On serait, ici, tenté d'adopter cette opinion.

L'Avare de Nogari vient d'aller chercher sa précieuse cassette

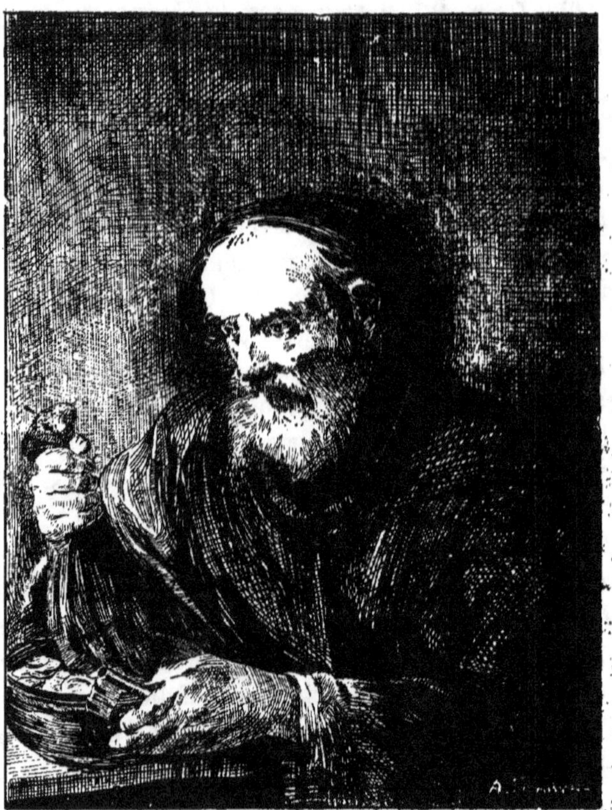

NOGARI. — L'avare.

qu'il avait soigneusement enfermée à double tour dans un mystérieux réduit. Il est vêtu très simplement, monacalement pour ainsi
dire, mais sa figure s'illumine de joie en voyant les écus tomber
du sac dans la vaste coupe où ils tintent clairement.

L'Avare de Rembrandt, une vieille au visage raviné par les ans,
a besoin d'un autre excitant : il ne lui suffit pas de voir l'or, de le
toucher, de l'entendre sonner ; sa jouissance n'est complète que

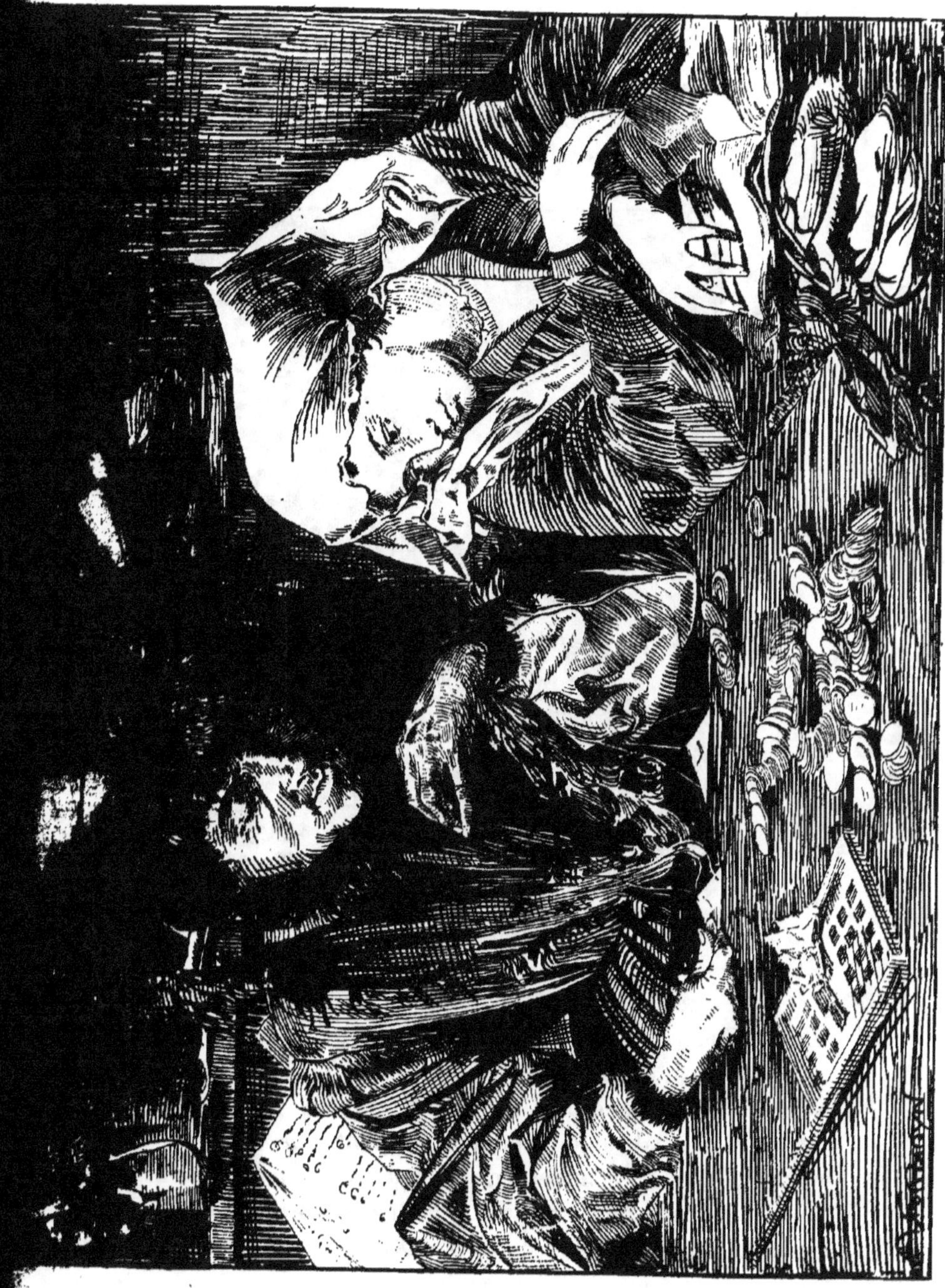

ROYMERSWALD. — Le changeur et sa femme.

quand elle le pèse au trébuchet; alors seulement son imagination
s'allume, elle accorde à l'or sa valeur réelle, elle en comprend la
toute-puissance, le potentiel, pourrait-on dire, car cet or qu'elle
accumule représente de l'énergie latente qu'elle ne voudra jamais
traduire par des dépenses réelles. Les avares aiment le condition-

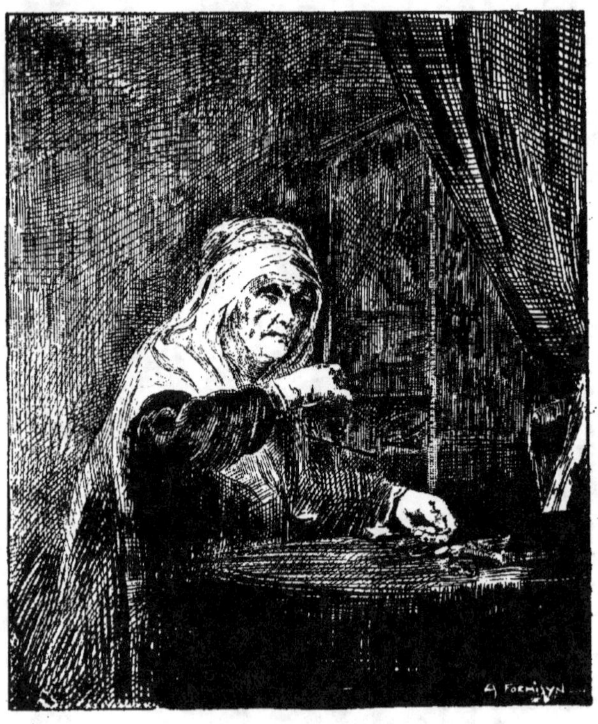

REMBRANDT. — La peseuse d'or.

nel : « Avec cet or, *je pourrais*, si je voulais... » Mais ils ont soin
de ne jamais vouloir.

Le tableau de Roymerswald, *le Changeur et sa femme*, est imité
de la célèbre toile de Quentin Metsys, *les Peseurs d'or*, qui se
trouve au château de Windsor et dont une réplique figure au
Louvre. Les personnages de Roymerswald sont surtout curieux
par le costume qu'ils portent fort élégamment. La femme n'a guère
les traits d'une rapace commerçante et son époux, les yeux baissés,
s'occupe surtout du trébuchet.

Enfin, l'amour de l'argent a adultéré le sentiment le plus délicat qui fleurisse dans le cœur humain, l'amour. Depuis que la femme a mordu à la pomme, elle a vendu ses faveurs ; et pourtant, cette âpre convoitise, il n'est pas dans nos habitudes de la taxer d'ava-

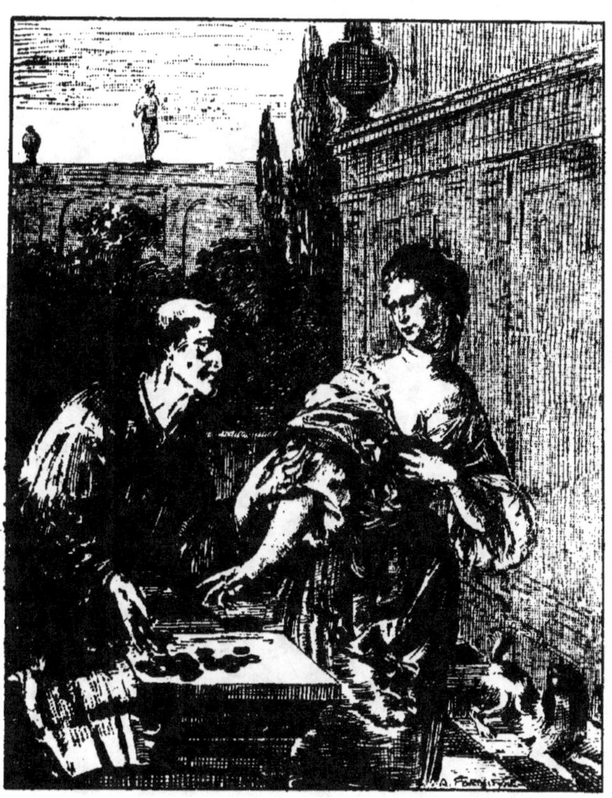

Van Mieris. — Vieillard subornant une jeune femme.

rice : c'est que, plus lâches encore que la courtisane, nous sommes les **tentateurs** qui payons. Dans la scène finement peinte par **V.** Miéris, quel est le plus répréhensible du vieux galantin dont les écus séduisent, ou de la femme qui lui vendra tout à l'heure quelques minutes de plaisir et lui donnera hypocritement l'illusion d'une volupté partagée? Chez l'entremetteuse, la scène est

plus ignoble encore, puisque la proxénète tirera profit des charmes
d'autrui. Heureusement, les jeunes viendront, qui, par l'attrait de
leurs mâles qualités, séduiront à leur tour, — sans le concours de
l'or, — et encore...

Le veau d'or est toujours debout

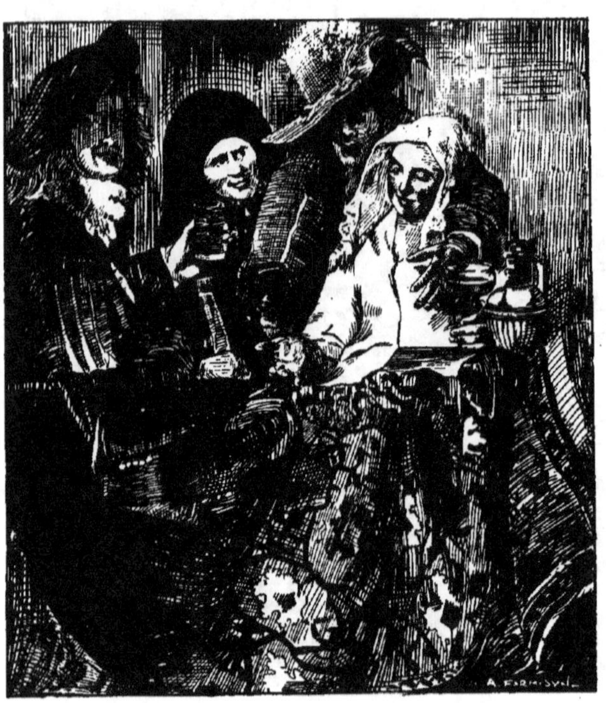

DELFT. — Chez l'entremetteuse.

ALLÉGORIES

MEDICO-PSYCHOLOGIQUES

L'école vénitienne se distingue, au point de vue médico-artistique, par quelques tableaux d'une fantaisie anatomique fort plaisante. C'est ainsi qu'à l'Académie des Beaux-Arts, dans la cité des Doges, on voit deux tableaux du peintre Giovanni Bellini qui, sous ce rapport, ne le cèdent en rien à ceux de Breughel ou de Téniers L'un est une *Fortune aveugle*. Son corps de femme se termine par des pattes puissantes de chimère, et une queue bien fournie est attachée à sa croupe. D'autre part, elle est ailée, et de larges pennes fixées à ses omoplates, lui permettent de profiter du moindre souffle pour s'avancer. Enfin, elle a des longs cheveux, formant toupet, ces fameux cheveux que le mortel doit saisir avec empressement, lorsqu'ils passent à sa portée. De sorte que cette Fortune présente les trois productions épidermiques : cheveux, poils, plumes. Il ne lui manque que les écailles. Encore celles-ci sont-elles probablement symbolisées par le bandeau qui lui couvre les yeux.

L'autre allégorie, du même peintre est consacrée à la Médisance. D'une coquille originale sort un corps de femme qui vient de rendre par la bouche un serpent, c'est-à-dire la calomnie. L'opération terminée, elle va entrer dans sa coquille, où elle sera insaisissable, — symbole de l'anonymat de la médisance. Deux hommes soutiennent cet être cabalistique, — ce sont ceux qui vont prêter à la mauvaise parole une oreille docile et se charger du serpent vivant que la mauvaise femme vient de rejeter.

Ces allégories sont d'autant plus curieuses que le maître de l'école vénitienne s'est surtout complu dans la composition religieuse, et que sa grande célébrité lui fut acquise par les adorables et innombrables madones dont il a décoré les églises et les palais de Venise.

Cette allégorie, le grand Giotto, l'ami du Dante, l'a traduite éga-

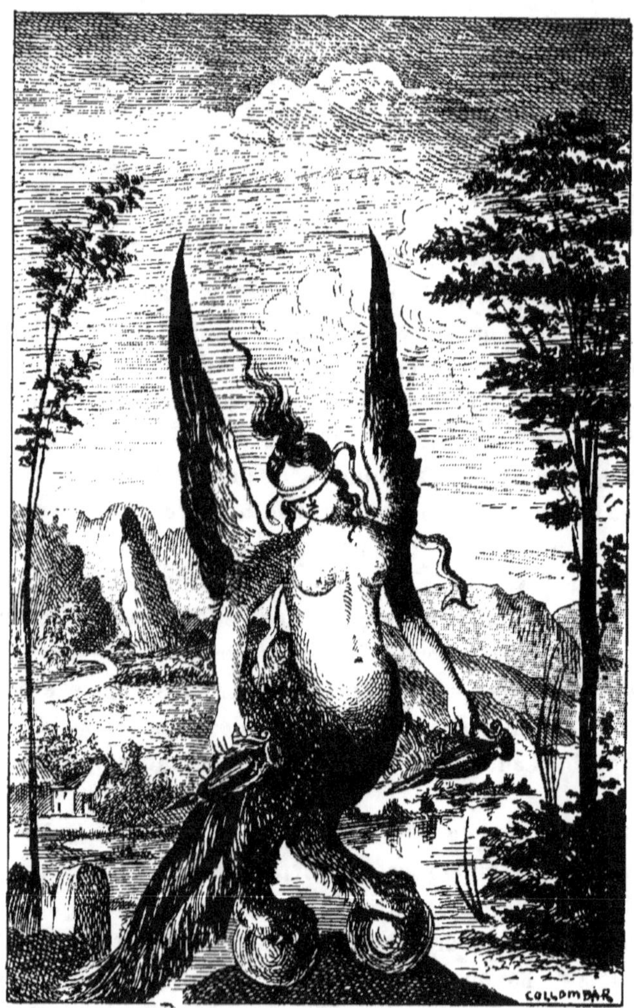

Giovanni Bellini. — La fortune aveugle (*Venise*).

lement dans une des fresques qui ornent son *Jugement dernier* à la chapelle de l'Arena, à Padoue. Elle représente l'Envie. Giotto, qui a peint à cette place les symboles des péchés capitaux, n'a pas conçu pour la représenter une jolie femme, au corps souple, à la nudité troublante, comme celle de Bellini. Bien au contraire son *Envie*, comme le voulait Dante, est horriblement laide. Le serpent

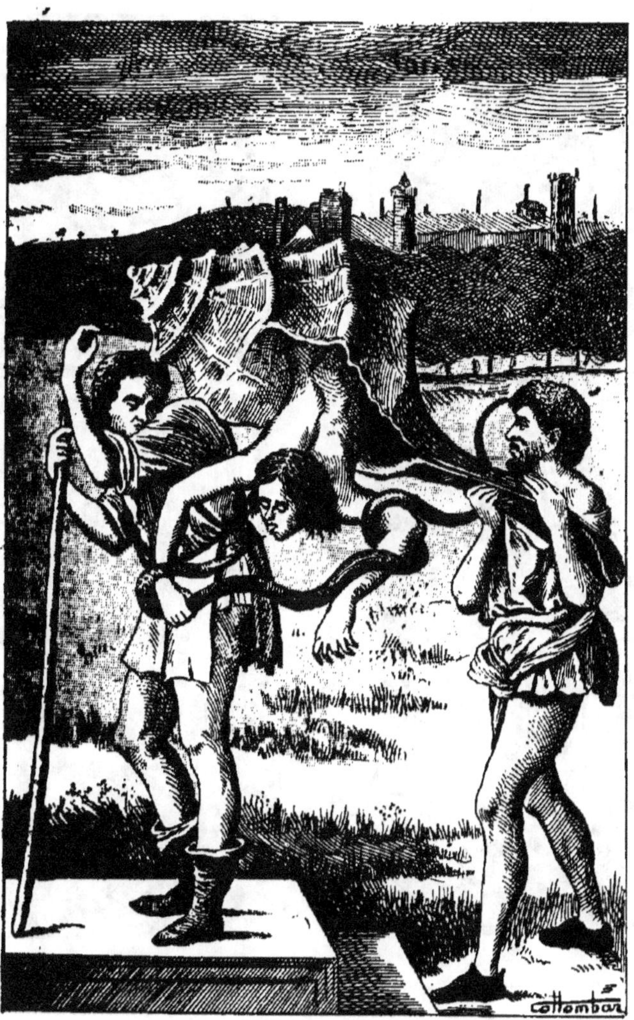

GIOVANNI BELLINI. — La Médisance (*Venise*).

venimeux s'échappe par sa bouche, ses traits sont durs, son œil mauvais, son cou saillant. Elle est dotée d'une oreille immense, au pavillon largement ouvert, pour recueillir tous les méchants bruits qui courront à son voisinage. Enfin, elle est cornue, signe de sa bêtise et de son entêtement.

La Colère est une femme puissante, qui étouffe sous le poids de

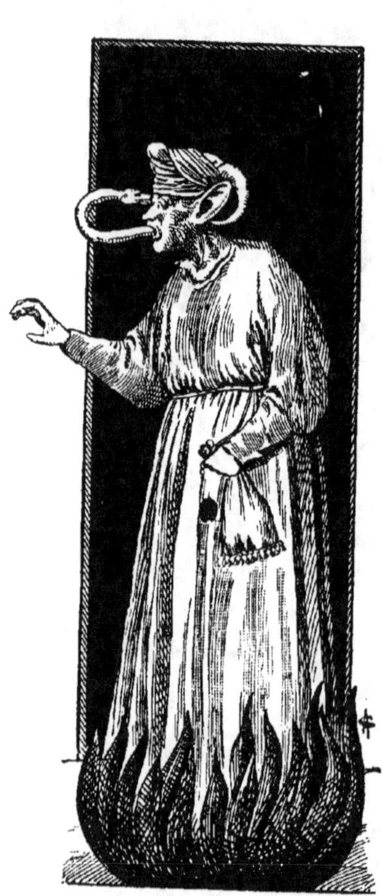

GIOTTO. — L'Envie (*Padoue*).

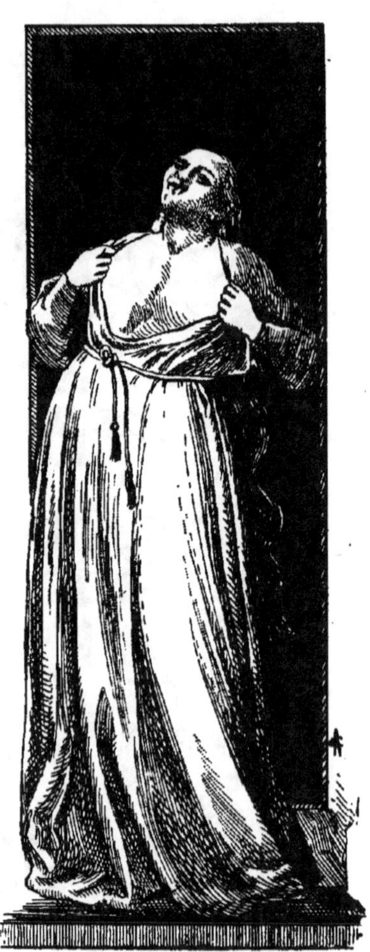

GIOTTO. — La Colère (*Padoue*).

ses ressentiments ; elle a le cou trapu et la bouche mauvaise ; l'œil est injecté et le front bas et fuyant.

Nous aurons au reste l'occasion de reparler de ce puissant génie, Giotto, que l'on a surnommé avec raison le Dante de la peinture.

Et puisque nous sommes au chapitre, non des chapeaux, mais des serpents, terminons par une reproduction d'une amusante pochade : les adieux d'Alceste et de son époux Admète, représentés sur une amphore étrusque. Admète, au moment de mourir, obtient

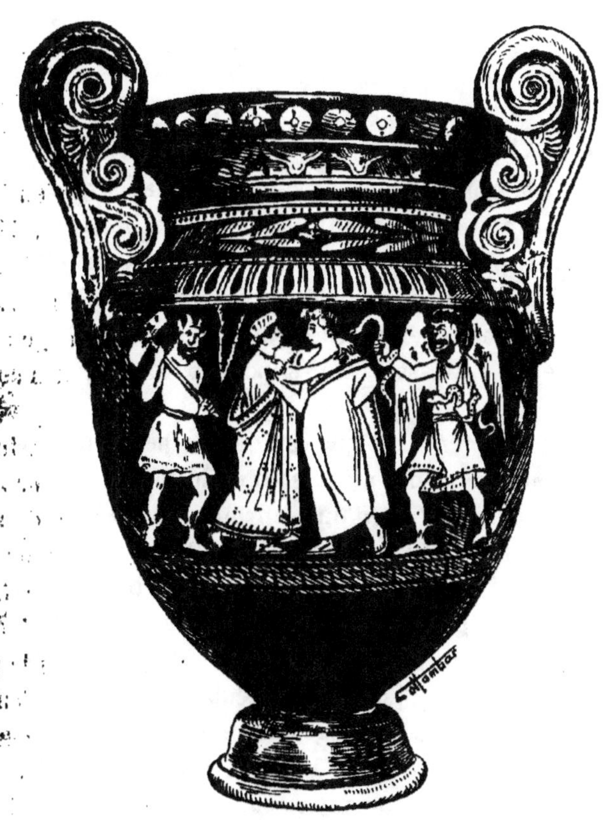

Amphore étrusque. — Adieux d'Alceste à Admète.

des **Parques** la faveur de l'immortalité, si quelqu'un consent à prendre sa place ; seule, sa femme Alceste s'y résout, par amour conjugal ; l'heure fatale est venue. Les noirs génies pressent les adieux : l'un tient une énorme hache, l'autre deux serpents menaçants ; serait-ce un Esculape? Comme on voit, les Étrusques ne se gênaient guère pour ridiculiser leur mythologie. Cette scène serait digne de la Belle Hélène ou d'Orphée aux Enfers.

LES FOUS EN TITRE D'OFFICE

On sait qu'à la cour des rois, aussi bien en France qu'en Espagne ou que dans l'Empire, vivait autrefois un être bizarre, décoré du nom de fou. A proprement parler, le fou n'était pas aliéné, mais bien un badin de profession, qui avait son franc parler, critiquait, gourmandait, raillait, et en réalité pratiquait l'espionnage au profit de son maître, ou trahissait celui-ci pour le compte des conspirateurs.

Ce n'est donc pas en tant que *fou* que ce personnage intéresse le médecin. Mais le prince avait soin de le choisir difforme, laid, bossu ou nain, bref, affligé d'une infirmité incurable, de manière que, véritablement, il représentât un échantillon inférieur de l'espèce humaine. Au reste, c'était là une tradition invétérée. Les fous de cour ont leur origine d'une part dans les orgies allégoriques, connues sous le nom de *fêtes de fous*, pendant lesquelles le pouvoir ecclésiastique passait des mains de l'évêque à celles de l'enfant de chœur, et qui accordait pour vingt-quatre heures la suprématie aux pauvres d'esprits; d'autre part, dans les romans de chevalerie où le fou jouait des rôles importants, *deus ex machina* de l'intrigue, nain sonnant du cor, bossu faisant concurrence aux troubadours en récitant lais et virelais, nègres serviteurs des palais magiques.

On les recrutait surtout parmi les nains, plus ou moins contrefaits. Le fou devait avoir l'agilité du singe pour sauter et gambader dans les salles de châteaux; il jouait de la cornemuse, de la trompette, du rebec, imitait le chant des oiseaux. Son bavardage ne devait jamais cesser, sa réserve de bons mots, de contes et de motets était inépuisable. Bref, il devait en toutes manières marquer sa supériorité sur les animaux favoris du maître, car en réa-

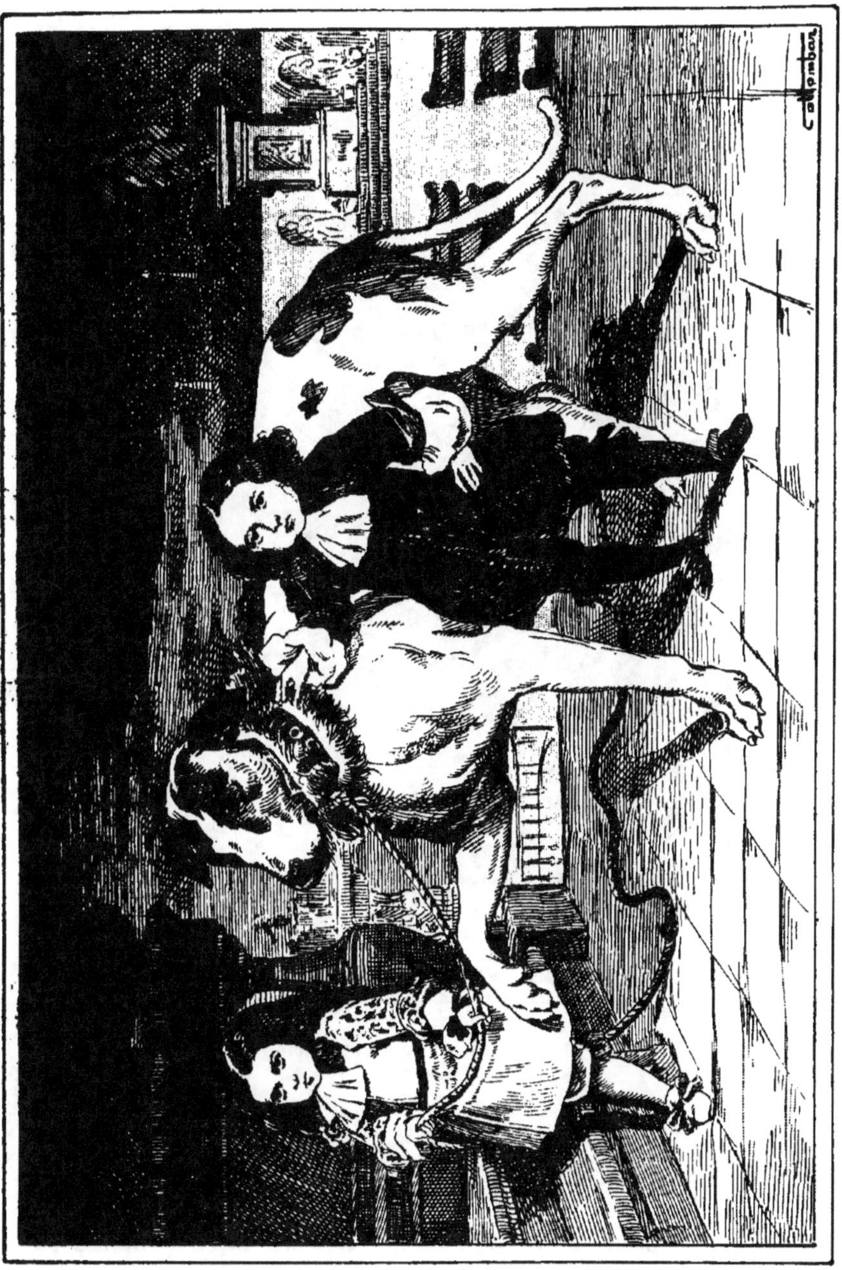

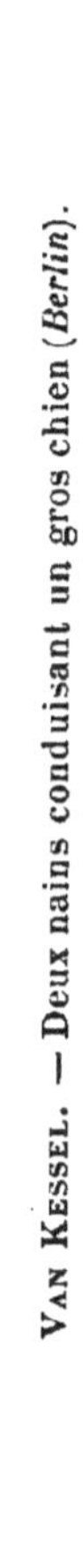

Van Kessel. — *Deux nains conduisant un gros chien* (*Berlin*).

lité il n'était qu'un animal, un singe à face humaine et à langue déliée.

Aussi le représente-t-on la plupart du temps en compagnie d'un

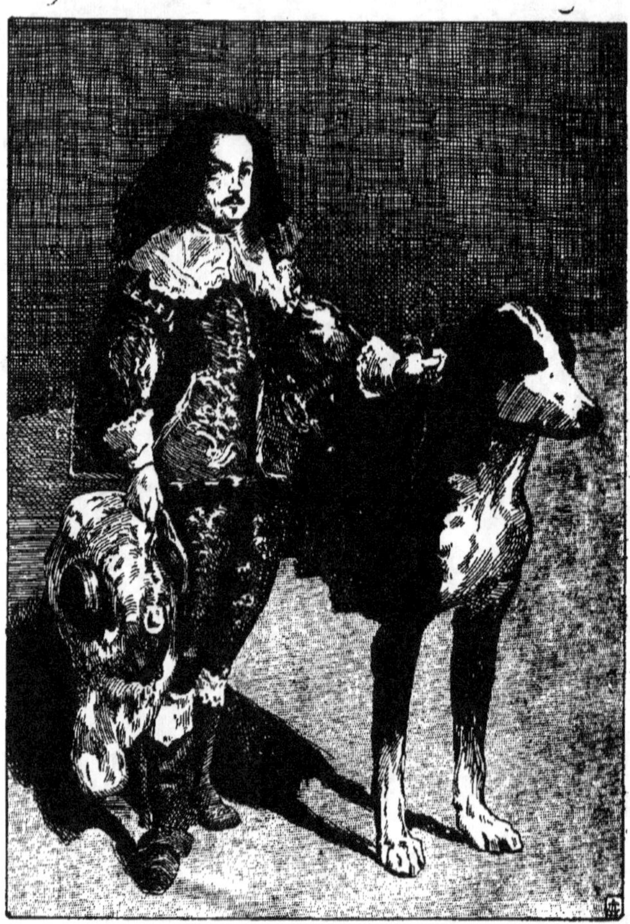

VELASQUEZ. — Nain de cour espagnole (*Berlin*).

chien, lévrier ou danois plus gros que lui. Il avait un gouverneur, comme le chenil ses valets de chiens à table, on lui servait les bons morceaux, comme dans la volière aux éperviers et aux paons ; devait-il être puni ? on lui donnait les étrivières et on le mettait en pénitence aux cuisines.

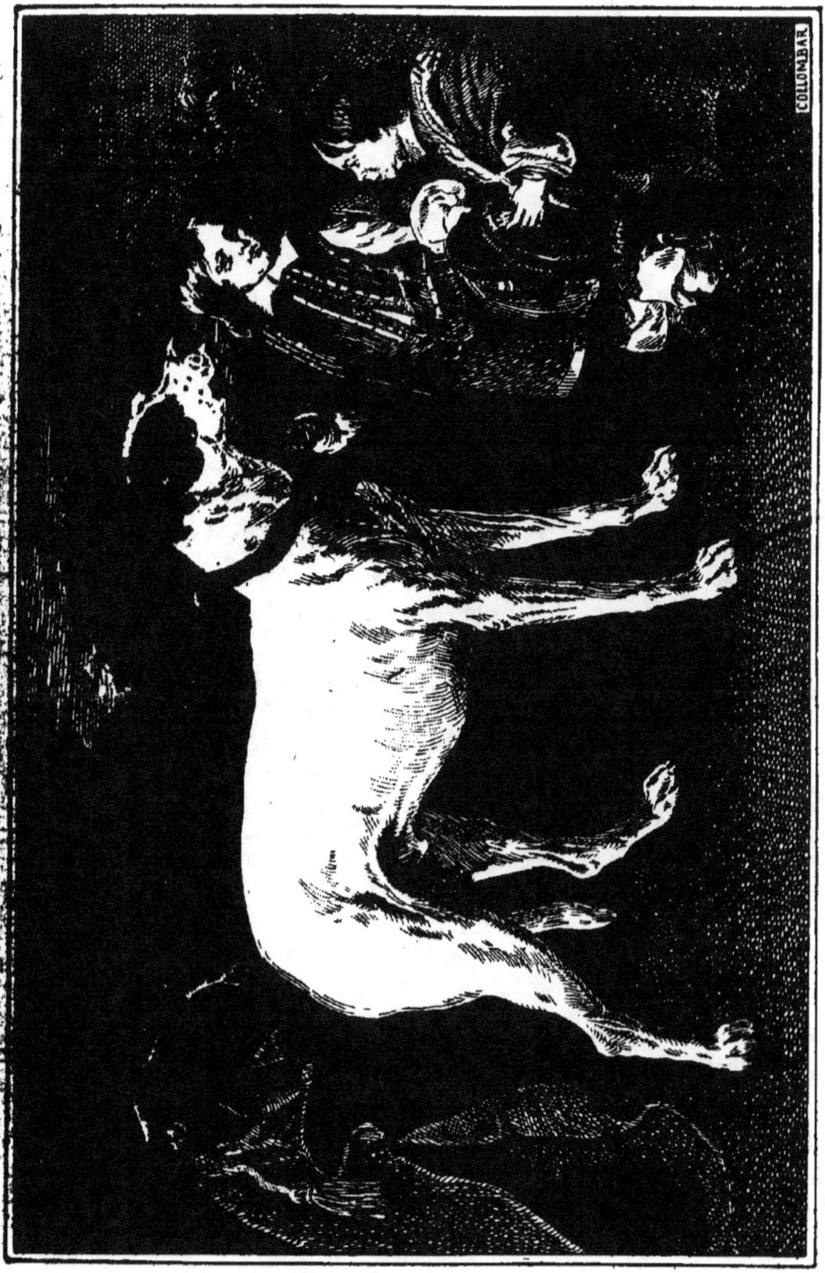

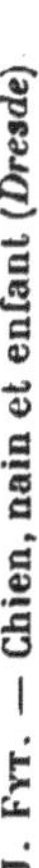

J. Fyt. — Chien, nain et enfant (*Dresde*).

Le fou était donc un homme ravalé au rang de bête ; on avait pour lui de l'affection, mais nulle estime. Parfois quelque dame lui accordait ses faveurs, mais cette peccadille ne tirait pas pour elle à conséquence, et son mari n'en était point jaloux. Situation

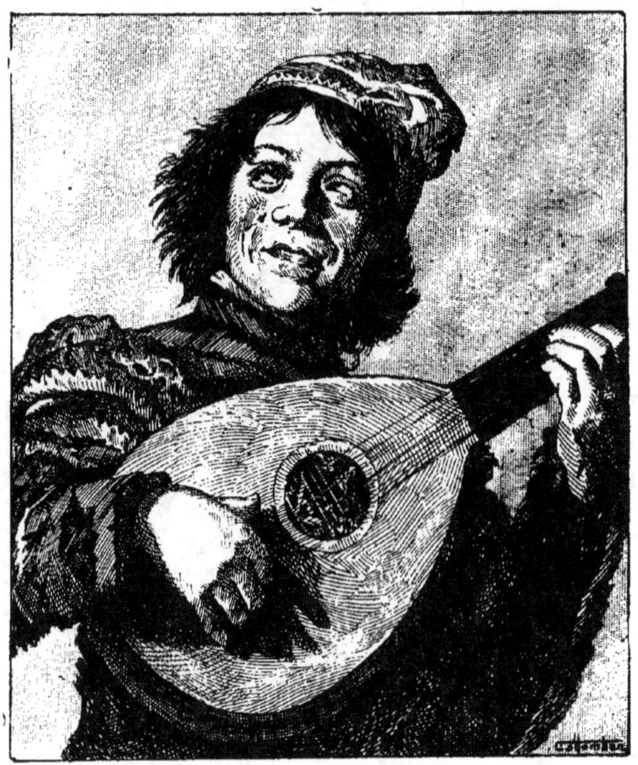

FRANS HALS. — Le fou (*Rijksmuseum, Amsterdam*).

abjecte à coup sûr, et qui exigeait de la part de celui qui l'acceptait le renoncement à toute dignité humaine.

Les nains de cour étaient à l'ordinaire difformes. Lorsqu'ils étaient bien proportionnés, ils atteignaient une valeur incomparable. Le fou de Charles Ier d'Angleterre, Jeffery Hudson, n'avait que 47 centimètres ; il mourut à soixante-treize ans. Le plus célèbre fut celui du roi Stanislas, père de Marie Leczinska, et qui est connu sous le nom de Bébé. Il pesait à sa naissance une livre et quart, son berceau était un sabot ; on le porta au baptême sur une assiette. Il mourut à vingt-trois ans ; sa taille était de

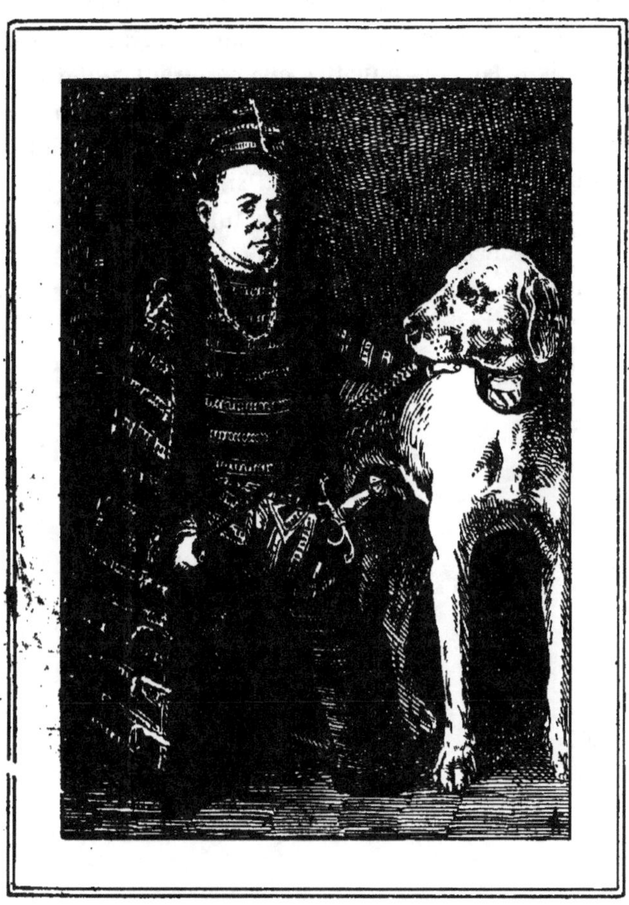

ANTONIO MORRO. — Le nain de Charles-Quint
(*Musée du Loavre*).

0 m. 93. Son contemporain Borulawski vécut jusqu'à quatre-vingt-dix-huit ans et ne dépassa pas 0 m. 72 de hauteur.

Les fous de France qui comptent parmi les plus connus, Thevenin, enterré à Senlis dans l'église Saint-Maurice, Caillette, Triboulet, Brusquet, Sibilot, Chicot, Angoulevent, l'Angely, etc., étaient un peu plus grands que ces microscopiques personnages.

Cependant, Caillette, le fou à l'oreille clouée, paraît avoir été au-dessous de leur taille moyenne.

Les fous d'Espagne avaient la réputation d'être infiniment petits. Qui ne connaît le célèbre tableau de Velasquez : *Le Nain de Philippe IV* ? Mais il faut reconnaître que ce furent plutôt des demi-culs-de-jatte, dont les membres inférieurs ne s'étaient pas développés, alors que le tronc et la tête suivaient leur évolution normale. Les nains de Philippe IV El Primo et Sebastien Morra rappellent volontiers ce personnage singulier qui s'est longtemps exhibé dans les concerts tunisiens des fêtes foraines.

Aujourd'hui les nains n'ont plus la chance de vivre à la cour des rois. Il leur reste Barnum et les musées Dupuytren ambulants.

VII

Supplices et Tortures

Supplices et Tortures

L'iconographie médicale a beaucoup à puiser dans toutes les représentations de martyres. On peut, en compulsant cette collection, tout d'abord se faire une idée des cruautés inouïes dont firent preuve les persécuteurs, — raffinements qui tiennent de très près au sadisme, — et d'autre part du courage extraordinaire montré par les victimes, courage qui ne peut guère s'expliquer que par l'anesthésie dont les illuminés sont souvent atteints.

Voici par exemple le martyre de sainte Agathe, dû au pinceau de S. de Piombo. Par ordre du gouverneur Quintien, elle fut condamnée à avoir les seins tenaillés avec des pinces rougies au feu, supplice atrocement douloureux et qui devait arracher à la patiente des cris épouvantables. L'artiste, au contraire, nous présente une sainte quasi-impassible se débattant à peine, les traits calmes : elle est tout entière à son illuminisme religieux et fort heureusement pour elle, sa sensibilité se trouve atténuée. La Vie des Saints dit textuellement : « On n'aperçut même pas sur ses traits la plus légère impression de souffrance ».

D'autre part, ce sont bien des sadiques qui exécutent les ordres reçus. Celui de droite, cherche à surprendre une expression de douleur sur le visage de la victime, l'autre, les mâchoires contractées, les lèvres pincées, une jouissance indicible dans le regard, s'applique avec soin à prolonger le supplice. Au demeurant, cette composition est fort belle ; le corps de la femme est admirablement traité, au point de vue anatomique, et le contraste est saisissant entre cette chair blanche et nacrée, et les visages sombres des bourreaux. Sainte Agathe, issue d'une famille patricienne, était d'une grande beauté ; l'artiste n'a pas failli à la tradition. Lorsque

la sainte, dit l'histoire, eut été tenaillée, elle fut roulée nue sur
des pots cassés et des charbons ardents. On voit, au dernier plan
à droite, le brasier qui s'apprête pour libérer enfin dans la mort
cette malheureuse victime du fanatisme idolâtre.

Le martyre de saint Denis a inspiré, entre autres artistes, notre

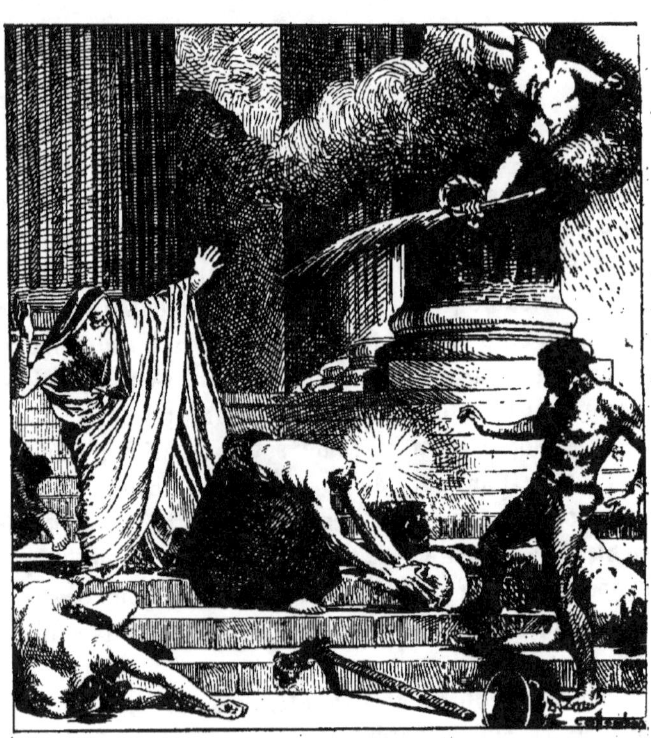

Le Martyre de St-Denis (Panthéon), par Bonnat.

grand peintre Bonnat qui lui a consacré une fresque au Panthéon.
Le saint vient d'être exécuté, la tête a roulé à terre, et, suivant
la pieuse légende, il la ramasse de ses propres mains. A noter que
Bonnat a placé un billot, or on sait que la plupart des artistes
qui ont représenté une décollation, la figurent sans billot. L'exé-
cuteur fait voler la tête du tranchant de son épée ou de sa hache.
L'œuvre de Bonnat, d'un solennel un peu factice (pourquoi le
bourreau est-il nu?) fait grand effet au Panthéon, parmi celles
de Puvis, de Gustave Moreau, de Meissonier et Cabanel.

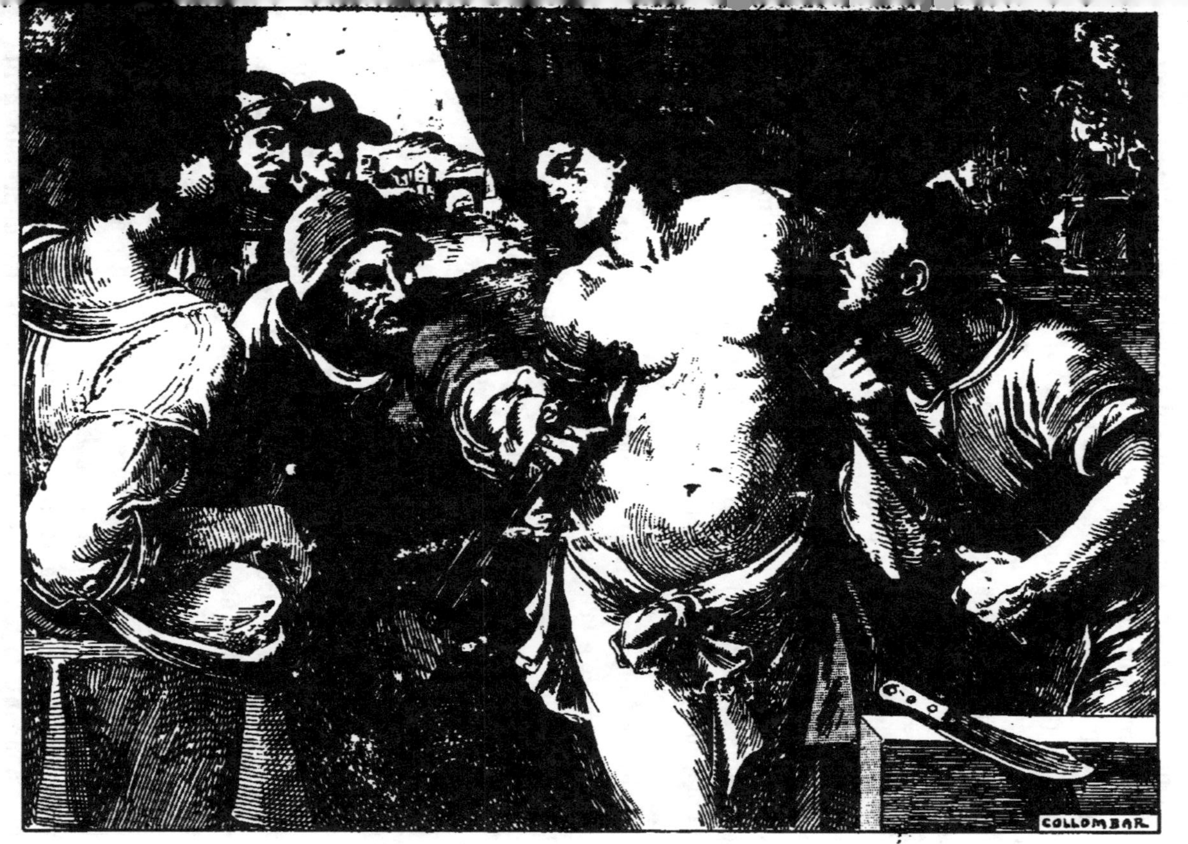

S. DE PIOMBO. — Le Martyre de sainte Agathe.

Quant à la scène du supplice de saint Jean-Baptiste, elle a été fréquemment retracée par les peintres, surtout par ceux de l'école italienne. Cependant Rubens, Gérard Dow et Dürer ont laissé, soit en gravures, soit en tableaux, des compositions analogues.

Celle que nous reproduisons ici est due au Pérugin, l'artiste ombrien qui mêla si délicatement aux sujets religieux la grâce de l'antiquité païenne. Il s'est conformé, dans la conception de son tableau, au texte évangélique. Le bourreau, d'un seul coup de son glaive, a tranché la tête du saint et la présente à Salomé qui la reçoit sur un plat. On notera que saint Jean n'a point posé sa tête sur un billot et que le bourreau a dû, pour ainsi dire, la faire voler, ainsi qu'on décapite une fleur d'un coup de baguette. Et voici qui tient du miracle, le corps agenouillé ne s'est pas affaissé, il reste dans la même attitude de prosternation, les mains jointes dans une suprême prière. En outre, l'artiste a commis une erreur en plaçant une scène en plein air, c'est à l'intérieur de la prison que saint Jean subit le supplice.

Pour finir, citons un trait qui caractérise le Pérugin. Il était d'une avarice sordide et ce vice s'accentuait d'année en année. Un jour, on commit un vol à son préjudice. Son émotion fut si forte qu'il en mourut. Il est vrai qu'il avait soixante-dix-huit ans.

❖

Le garrot, ou, plus grammaticalement, la garrotte, est, comme chacun sait, le mode d'exécution capitale pratiqué en Espagne. Le pays de Charles-Quint et de Philippe II n'a pas voulu adopter la moderne guillotine, si élégante et si bien machinée : il s'en est tenu à l'ancien supplice, qui, lui non plus, n'est pas dénué de qualités précieuses.

Tout d'abord, il est très propre : pas une goutte de sang versée; il est fidèle : le bourreau ne manque jamais son coup, puisqu'il n'a qu'un tour de vis à donner à la manivelle. Enfin il est très impressionnant, si tant est qu'un supplice doit être impressionnant.

Au point de vue médico-légal, la garrotte présente un avantage précieux : la strangulation est un des genres de mort les plus

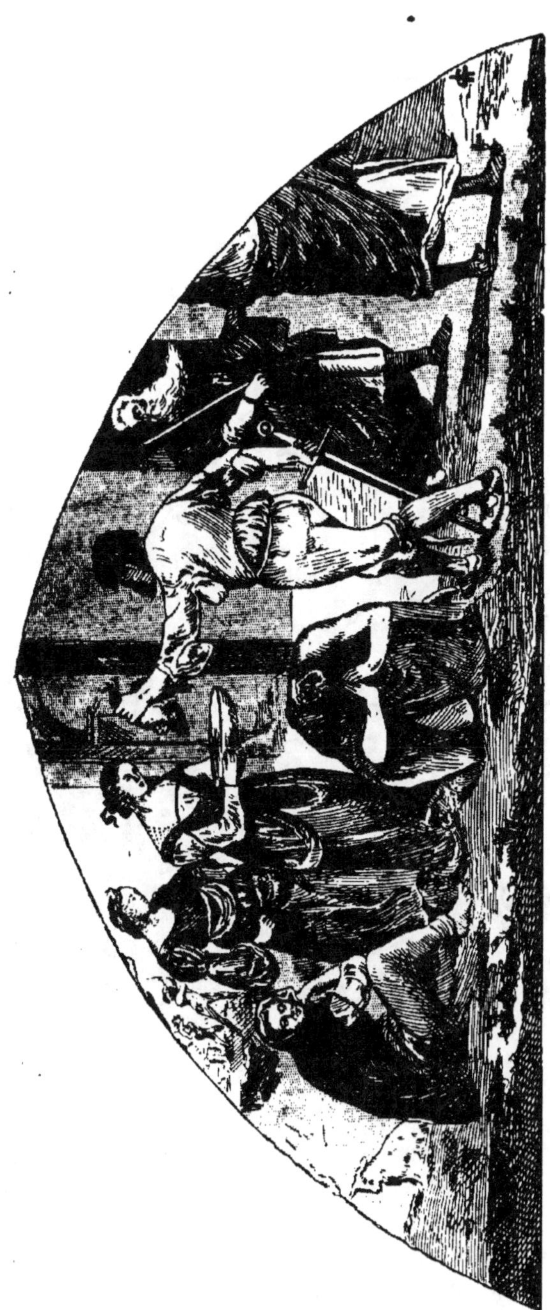

Le Pérugin. — La décollation de saint Jean-Baptiste.

prompts et les plus rapides, elle agit en arrêtant la respiration, en
comprimant les carotides et les nerfs, notamment le pneumo-gas-

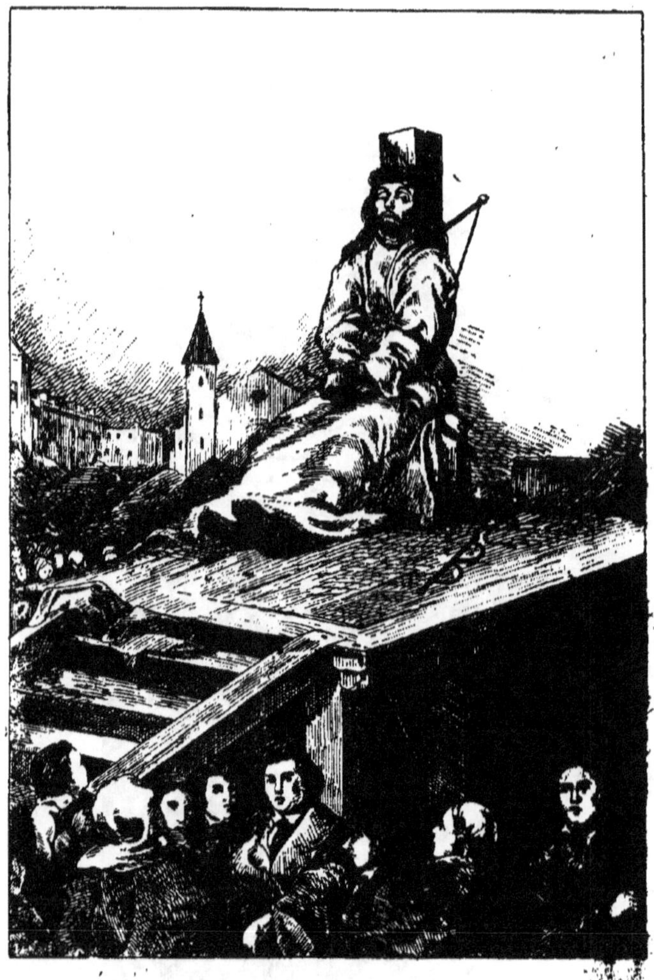

Goya. — Le Garrot (*Musée de Lille*).

trique et les nerfs laryngés, d'où syncope immédiate et asphyxie.
Le tableau de Goya est, comme tous ceux de ce scrupuleux réaliste, conforme à la vérité scientifique : les extrémités sont vio-
lacées, la face est cyanosée; les yeux sont saillants. Pour être plus
exact, l'artiste aurait dû nous montrer la langue tuméfiée, projetée

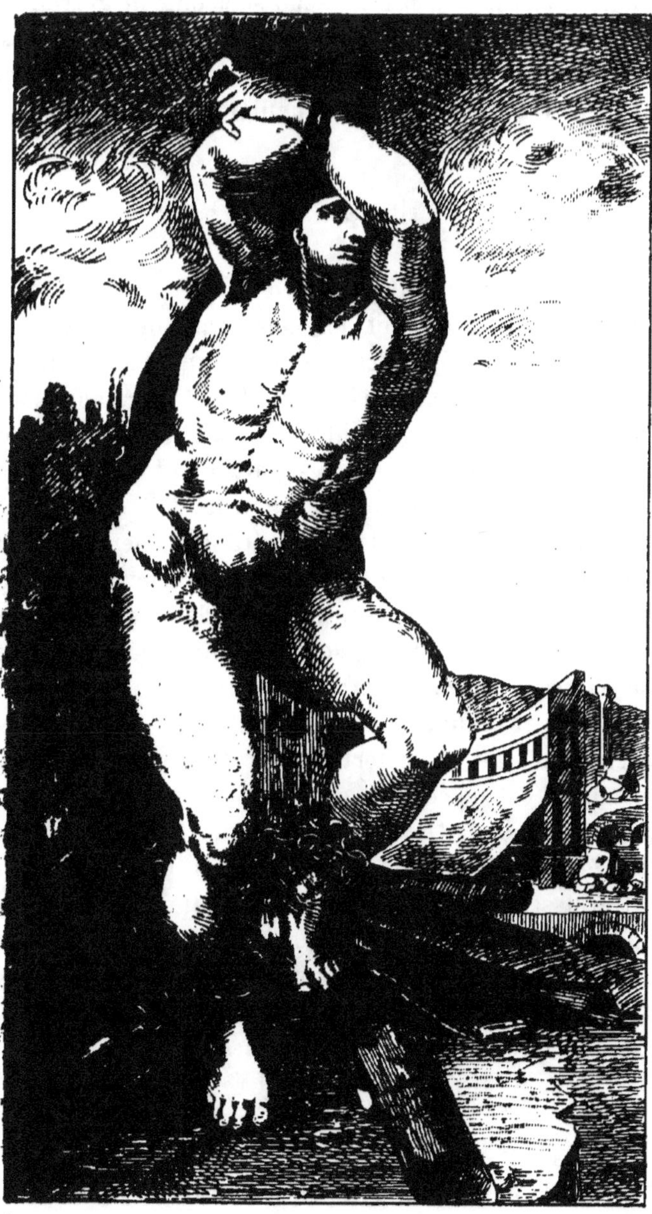

MICHEL-ANGE. — Le Bûcher.

entre les arcades dentaires. Toutefois, l'impression ne laisse pas
d'être sinistre à la vue de cet échafaud surmonté du garrot, où le
cadavre reste exposé. Autrefois on y suppliciait les condamnés de
l'Inquisition; aujourd'hui ce sont les anarchistes qui utilisent, à
leur corps défendant, ce mode de strangulation, héritage du moyen
âge.

Le bûcher est complètement proscrit d'Europe. Ailleurs, les Chi-
nois, raffinés en supplices, et les coloniaux qui se délectent à
expérimenter sur les nègres les coutumes antiques, connaissent
l'art de lier un homme vivant au bûcher. Michel-Ange nous montre
un athlète superbe, d'une puissante académie, — comme tous les
personnages que sa palette a traités —, attendant que le bourreau
vienne allumer le feu. Lorsque le bourreau était curieux d'une
lente agonie, il se gardait bien de construire le bûcher avec du bois
sec. Il y mettait au contraire des branches vertes et des troncs
récemment sciés : c'était alors un feu sans flamme et produisant
beaucoup de fumée, la mort était lente à venir; seuls les pieds du
condamné rôtissaient légèrement; l'asphyxie provoquée par le gaz
de la combustion et la fumée faisait progressivement son œuvre,
et le patient subissait mille tortures atroces avant de rendre le
dernier soupir. C'est de cette façon que mourut Urbain Grandier.
Aussi conçoit-on que la faveur suprême implorée par la victime
était d'être étranglée avant d'être attachée. M. de Paris se faisait
largement graisser la patte pour accorder cette dernière grâce; il
avait acquis un tour de main remarquable pour étrangler son sujet
sans que la foule s'en aperçût. Mais celui de Michel-Ange est bien
vivant et aura longtemps à se débattre avant que le mort libératrice ne le délivre de la justice des hommes.

Les anciens étaient très experts en matière de tortures, on peut
dire qu'ils ont utilisé pour faire souffrir et mourir leurs semblables, toutes les armes qu'ils avaient à leur disposition. Saint Sé-

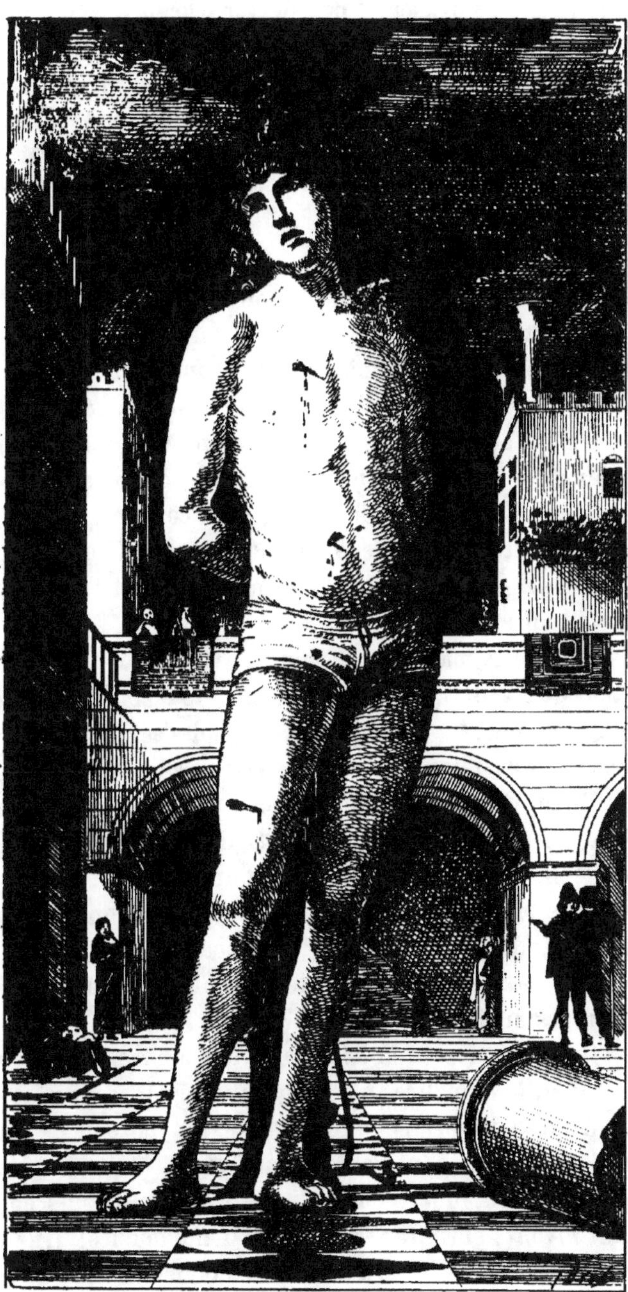

ANTONELLO DE MESSINA. — Saint Sébastien.

bastien, comme on sait, servit de cible aux flèches qu'on lui décocha : sujet maintes fois traité par les peintres. Ceux-ci semblent s'être donné le mot pour mettre sur pied un Sébastien quasi hermaphrodite. Antonello de Messina en a fait un jeune adolescent, peu musclé, aux formes arrondies. En réalité, le martyr avait près de la quarantaine lorsqu'il fut dénoncé comme chrétien et condamné. Il ne succomba pas à ce premier supplice, mais après sa guérison, il alla insulter l'empereur qui le fit périr sous le fouet. Tout cela ne nous dit pas pourquoi on l'invoque en Italie contre les maladies contagieuses.

Saint Erasme fut laparotomisé vivant, sans anesthésie préalable bien entendu. L'opération telle que le Poussin l'a représentée fut horrible. On lui ouvrit le ventre de bas en haut; puis on le vida en déroulant les intestins : martyre atroce, qui a fait de lui, par ironie sans doute, le patron des femmes en couches. Ce tableau du Poussin qui se trouve à Dresde, est une réplique de celui du Vatican, brossé également par le Poussin, et qui fait l'admiration de tous les visiteurs de Rome.

Ribera a traité le martyre de saint Bartholomé. Il n'a pas suivi la tradition qui veut que cet apôtre ait été d'abord écorché, puis crucifié, la tête en bas. Le peintre espagnol s'est contenté de nous faire assister à sa mise en croix. Cette croix n'était pas fixe, comme celle du Christ, mais montée comme une vergue de navire; après avoir attaché les mains du patient à la barre transversale, on hissait celle-ci par la manœuvre d'une poulie : supplice terrible, puisque les pieds n'ayant plus de point d'appui, le corps se trouvait suspendu par les mains; supplice fort long, car en dépit de la douleur, la mort devait tarder à venir, puisque le jeu de la respiration restait intact.

Le martyrologe des premiers chrétiens a enregistré l'écorchement. Celui-ci, à vrai dire, n'était qu'une répétition de la légende païenne : d'après la mythologie, Marsyas, inventeur de la flûte, avait défié Apollon et fut vaincu par lui. Il était à la merci du dieu, qui punit son audace en l'attachant à un pin, puis en l'écorchant tout vivant; suite funeste d'un tournoi musical. Une si belle tradition ne pouvait être perdue pour les bourreaux. Leur sadisme se délecta à dépecer les martyrs; mais ce supplice nécessitait un

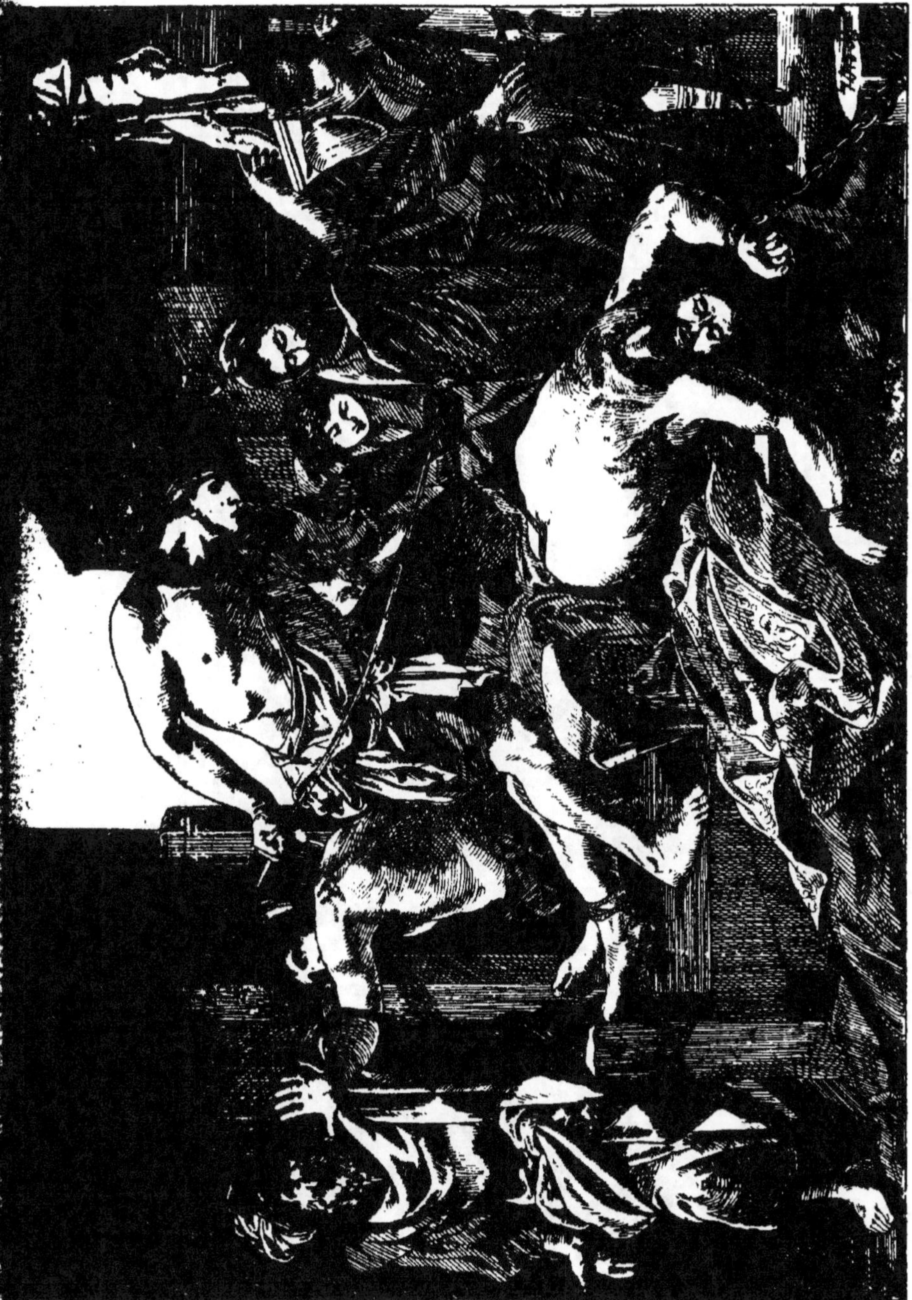

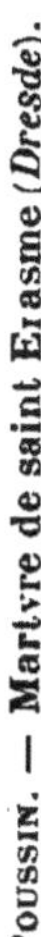

Poussin. — *Martyre de saint Erasme (Dresde)*.

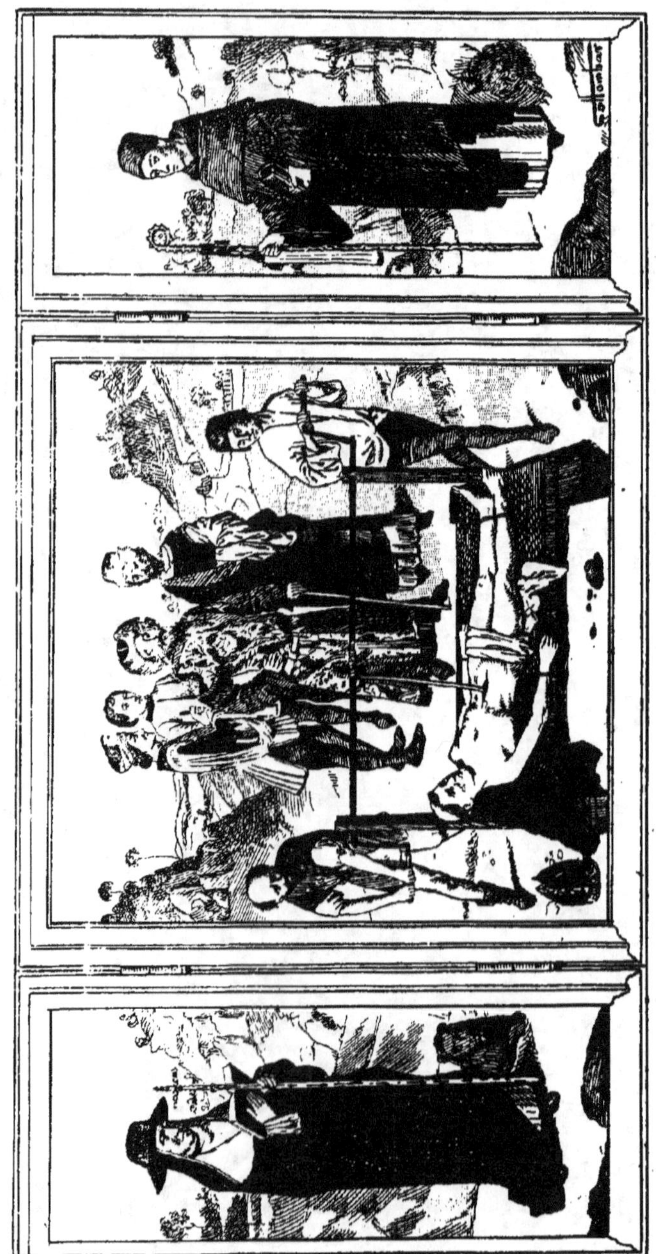

Th. Bouts. — Le martyre de saint Érasme (*Louvain*).

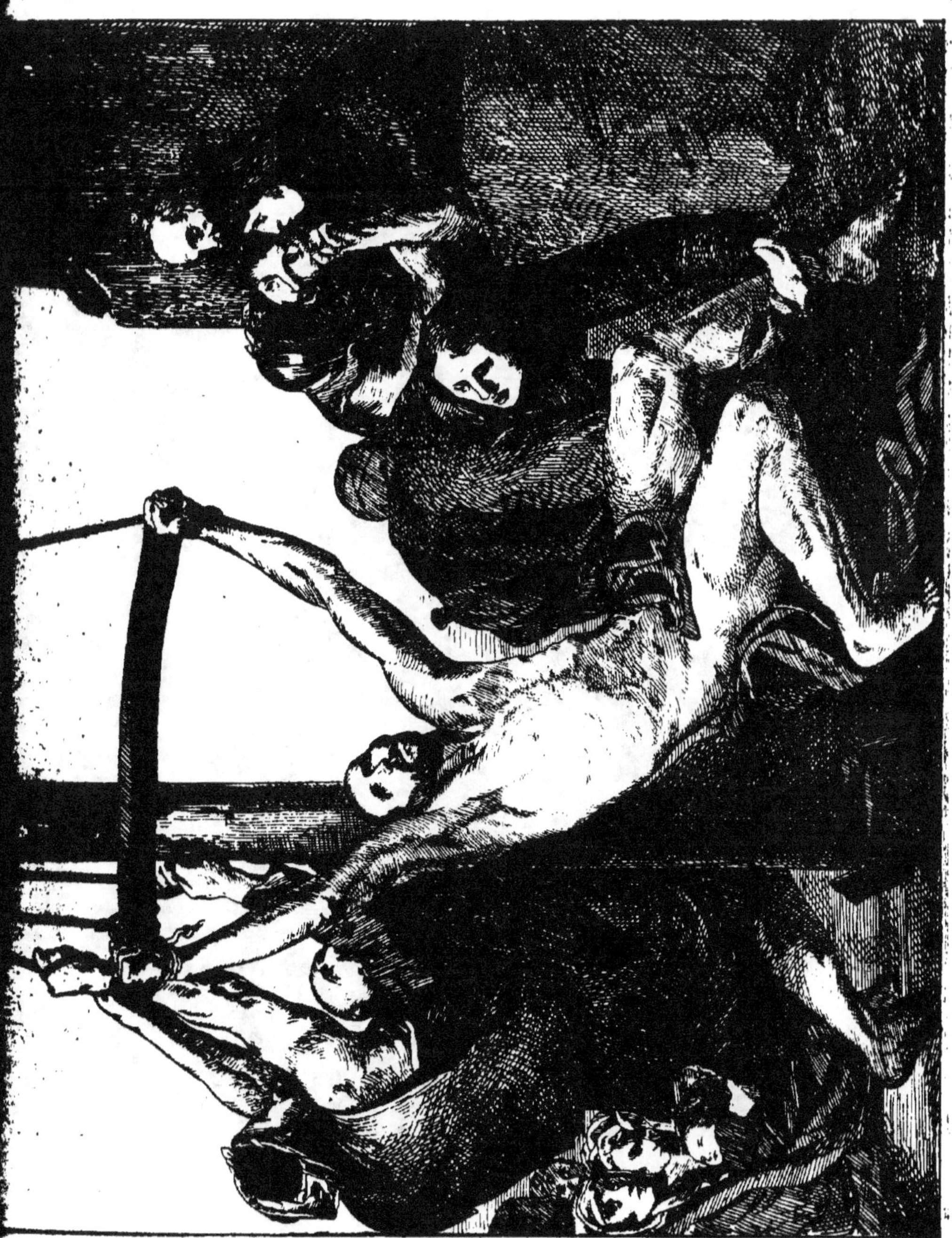

RIBERA. — Martyre de saint Barthélemy (*Berlin.*)

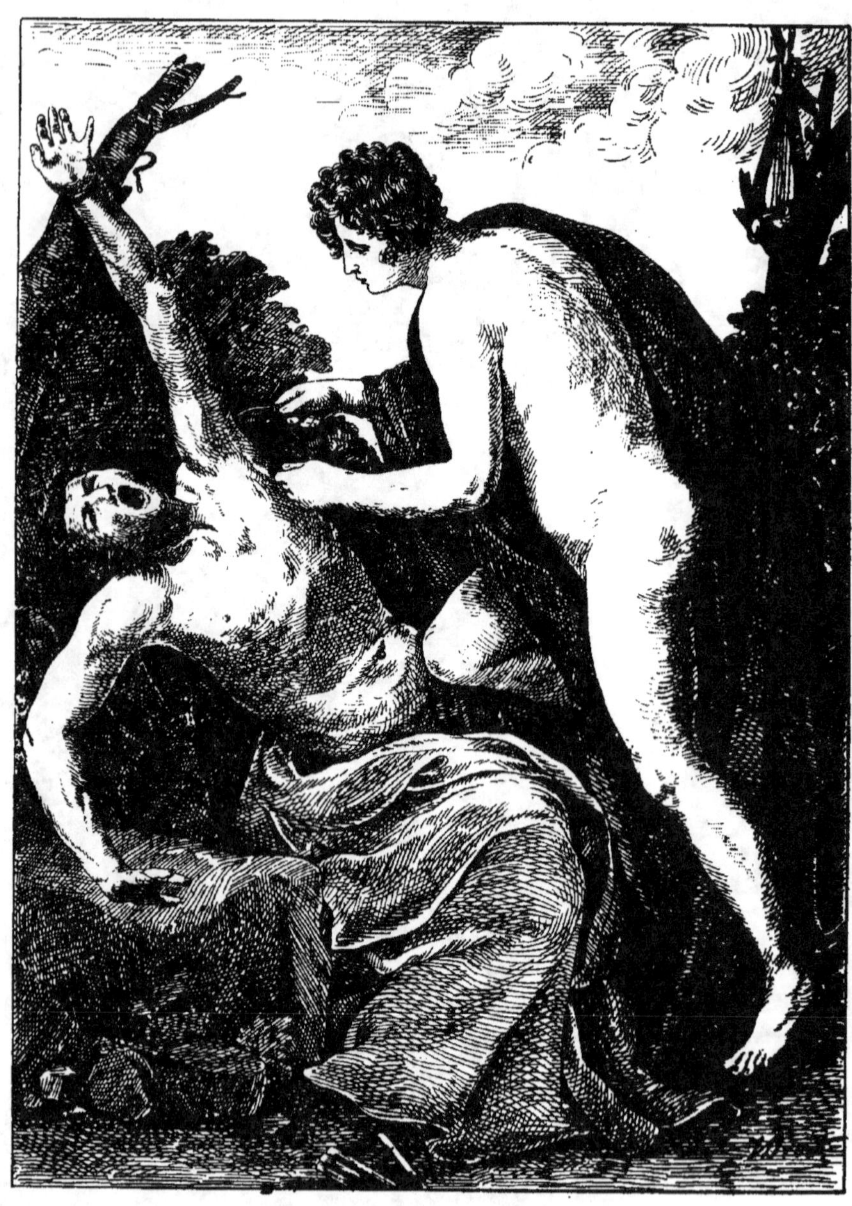

Guido Reni. — Apollon et Marsyas.

tour de main assez délicat pour faire souffrir le plus longtemps possible les victimes et retarder la mort qu'ils appelaient à grands cris.

D'autres tortures, comme le tenaillement de la langue au fer rouge (supplice de sainte Apollonie) étaient réservées aux femmes, et que le déchirement des seins ou la mutilation : cette fois il s'agit bien de sadisme proprement dit. L'artiste Torre, dont nous reproduisons la toile, n'a pas eu raison de représenter la scène à deux personnages : bourreau et victime. En réalité, la torture avait lieu en présence d'une foule nombreuse dont les instincts bas se satisfaisaient à ce répugnant spectacle. Jamais le sadisme des foules ne s'est donné plus libre cours que pendant les persécutions des premiers siècles de notre ère.

Rien n'égale en horreur, cependant, cette scène atroce, retracée par Albert Dürer, de dix mille chrétiens martyrisés en Perse par l'ordre du roi Sapor. Ce sinistre fauve à face humaine a fait montre d'une férocité qui n'a jamais été égalée. C'est lui qui, ayant capturé enfin, l'empereur Valérien, l'abattit comme un chien, puis de sa peau, teinte en rouge et empaillée, fit un épouvantail qu'il suspendit dans un temple.

La *Massacre des dix mille* fut fertile en incidents variés. Ces malheureux étaient, soit précipités par groupes du haut d'une falaise sur des lits d'épines ; d'autres étaient mis en croix, d'autres décapités ou assommés, ou percés de lances : hommes, prêtres, femmes, enfants désignés à la mort par le potentat, périrent tous de la plus cruelle façon. Journée lamentable, unique peut-être dans l'histoire de l'humanité, si souillée de crimes cependant. Et il existe encore des snobs pour nous vanter l'antique civilisation orientale si raffinée et si délicate ! Ne leur en déplaise, nous préférons notre barbarie occidentale.

Cependant, cette barbarie occidentale, de quels crimes n'est-elle chargée. Qu'on jette donc les yeux sur le *carcero duro*, la prison où l'on enfermait les condamnés politiques. On ne se contentait pas de priver les détenus de leur liberté, ni de les charger de chaînes. On les soumettait aux pires tortures, tout en ayant soin de bien les nourrir, pour prolonger leurs souffrances. Le principe en vigueur était de les astreindre à une immobilité absolue

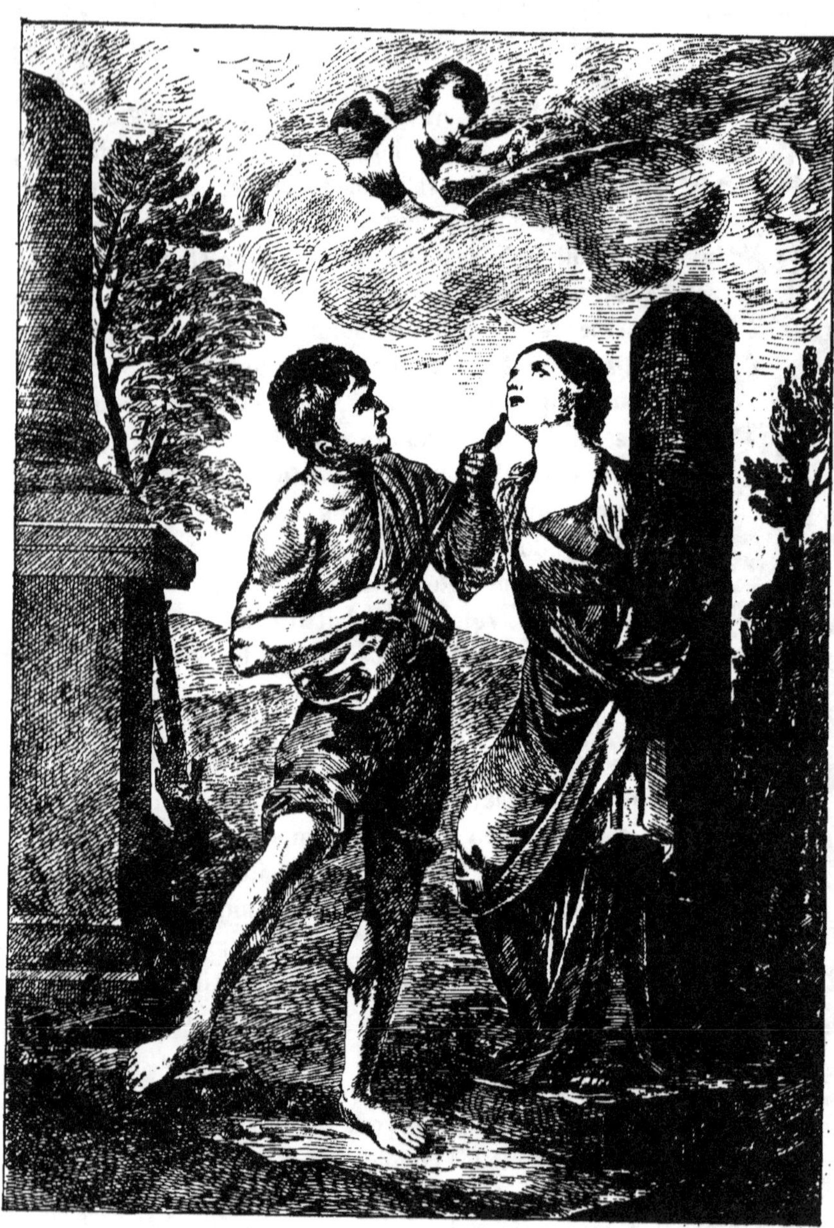

TORRE. — Martyre de sainte Apollonie.

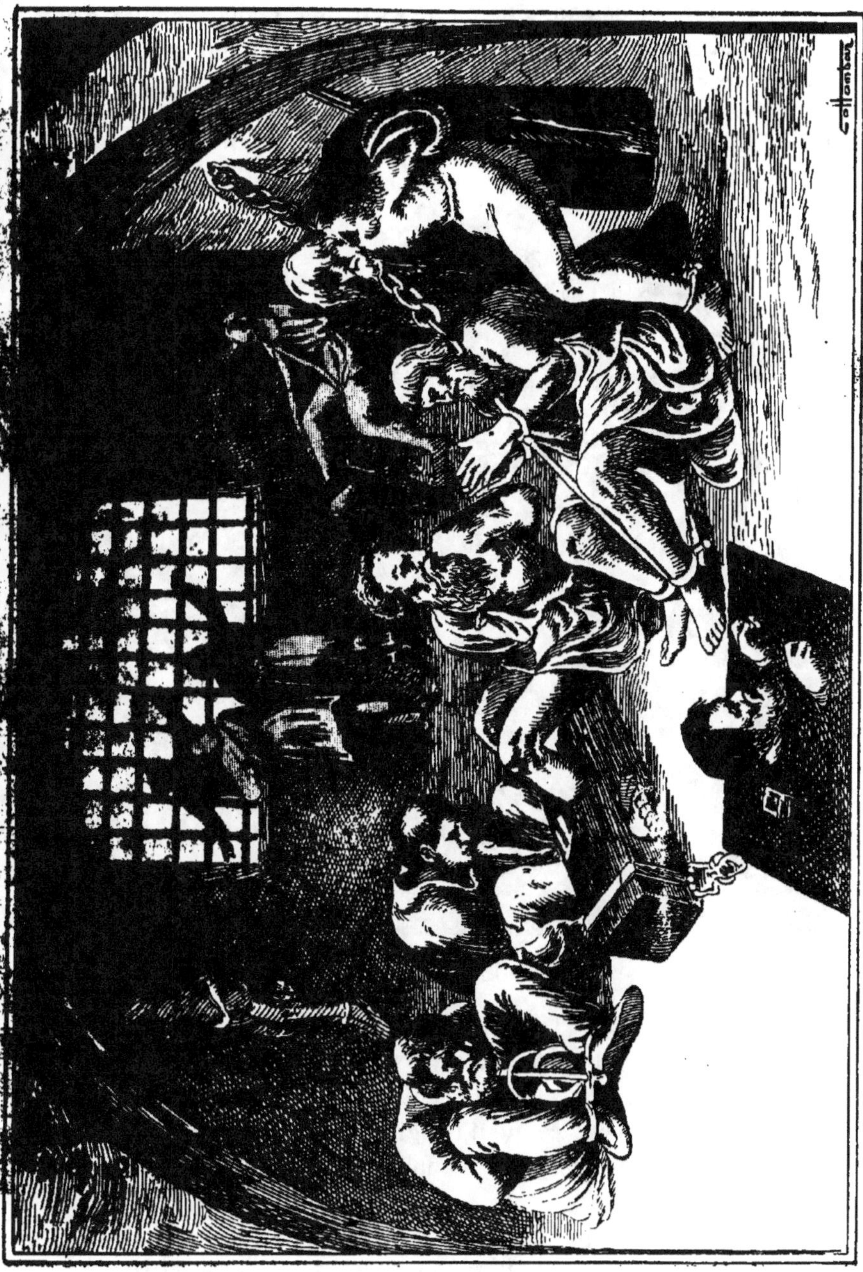

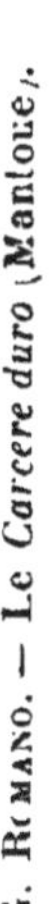

G. ROMANO. — Le Carcere duro (Mantoue).

dans une attitude terriblement fatigante. C'est ainsi qu'on cadenassait leurs pieds dans une botte, sorte de carcan de jambes, d'où ils ne pouvaient sortir. C'était la punition la plus faible.

D'autres étaient maintenus la tête entre les genoux, les bras

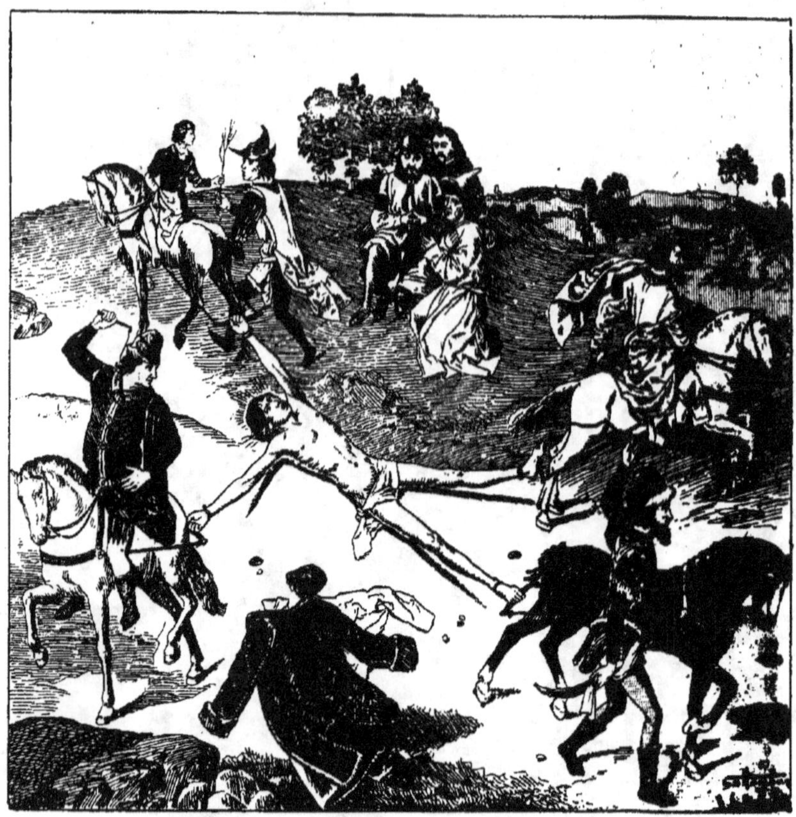

Bouts. — Martyre d'Hippolyte (*Bruges.*)

sous les cuisses, par des anneaux rivés à leur chair et qui leur interdisaient tout mouvement. D'autres étaient attachés aux murs, d'autres pendus. Tout ce que l'imagination délirante d'un sadique peut inventer, les despotes l'appliquèrent avec une férocité inouïe.

Au reste, les prisons italiennes sont restées célèbres. A Venise, c'étaient les *Plombs* et les *Puits*, popularisés par Silvio Pellico.

Monreale c'étaient les *damnusi*, à Rome les souterrains de Saint-
Ange, les *vade in pace*. Mais rien n'égalait le *carcere durissimo*,
ni les fours de Monza, petites cellules construites de telle sorte

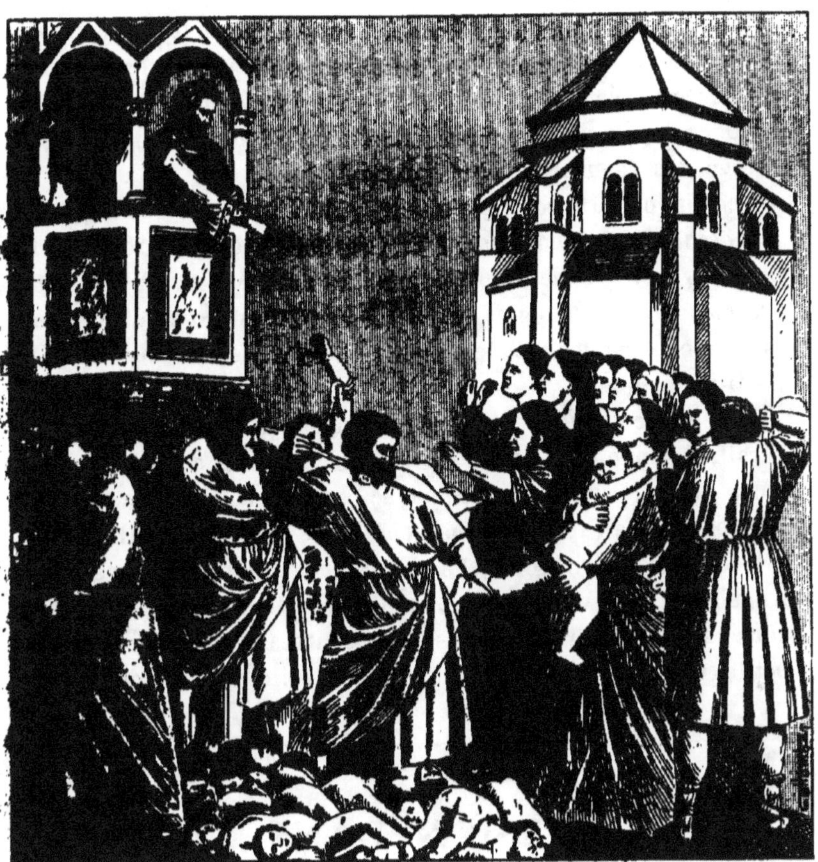

GIOTTO. - Le massacre des Innocents.

que les malheureux qu'on y enfermait ne pouvaient se tenir qu'ac-
croupis et pourrissaient lentement dans leurs ordures.

Les Italiens avaient de qui tenir. Jamais peuple ne fut peut-être
aussi cruel. Cet instinct était un héritage du bas-Empiré.

L'écartèlement que la loi française réservait aux régicides, nous
vient également d'Italie. Il y fut peu pratiqué toutefois. Le plus
célèbre de ces supplices est celui d'Hippolyte, évêque du troisième

siècle, qui dut à son nom ce douloureux supplice. Comme il passait en jugement devant le préfet de Rome, celui-ci, qui avait quelque littérature s'écria : « Eh bien ! qu'il soit comme le fils de Thésée traîné par des chevaux. »

Le tableau de Bouts nous montre l'écartèlement ; les articulations commencent à craquer ; les membres s'allongent, les chevaux tirent : mais le bourreau n'intervient pas, comme plus tard au supplice de Damiens, pour sectionner les chairs palpitantes et abréger les épouvantables tourments.

Terminons cette série par une reproduction du tableau de Giotto, *le massacre des Innocents*. Là encore nous trouvons réveillés les plus bas instincts de la bête humaine : cruauté et sadisme sont associés dans les mobiles de ce carnage. C'est un sujet fréquemment repris par les artistes, mais qui ne repose sur aucun fondement historique.

La légende dit qu'Hérode, pour être sûr que le Messie succomberait, ordonna de mettre à mort tous les enfants de moins de deux ans ; cette tradition n'est appuyée par aucun historien sauf par Macrobe qui la rapporte dans une phrase d'un sens douteux.

Quoi qu'il en soit, ce sujet a magnifiquement inspiré Rubens, Fra Angelico, Lucas Cranach et bien d'autres. Le tableau de Giotto est curieux par la naïveté des gestes du bourreau et l'entassement des petits cadavres tous percés d'une lame étroite et profonde.

LA PASSION DANS L'ART

HANS HOLBEIN

La Passion du Christ, tant de fois traduite par les poètes et les peintres de tout pays, relève-t-elle uniquement de l'exégèse philosophique, ou bien est-elle susceptible de supporter la critique médicale ? Bien entendu, il ne s'agit nullement ici de mettre en doute le moindre article de foi. Nous avons des lecteurs de toutes opinions,et ces opinions nous ne nous permettons pas de les juger. La critique s'arrête au seuil de la conscience.

Cependant, parmi les innombrables Passions que nous ont laissées les peintres de la Renaissance et des temps modernes, nous pourrons glaner des observations importantes, relativement à l'iconographie médicale. Là encore, — tout comme M. Jourdain faisait de la prose sans s'en douter, — les grands artistes qui ont élevé ces monuments de la pensée humaine ont donné des preuves d'une observation intuitive, et créé, pour ainsi dire, des types particuliers, soit de psychopathes, soit de mystiques, soit de bourreaux sadiques et cruels.

✛

Hans Holbein, a laissé dix dessins, plus éloquents que bien des tableaux, dans lesquels il a retracé, avec une fantaisie imaginative doublée d'une grande vérité dans la documentation, les épisodes éternels du long martyre subi par l'Homme-Dieu.

Point n'est besoin ici de rappeler ces épisodes, si longuement décrits dans le Nouveau Testament, et qui sont présents dans toutes les mémoires. Ce qui frappe, au premier abord, dans la série de ces dix dessins d'Holbein, c'est la puissance de renouvellement qui sait rajeunir des motifs vieillis, le sentiment des compositions mouvementées, l'inépuisable recherche de l'ornementation, la virilité d'un trait qui a toutes les énergies, parce qu'il a toutes les certitudes; c'est enfin une sorte de sauvagerie touchante (P. Mantz).

Dans le premier dessin, le Christ est amené devant le grand prêtre juif, le Caïphe; il a les mains liées et son attitude de résignation douloureuse qui ne le quittera plus jusqu'au calvaire. Les hommes qui le conduisent ont un visage féroce et bestial, notamment celui du premier plan, vêtu d'une cotte de mailles, au facies prognathe, à l'oreille décollée, au cou quasi-proconsulaire, stigmates évidents de dégénérescence. Un autre est également prognathe, — celui dont la tête apparaît entre le Christ et son gardien

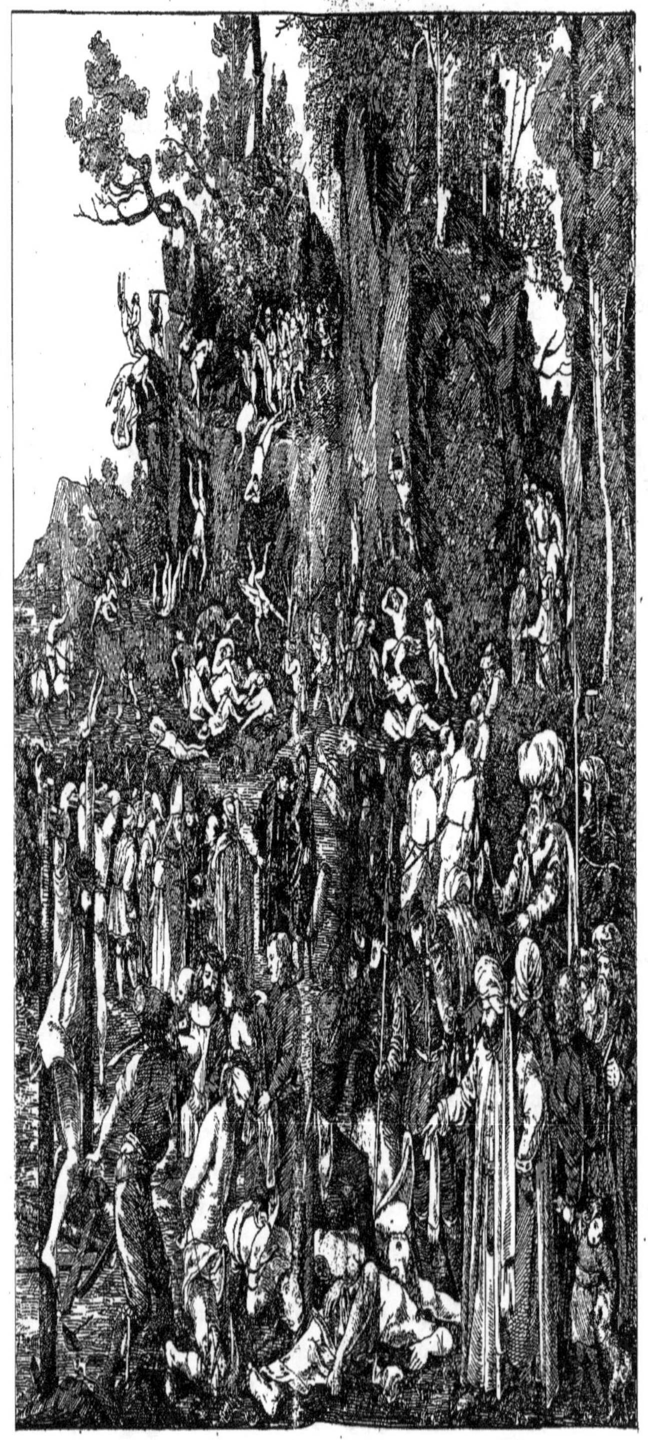

ALBERT DÜRER. — Martyre de 10,000 chrétiens, sous le roi Sapor, en Perse.

de gauche. Holbein a donc obéi au préjugé populaire qui fait du prognathisme inférieur un indice de férocité et de cruauté.

Au second acte, c'est la flagellation même remarque pour celui

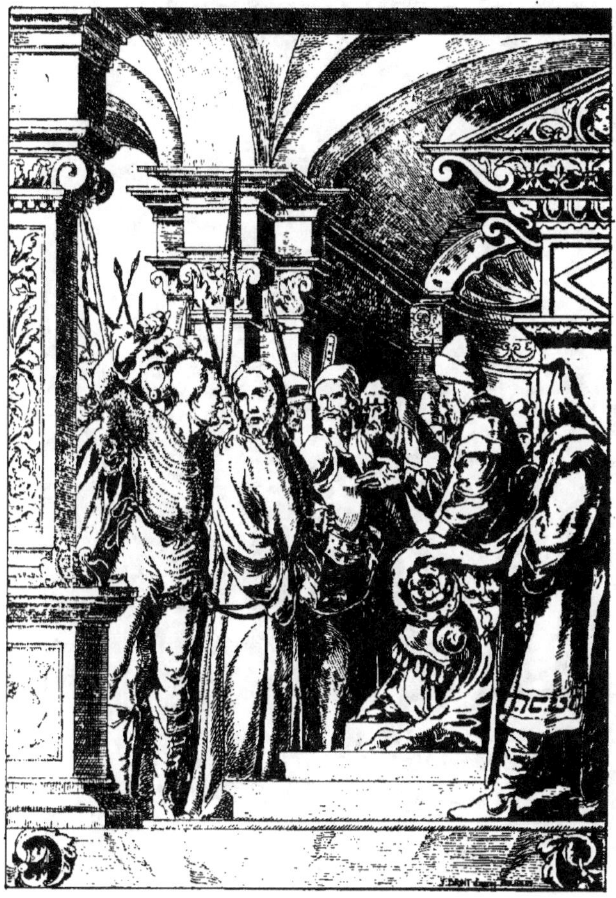

Le Christ devant Caïphe.

qui frappe avec un faisceau. Le Christ, au contraire, présente un type de beauté, classique chez les Italiens et les peintres allemands : le front haut et droit, le nez sans aucune déviation, le menton bien en ligne avec le maxillaire supérieur : la régularité des traits contraste avec le masque tourmenté et tragique de ses bourreaux.

Puis, c'est l'insulte des soldats, habillés comme des reitres allemands, portant le justaucorps et la dague; puis, la couronne
d'épines, placée sur la tête de Jésus par un jeune seigneur contem-

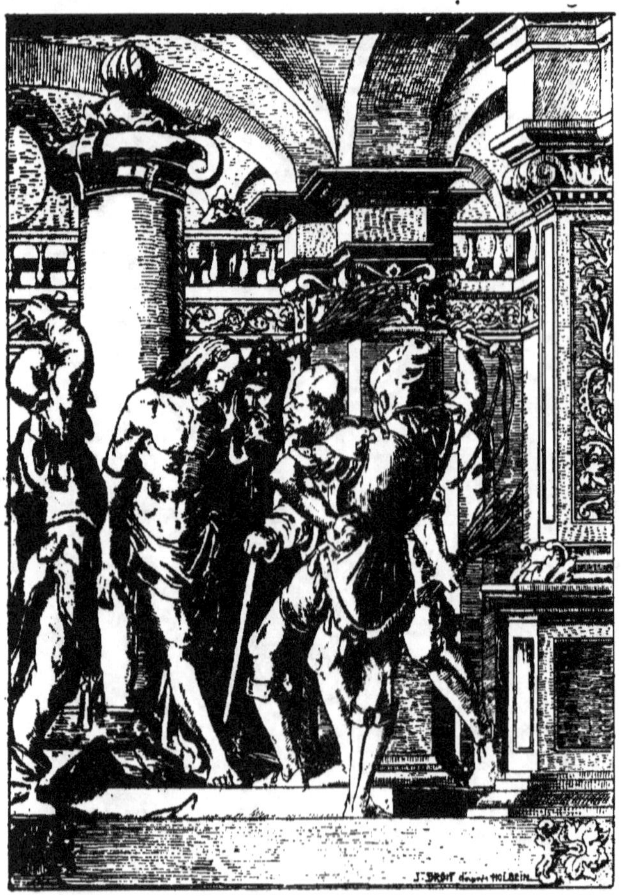

La flagellation.

porain d'Holbein. Le corps de l'Homme-Dieu s'affaisse ; le poids des
iniquités humaines fait fléchir ses épaules ; ses paupières se fer-
ment, sa tête tombe, lasse, sur la poitrine essoufflée, le ventre se
creuse — cependant qu'un sinistre valet lui présente un sceptre
dérisoire.

La scène du gouverneur Pilate se lavant les mains et s'en rap-

portant à la justice du peuple est traitée avec moins de vérité. Ce
n'est pas là le masque de l'habile diplomate qui esquive toute res-
ponsabilité, et qui, plus hypocrite que les autres, laissera mar-

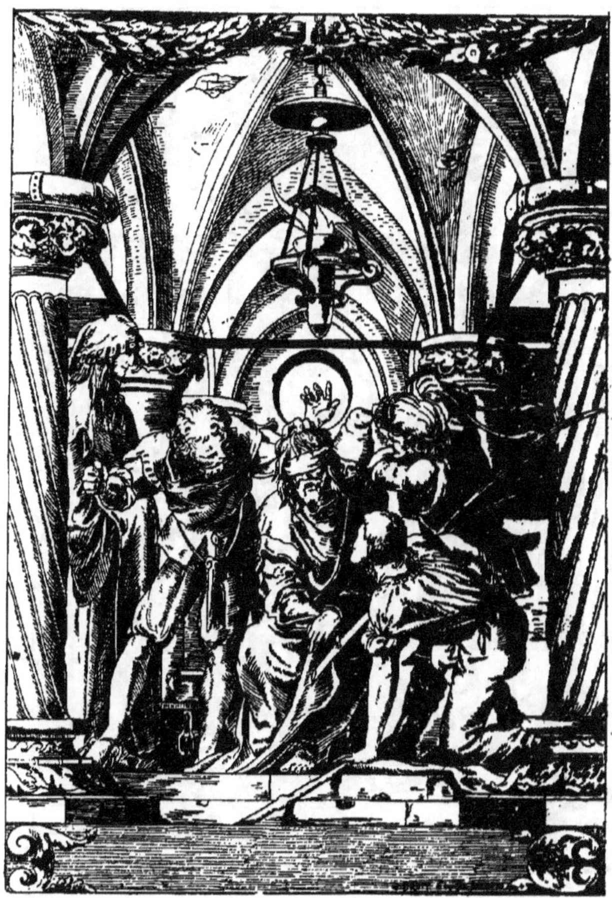

Jésus insulté par les soldats.

tyriser Jésus, le sachant innocent. Holbein est à l'ordinaire mieux
inspiré dans l'expression de sa physionomie. Le Ponce Pilate qu'il
a dessiné ne le cède en rien en dureté et férocité aux autres personnages, les inconscients, ivres déjà du sadisme de la crucifica-
tion prochaine.

Nous retrouvons Ponce-Pilate dans la présentation au peuple,

communément appelée en iconographie religieuse l'*Ecce Homo*.
Cette fois, il a le visage hypocrite et perfide : le nez, pointu,
s'avance vers le menton prolongé d'une barbe qui accentue le pro-

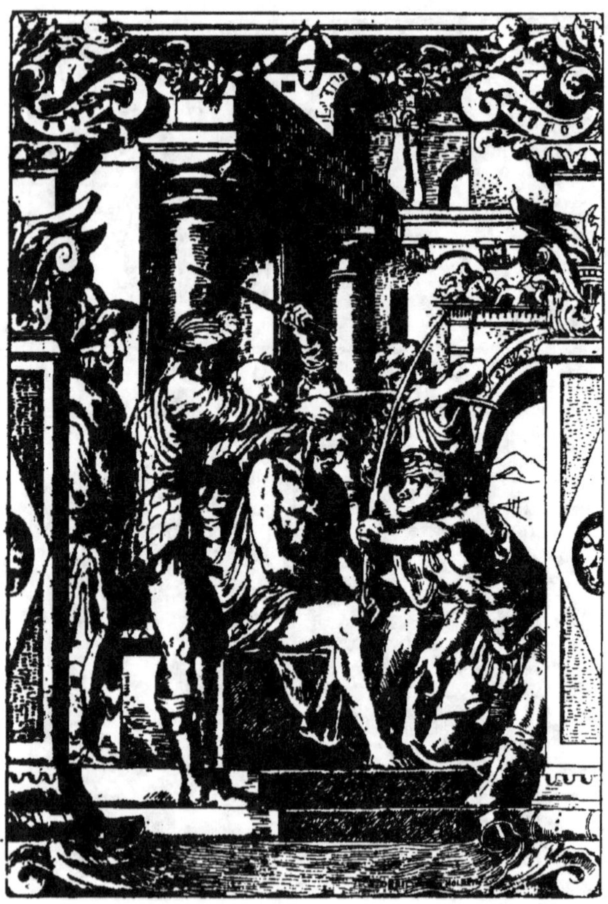

Le Christ couronné d'épines.

gnatisme ; la main est énorme — celle d'un acromégalique. Quant à
Lui, il est plus lamentable encore que dans les dessins précédents.
La cage pulmonaire est étroite, l'épaule mal attachée, les bras
maigres ; il personnifie la douleur, — douleur physique, plus que
douleur morale.

Au contraire, dans la montée au Calvaire, le Christ, qui défaille

sous le poids de l'immense croix qu'il porte, semble être devenu
insensible à la souffrance corporelle; il est anesthésié, pour ainsi
dire, mais l'âme est torturée d'angoisses éternelles; le Christ pleure

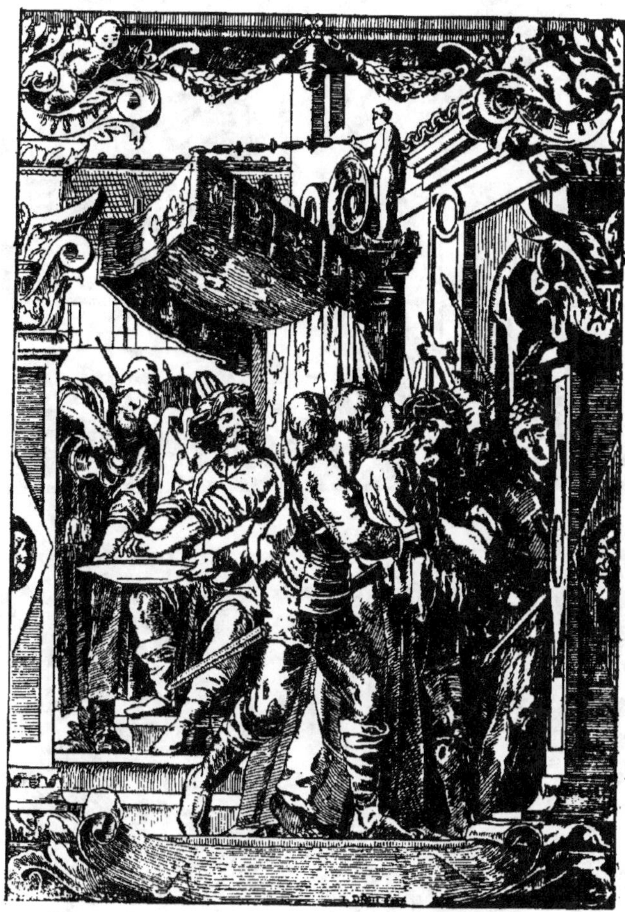

Pilate se lavant les mains.

sur l'égarement de ses bourreaux. Et quand ses vêtements lui
sont brutalement arrachés, il n'est plus qu'une loque passive, sans
réaction, sans rébellion; sa bouche entr'ouverte exhale un cri
plaintif et prolongé.

Mais voici qu'on l'étend sur la croix et que les sinistres bourreaux lui clouent les paumes. D'autres que Jésus hurleraient de

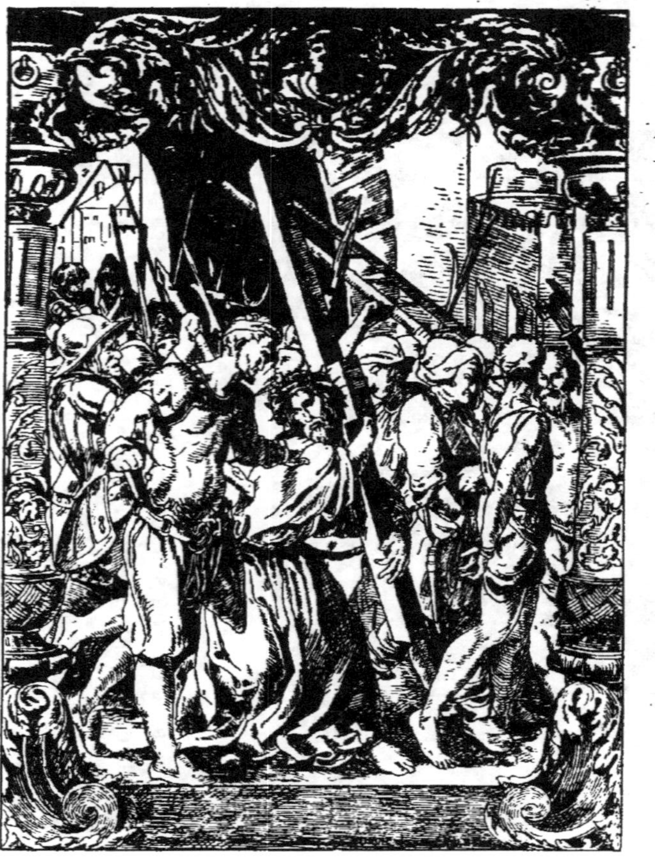

La montée au Calvaire.

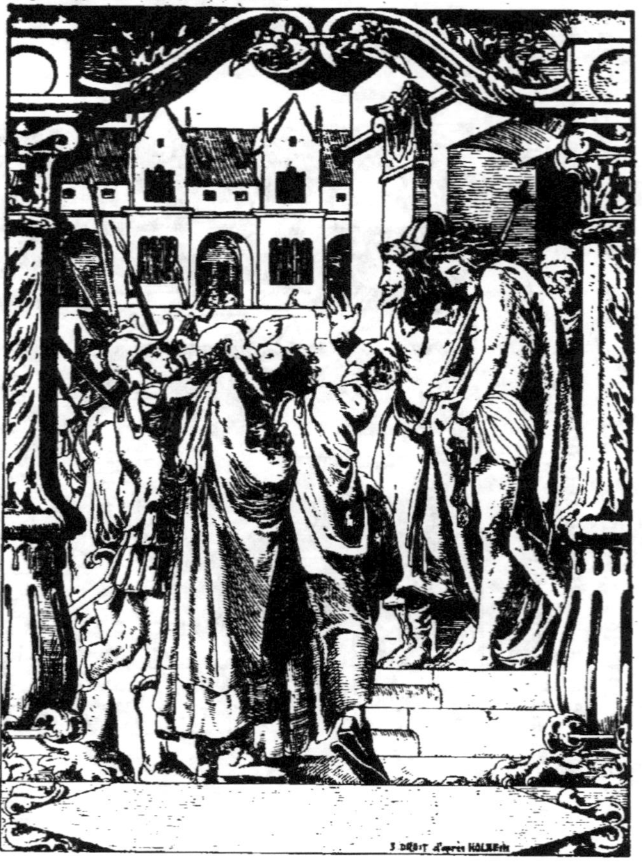

L'Ecce Homo.

douleur et tordraient leur corps sous la rude poigne des soldats. Mais lui, sachant qu'il doit jusqu'à la lie boire le calice amer et jusqu'à la mort souffrir les cruautés et les injures des hommes, il

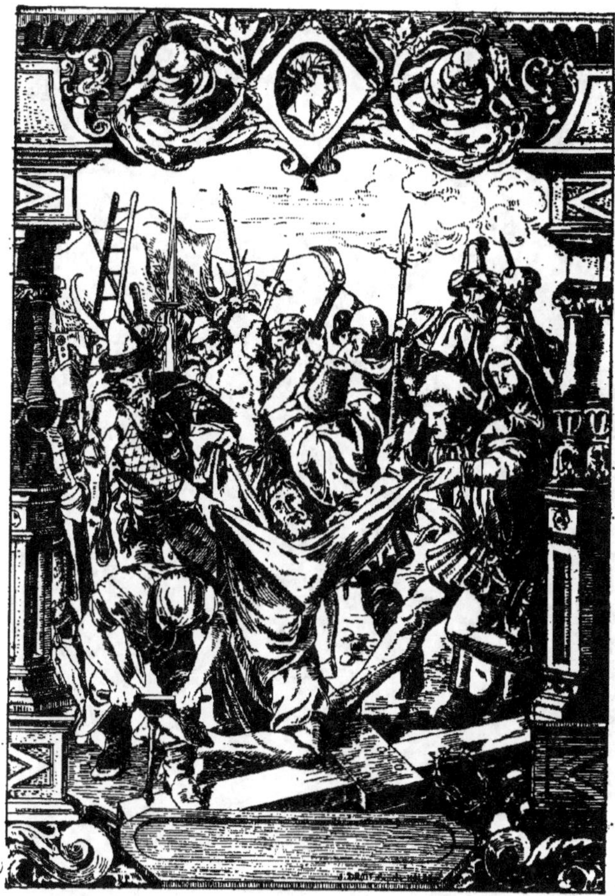

Le Christ dépouillé de ses vêtements.

ne se révolte pas. Et quand enfin il est en croix, entre les deux larrons, son regard s'abaisse, pitoyable, sur ceux « qui ne savent pas ce qu'ils font », et sur Joseph d'Arimathie, accompagné des saintes femmes qui sont venus assister à la longue agonie.

Holbein a très peu divinisé la figure du Christ; il semble qu'il ait voulu rendre la Passion plus émouvante, en laissant à Jésus toute sa personnalité humaine. Si une flamme divine illumine son

âme, du moins ne perce-t-elle pas à travers son regard résigné.
D'autres peintres n'ont pas manqué d'auréoler son front et de
laisser au Christ sa sérénité de Dieu fait homme. Holbein nous l'a

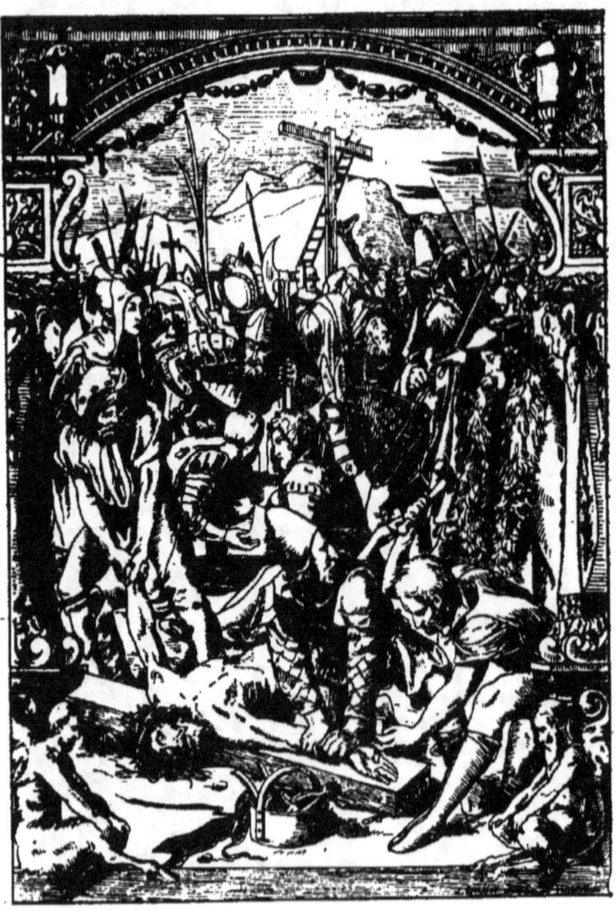

La mise en croix.

montré souffrant réellement dans sa chair, martyr innocent d'une
foule égarée et sauvage.

Celle-ci, au reste, n'est ni meilleure, ni pire que les autres
foules. Elle subit une impulsion irréfléchie, se lance sur la voie
du crime légal avec autant de passion que sur celle du massacre
injustifié. En réalité, le sadisme des foules n'est pas un vain mot ;

elles jouissent âprement à la vue du sang, au spectacle des tortures; les différentes révolutions de l'humanité nous les montrent
constantes dans cette mentalité. Celle qui crucifia Jésus et inventa

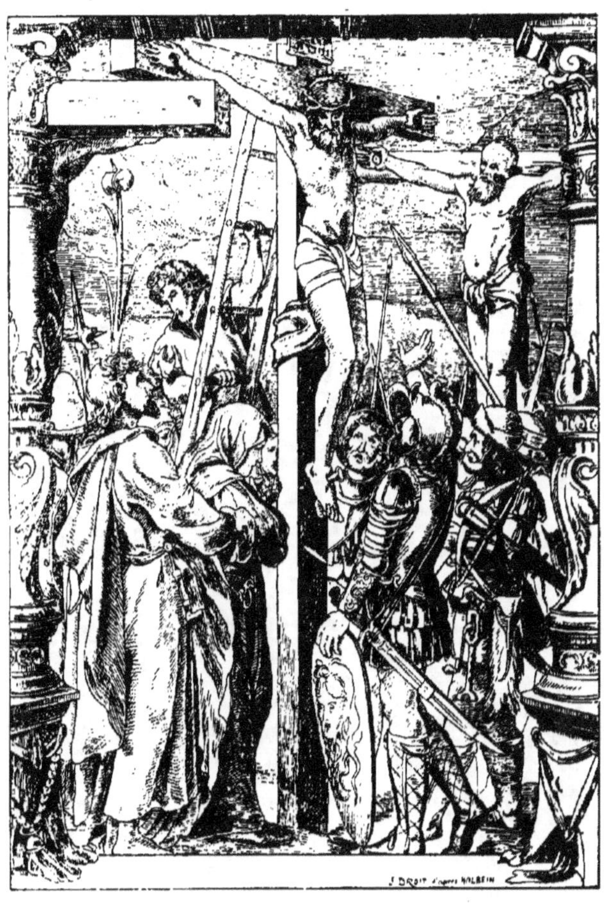

Jésus entre les deux larrons.

pour insulter à sa misère, d'éponger ses lèvres avec du fiel ou de
lui percer le flanc d'un coup de lance, fut ni plus ni moins une
foule révolutionnaire, aux instincts déchaînés, faisant retour à
l'animalité ancestrale.

VIII

Les Images de la Mort

Les Images de la Mort

La hantise de la mort a toujours pesé sur l'humanité, attirée et effrayée par le mystère de l'au-delà. Si certains hommes, artistes ou écrivains ont plaisanté sur ce sujet macabre, d'autres en ont fait le fondement d'une philosophie plus ou moins pessimiste, plus ou moins diverse aussi.

Une de ces formules philosophiques a dominé le moyen âge ; c'est celle qui se dégage des multiples danses macabres qui ornaient cloîtres, murs de cimetières, voire des ponts, comme celui de Lucerne actuellement démoli. Elle peut se résumer par ce symbole : l'égalité de tous devant la mort permet aux pauvres de supporter leurs misères : empereur et paysan seront vaincus par la Camarde, il n'est mortel qui ne puisse y échapper ; — philosophie déprimante au demeurant, car si elle est une consolation, d'autre part, elle annihile les énergies et rend l'effort inutile, puisque la Mort implacable viendra tôt ou tard, — la grande niveleuse qui entraîne les générations vers l'éternité et vers l'oubli.

Il n'est point besoin d'insister sur les conséquences de cette formule sociale ; elle avait pour effet de justifier aux yeux des petits la domination des grands ; c'est la paraphrase de la formule évangélique : « Les premiers seront les derniers et les derniers seront les premiers. »

Il est inadmissible que, sous couleur d'égalité absolue devant la mort, les hommes soient les victimes de toutes les iniquités naturelles ou sociales. Somme toute, la consolation suprême, la revanche que la philosophie du moyen âge offrait aux serfs ladres et affamés se résumait en ces mots : « Qu'importe, puisque les puissants y passeront, tôt ou tard, comme les faibles ? » Un tel langage aboutit à la résignation, ennemie de l'effort, à la passivité qui éloigne toute idée d'affranchissement.

Voici d'abord la grande danse macabre d'Holbein, copiée sur les fresques qui ornaient le mur du cimetière de l'église Saint-Jean, à Bâle. On voit défiler des représentants des différents milieux sociaux : l'empereur, le cardinal, le médecin (placé le troisième, s'il vous plaît), l'usurier, le gentilhomme, la dame, l'abbesse, l'invalide, le ménétrier, le bourreau, le colporteur, le juif, le paysan. Chaque dessin est accompagné d'une légende versifiée, dont certains vers rappellent ceux de notre grand, La Fontaine, dans *la Mort et le Mourant*.

Le plus semblable aux morts meurt le plus regret.

On remarquera que la Mort n'est pas toujours figurée d'après le même type iconographique : elle est tantôt complètement squelettique, tantôt simplement décharnée, tantôt barbue... Elle emprunte même la forme du diable lorsqu'elle parle à l'usurier. Elle est observatrice, découvrant le péché mignon de chacun de ses interlocuteurs qu'elle entraîne sur le gouffre. Elle est béquillarde lorsqu'elle conduit l'invalide, elle est féroce avec le féroce bourreau, elle dit certainement une chanson à boire au pauvre ménétrier... C'est là un document remarquable par la variété de l'inspiration de l'artiste et le pittoresque documentaire.

Puis ce sont les *Simulachres et historiées Faces de la Mort, autant élégamment pourtraictées que artificiellement imaginées.* D'après Paul Mantz, ces planches sont dues à la collaboration d'Holbein et de Hans Lutzelburger, maître graveur sur bois.

Ce qu'il faut considérer surtout, dans cette suite des *Simulacres*, c'est la fantaisie ironique, moqueuse, cruelle, macabrement farce dont l'artiste s'est inspiré. Le grand peintre de la mort nous a représenté celle-ci comme une sinistre personne, aimant à rire — mais de quel rire ! — se dissimulant adroitement comme en un jeu de cache-cache pour apparaître tout d'un coup aux yeux épouvantés de qui ne l'attendait pas.

Ainsi que le dit très justement un critique avisé, à parcourir ces quarante-cinq dessins, on perçoit au rythme de certaines attitudes le refrain d'une chanson qu'on n'entend pas. Au reste, la Mort n'est-elle pas une excellente musicienne ? L'orchestre de cuivre et de timbales n'emplit-il pas les enfers de son assourdissante cacophonie ?

La Mort siège en permanence, à côté du Pape, coadjuteur de son trône ; elle assiste l'empereur, elle verse à boire au roi François Iᵉʳ, elle promène l'impératrice par le bras et tient à la reine des discours de Triboulet ; elle enlève l'évêque à son troupeau de fidèles, et le malheureux abusé par la parole hypocrite suit l'horrible spectre sans souci de la désolation qu'il laisse derrière lui.

Tous les puissants du jour sont entraînés par elle, mais pour chacun, elle a des arguments nouveaux. Elle se collette avec le frère quêteur, mais elle terrorise l'abbé dont elle a pris la crosse ; le prédicateur enseigne aux fidèles la bonne parole, mais la Mort est montée dans la chaire et derrière lui, fait des gestes comme un guignol de foire. Elle se déguise en sacristain pour conduire le prêtre ; elle introduit le malade chez le médecin (lequel, soit dit en passant, commence par tendre la main), elle inspire l'astrologue.

Elle prend les femmes par la coquetterie en revêtant la comtesse d'une splendide parure, elle joue la marche nuptiale des époux, aux sons d'un tambourin infernal. Les hommes de guerre, le comte, le chevalier, le gentilhomme, le soldat, sont impuissants à lutter avec elle, car elle connaît le défaut de leur cuirasse. Les hommes de loi, conseiller, avocat, juge, perdent leur temps à réclamer des épices et ne songent pas au spectre qui les assiste.

Quant aux gens du tiers et du quatrième État, ils sont les jouets de la maudite vieille qui exerce à leurs dépens sa verve macabre : elle arrête le colporteur, arrache le marchand à ses ballots, brise le mât du navire, où, devant la tempête, tremblent des marins ; elle fait trébucher le cheval du charretier et profite du désarroi pour vider les muids avec un chalumeau ; elle emballe les chevaux du laboureur, qui ne le conduisent pas assez vite vers l'heure fatale.

Dans l'ordre passionnel, mêmes exercices variés : elle enlève l'or de l'avare, elle invite les ivrognes à boire, sachant bien que c'est le meilleur moyen de les précipiter dans la tombe : elle s'asseoit à une table de lansquenet.

Quant à ceux qui sont déjà penchés vers la tombe, elle les y fait trébucher aux accents de sa trompeuse cithare, et ainsi elle endort les vieillards qui croient à l'éternelle jeunesse. Tous y passent, l'aveugle, le mendiant, l'enfant, le fou... pour ressusciter au jour du jugement dernier et comparaître devant le Tribunal Suprême.

Si cette philosophie était encore d'une monnaie courante, et si un nouvel Holbein reprenait cette série, il ne manquerait pas d'y ajouter l'ouvrier mineur ni l'automobiliste, sans oublier le morphinomane et les amis de la roulette...

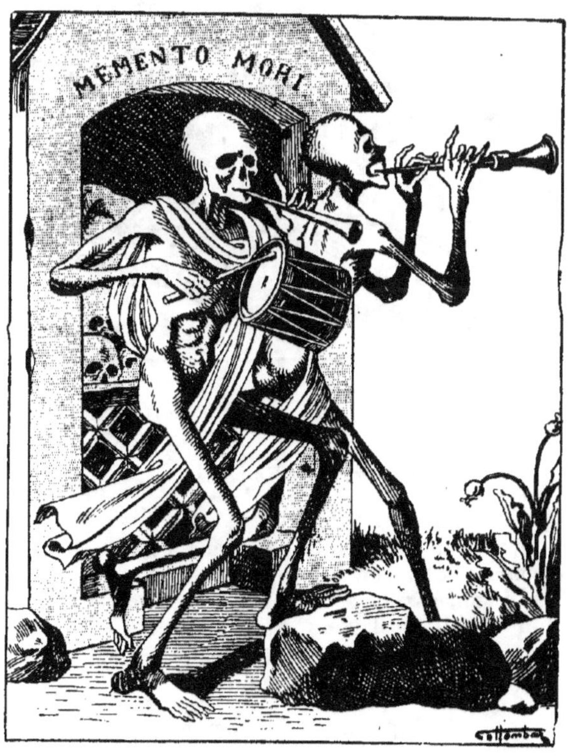

Mortel, avec respect contemple ta peinture :
Tels sont ces corps hideux, tel tu seras enfin ;
Ainsi la fleur des champs qui fleurit au matin
Le soir n'est plus qu'un foin aride et sans figure.

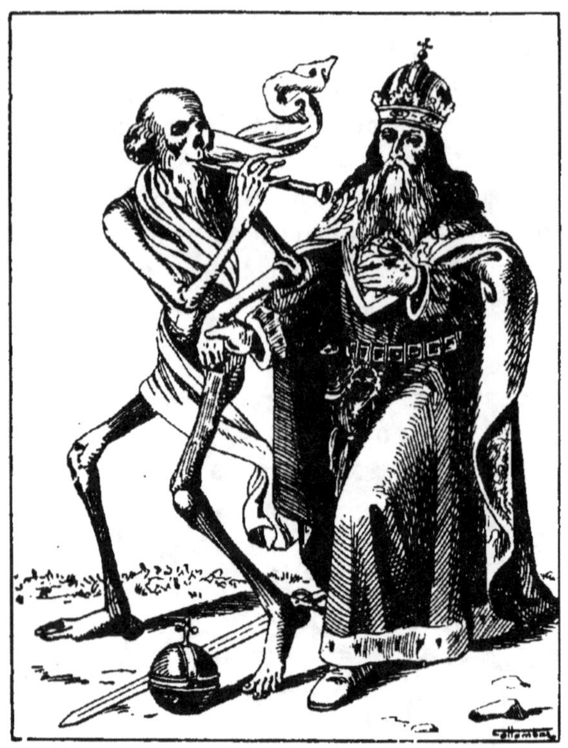

La Mort à l'Empereur.

Vous avez trop longtemps, Seigneur à barbe grise,
    Ajourné votre repentir.
Allons, disposez-vous : il n'est plus de remise
Et mon fifre discord vous invite à partir.

Réponse de l'Empereur.

Je pouvais, en héros, agrandir mon empire,
    Protéger et venger l'humble à qui l'on fait tort ;
Mais au comble arrivé, tout mon pouvoir expire ;
Suis-je encore Empereur? je ne suis plus qu'un mort.

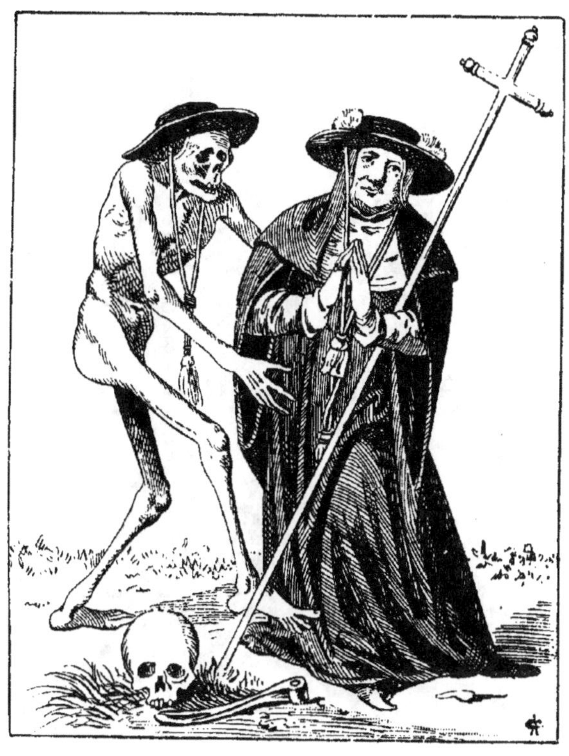

La Mort au Cardinal.

Votre barrette rouge eut des droits dans le monde;
Mais où je vous conduis, chacun est votre égal;
Ceux que vos doigts levés bénissaient à la ronde
Vont danser avec vous, Monsieur le Cardinal.

Réponse du Cardinal.

Je devins Cardinal par le choix du Saint-Père;
Le monde sur ma tête entasse les honneurs;
N'importe, il faut mourir! mourir, lorsque j'espère
Monter en moins d'un an au faîte des grandeurs!

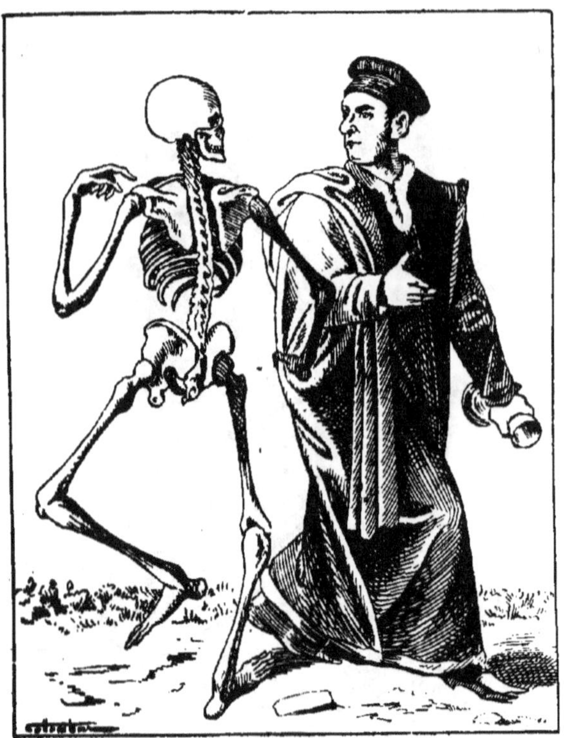

La Mort au Médecin.

Des morts, dont vos talents ont peuplé mon empire,
Mon squelette mouvant vous offre tous les traits;
Leur corps du corps humain vous apprit les secrets :
Quelque jour sur le vôtre on pourra s'en instruire.

Réponse du Médecin.

Les deux sexes chez moi venaient avec mystère
M'apporter certaine eau qui m'apprenait leur mal;
Qui voudra voir la mienne et me tirer d'affaire? —
Hélas! il est trop tard : voici l'instant fatal.

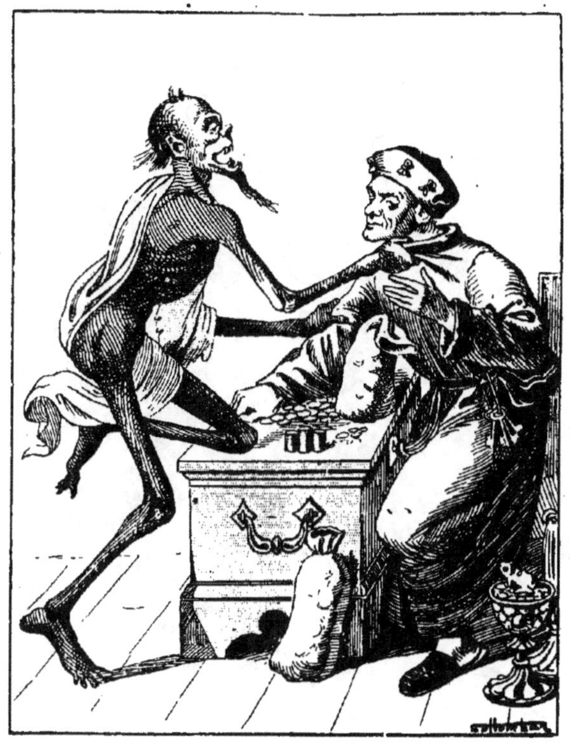

La Mort à l'Usurier.

Infàme usurier, àme vile,
Est-ce ainsi que tu suis la loi de l'évangile?
Reprends, reprends ton or, et de ce pas, voleur,
Suis les traces d'un guide aussi noir que ton cœur.

Réponse de l'Usurier.

Je me souciais peu de cette loi sévère;
Je disais : mon métier produit plus et vaut mieux;
Et maintenant il faut laisser tout sur la terre...
Que me sert désormais ce commerce odieux?

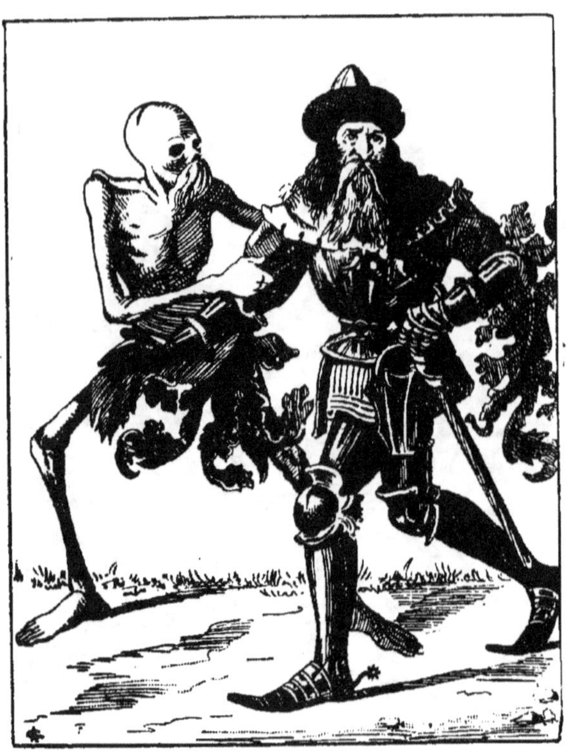

La Mort au Gentilhomme.

Relevez donc, Seigneur, ce glaive formidable,
Montrez-vous homme encore, et défendez vos droits...
Vain effort! vous allez, châtelain redoutable,
Recevoir sans délai le prix de vos exploits.

Réponse du Gentilhomme.

Maint brave enharnaché d'une armure pesante
Succombant sous mes coups, a demandé quartier;
Mais le nouveau champion qui vient me défier
Terrasse sans effort ma bravoure impuissante.

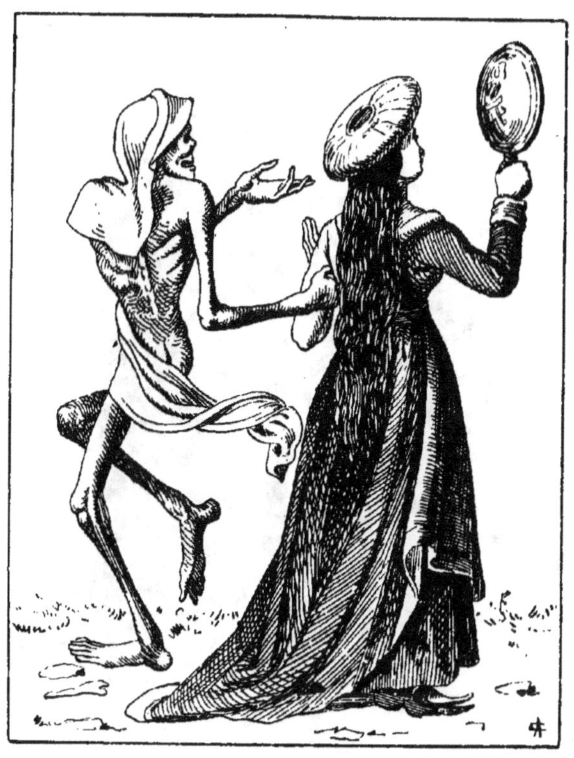

La Mort à la Dame.

Eh! que me font à moi ton rang et tes aïeux,
Tes traits nobles et fins, l'or de tes blonds cheveux?
Tout est fini pour toi. Regarde cette glace :
De ton minois charmant reconnais-tu la grâce?

Réponse de la Dame.

O terreur! qu'ai-je vu? Découverte cruelle!
Signe horrible et certain qui me prédit mon sort!
En vain, à ce miroir autrefois si fidèle,
Mes traits montrent la vie... Il réfléchit la mort!

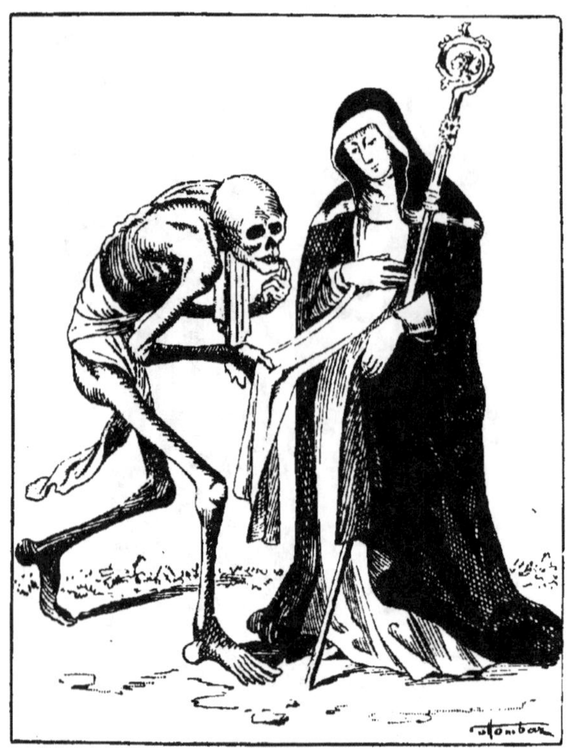

La Mort à l'Abesse.

Dites-nous, Dame Abbesse, honneur du monastère,
D'où vient cet embonpoint qui semble vous gêner ?
   Je ne veux rien imaginer :
Mais enfin pour jamais je vais vous en défaire.

Réponse de l'Abesse.

Au pied du Saint-Autel, dans un pieux accord,
Les vierges du Seigneur et moi-même à leur tête,
Nous chantions tous les jours les hymnes du Prophète.
Oh ! si ces chants divins pouvaient fléchir la mort !

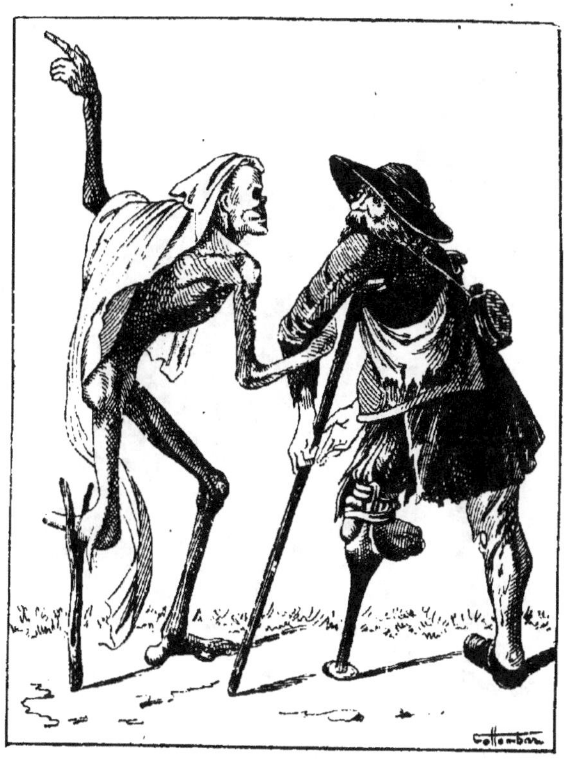

La Mort à l'Invalide.

Pauvre, vieux, impotent, que fais-tu dans le monde ?
Un mortel comme toi n'est pour lui qu'un fardeau,
Mais pour moi, tout est bon ; le pauvre dans ma ronde
Danse l'égal des rois : c'est la loi du tombeau.

Réponse de l'Invalide.

Dans ce monde, insensible au sort de l'indigence,
Le pauvre estropié n'a jamais eu d'amis,
La mort seule veut l'être ; et, grâce à sa puissance,
Dans les rangs des humains je vais me voir admis.

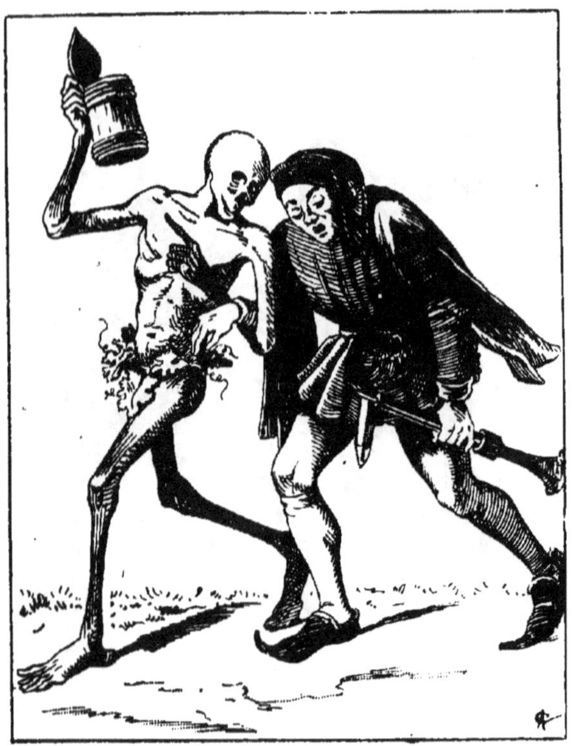

La Mort au Ménétrier.

Ça, quel air allons-nous jouer?
Quoi? la chanson du gueux, ou l'air du Pot qui danse?
Mais le jeu ne vaut rien, il le faut avouer,
Si tu n'y viens sauter pour marquer la cadence.

Réponse du Ménétrier.

Il n'était point de fête où, malgré la distance,
On ne me vit porter mon instrument joyeux,
Adieu tous mes profits! Sa bruyante cadence
Ne doit plus animer ni les danses ni jeux.

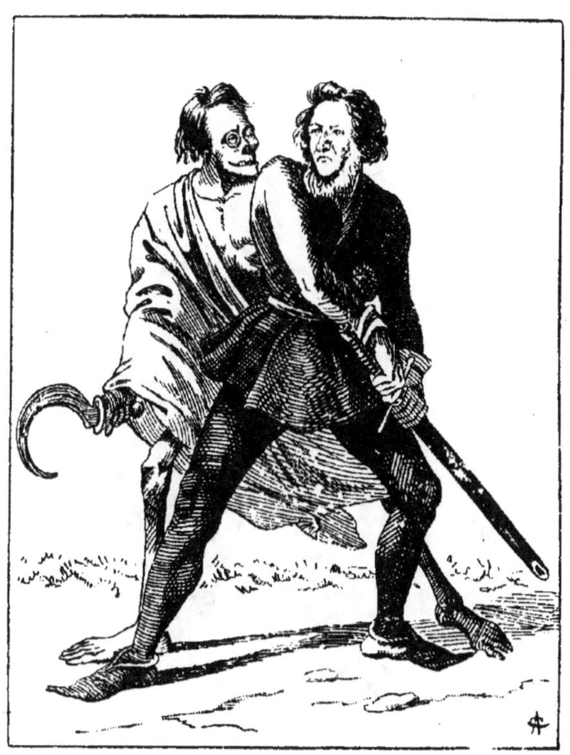

La Mort au Bourreau.

Pendant ta longue vie, tu répandis le sang,
Et c'était là pour moi sacrifice agréable,
Je te voyais, bourreau, de ton glaive sanglant
Abattre la victime, innocente ou coupable.

Réponse du Bourreau.

Oui, je faisais tomber les têtes, rouges fleurs,
Sur elles, mon épée s'abattait en cadence.
Mais je n'étais, ô mort, qu'un valet de seigneurs
Ce sont eux qu'il te faut conduire dans la danse.

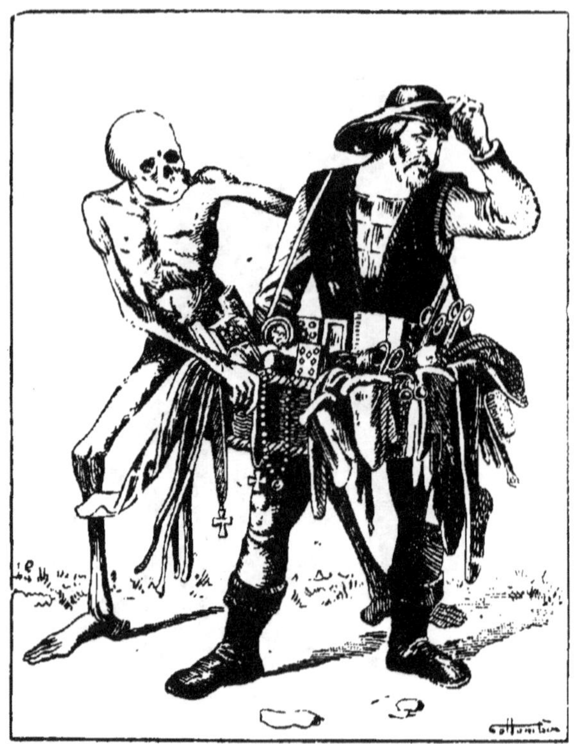

La Mort au Colporteur.

Depuis assez longtemps, docteur en tricherie,
Avec tes riens brillants tu cours par le pays ;
Laisse à ton concurrent qui meurt de jalousie
    Ton industrie et tes profits.

Réponse du Colporteur.

    O combien cette mercerie
Dans mes habiles mains aurait fructifié !
O mort : attends du moins, attends, je t'en supplie,
    Que mes débiteurs m'aient payé !

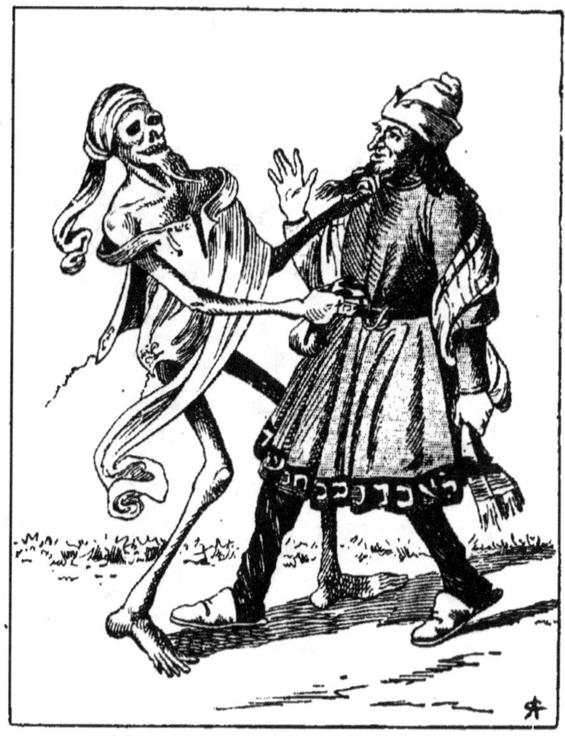

La Mort au Juif.

Malheureux Juif, hâte-toi de me suivre
Ton peuple ôta du nombre des vivants
Celui par qui tout homme doit revivre :
Viens, ton erreur a duré trop longtemps.

Réponse du Juif.

Maître et docteur dans la Sainte-Écriture,
Dont je n'ai su pour moi tirer que du venin,
Je m'occupai beaucoup d'une coupable usure,
Et fort peu du sauveur promis au genre humain,

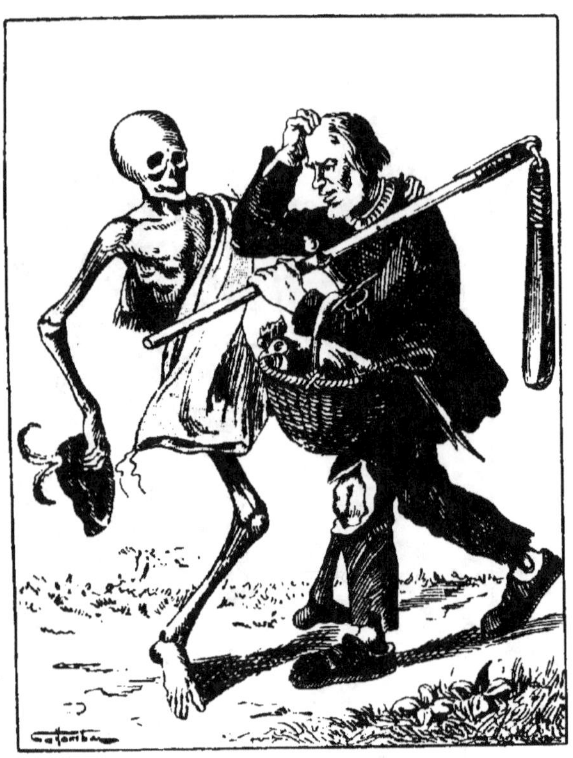

La Mort au Paysan.

Sous le poids du labeur et d'un dur vasselage
Tu ne gémiras plus ; je viens t'en décharger ;
Donne-moi ce fléau, ce sabre, ce bagage :
Sans perdre un seul instant je veux te soulager.

Réponse du Paysan.

Il est vrai, je souffrais ; mais, ô mort, mort terrible !
Le sort le plus cruel vaut encor mieux que toi ;
Rends-moi mon bien, mes maux, ma carrière pénible ;
Eh ! quel cas ferais-tu d'un vilain tel que moi ?

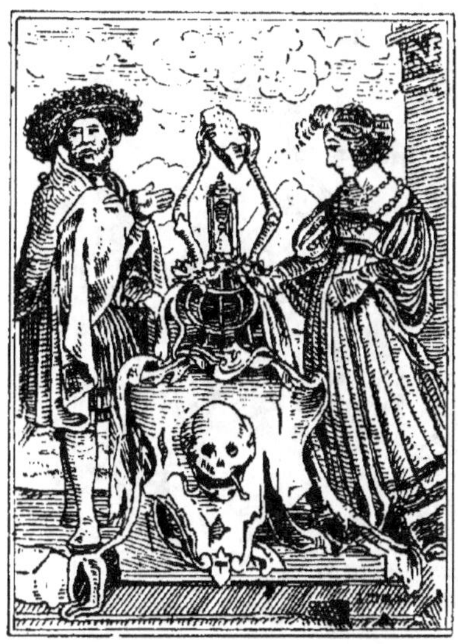

Les Armoiries de la mort

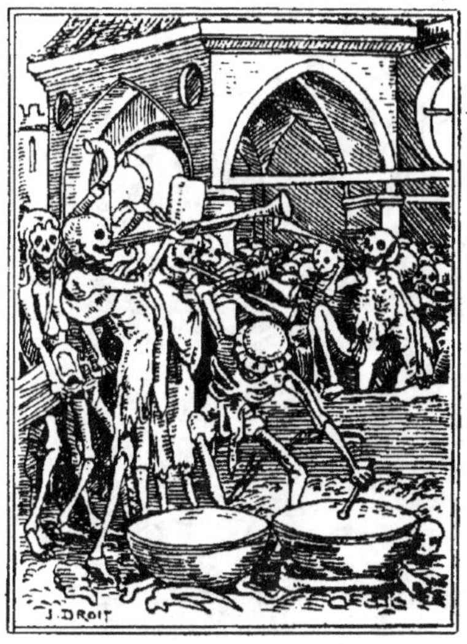

Le Concert des squelettes

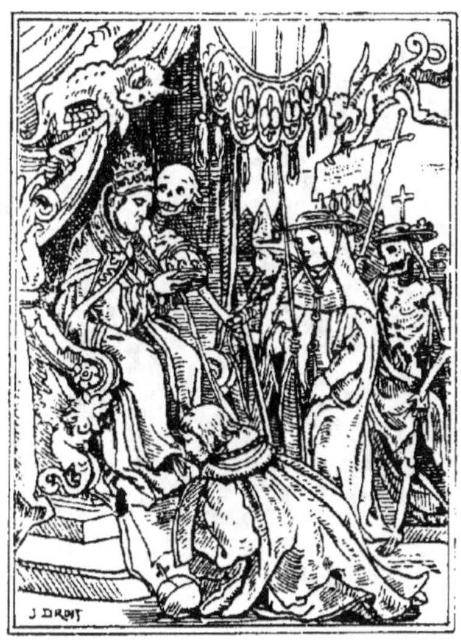

Le Pape.

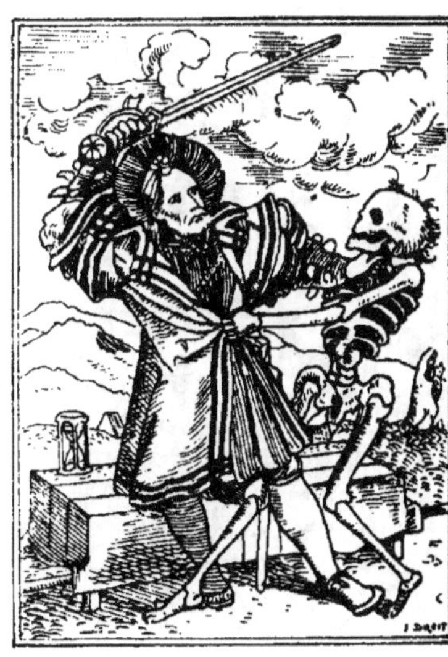

Le Gentilhomme.

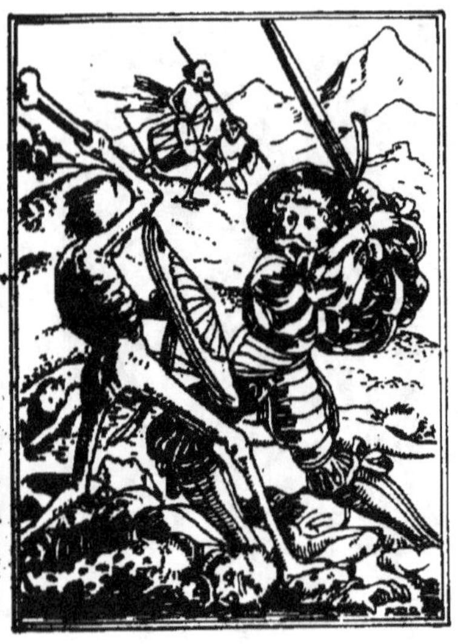

Le Soldat.

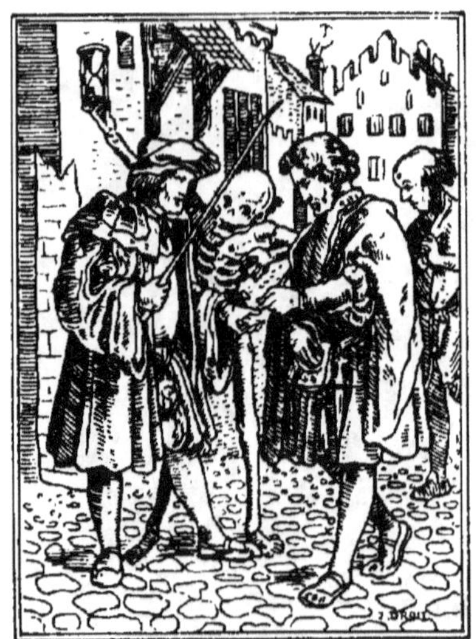

L'Avocat.

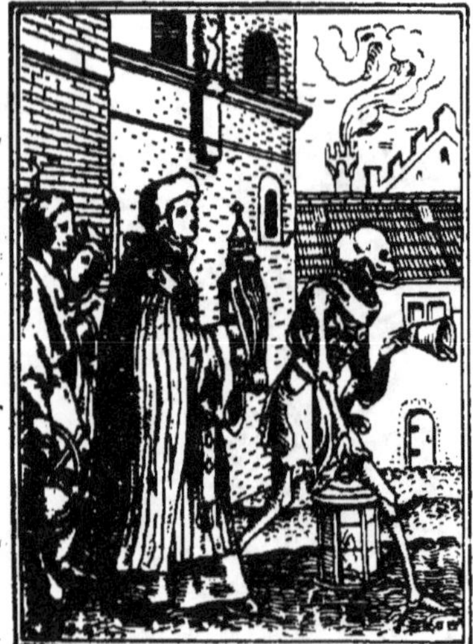

Le Prêtre.

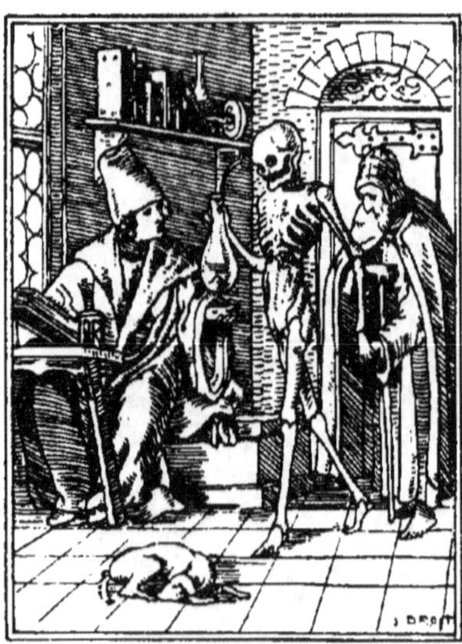

Le Médecin.

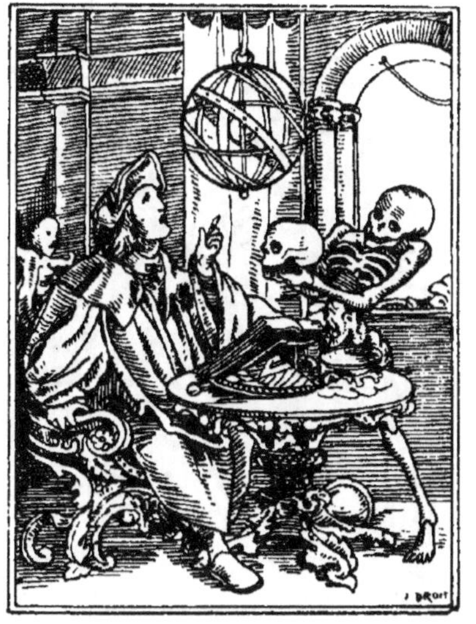

L'Astrologue.

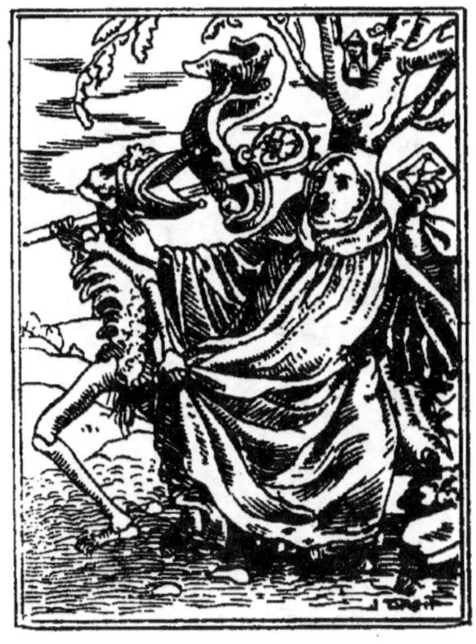

L'Abbé.

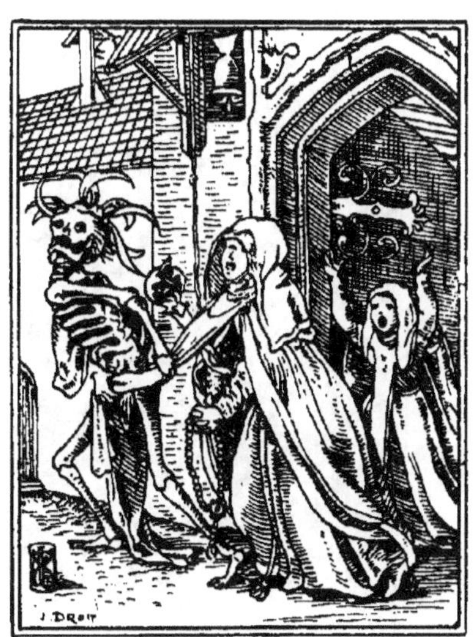

L'abbesse.

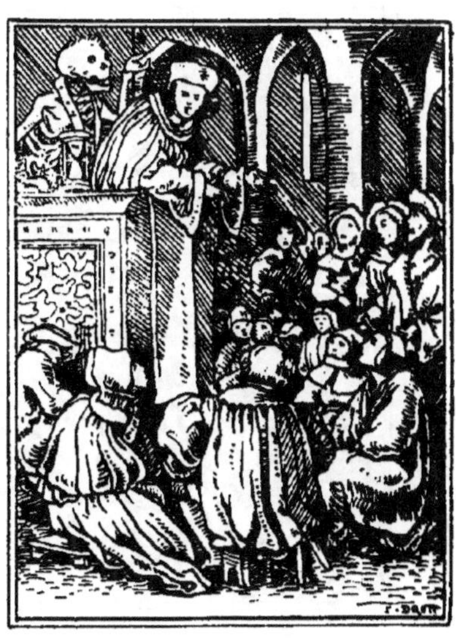

Les Prédicateurs.

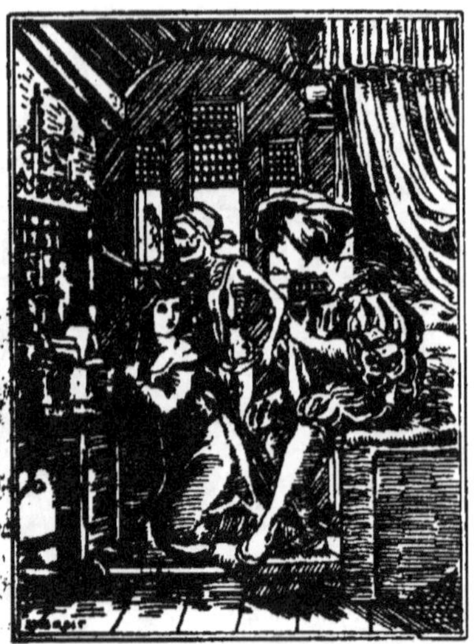

La Chanoinesse.

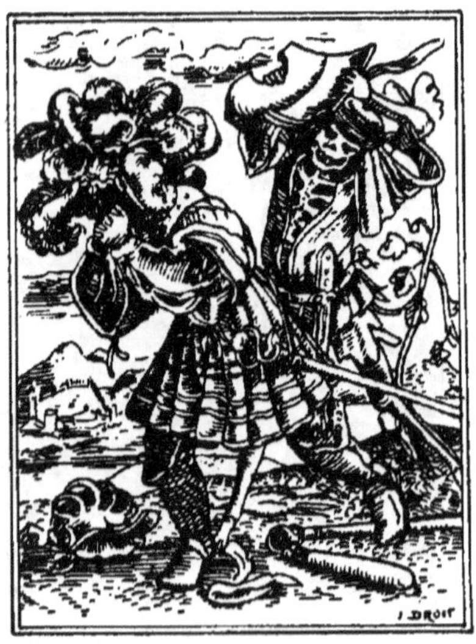

Le Comte.

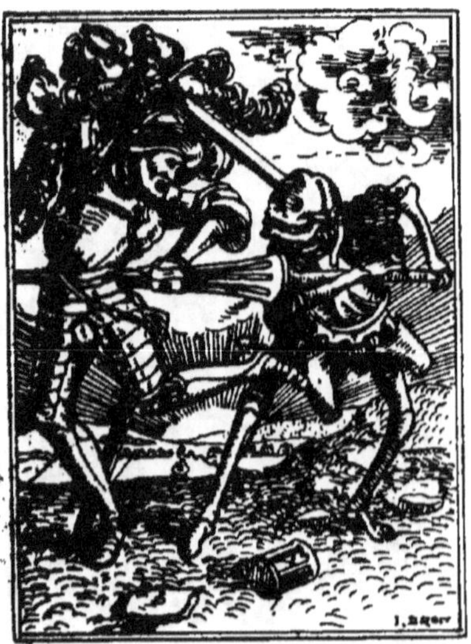

Le Chevalier.

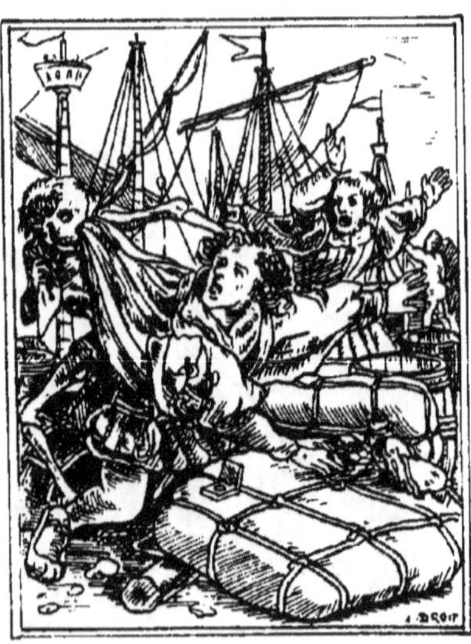

Le Marchand.

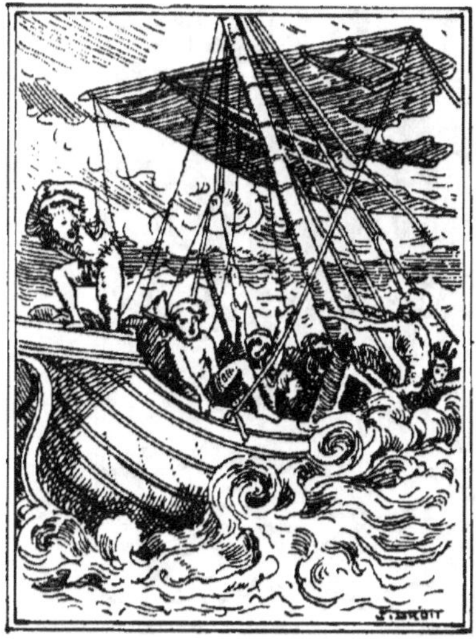

Les Marins.

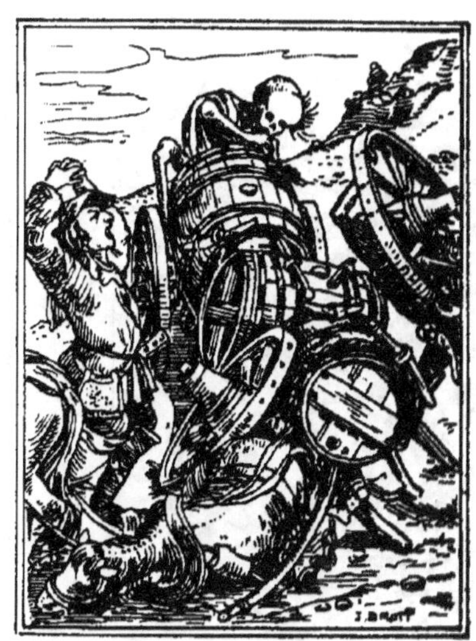

Le Charretier.

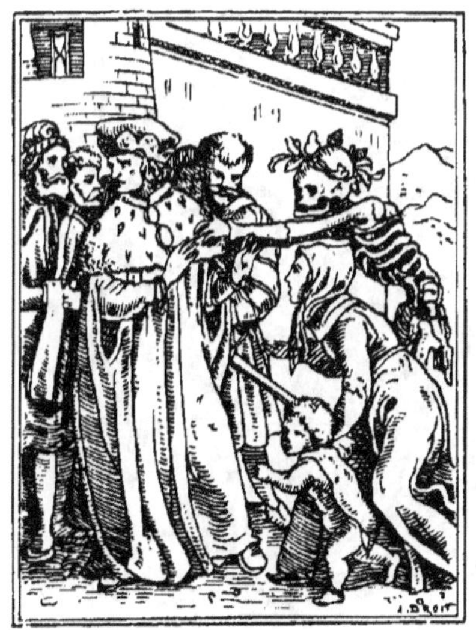

L'Electeur.

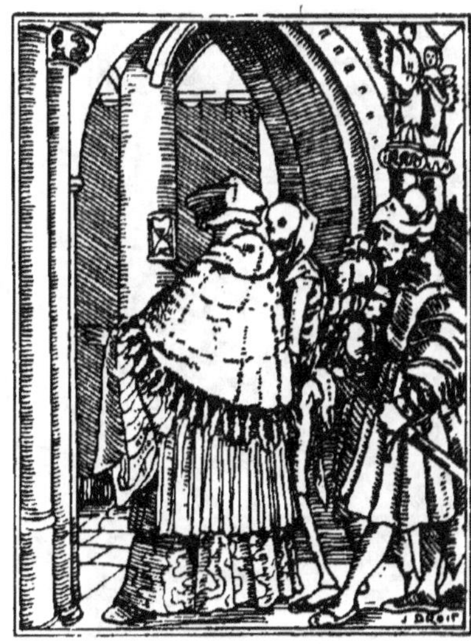

Le Chanoine.

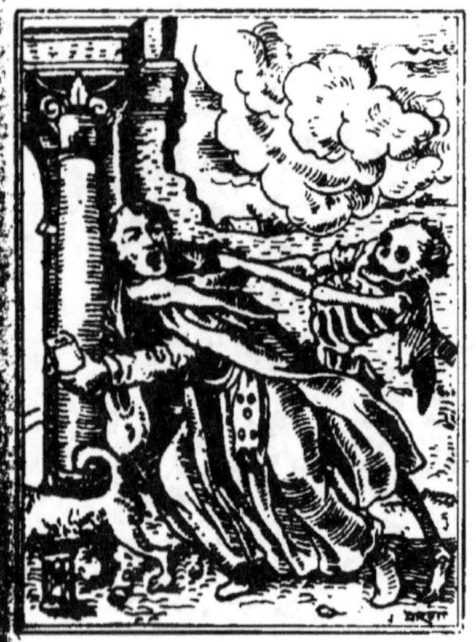

Le Frère questeur.

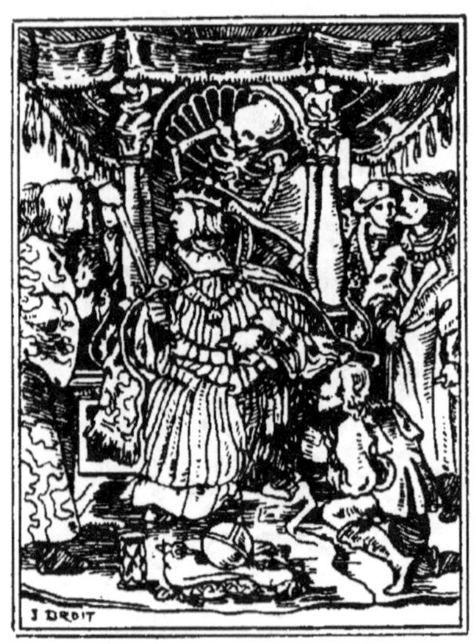

L'Empereur.

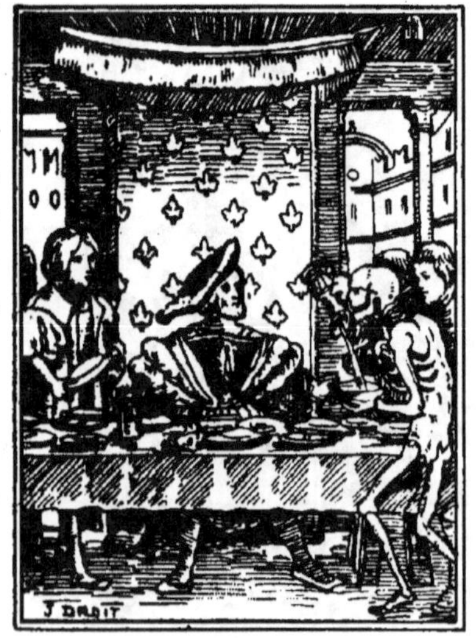

Le Roi.

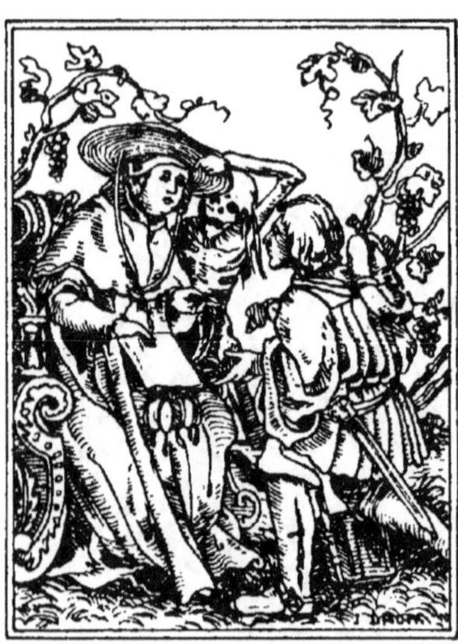

Le Cardinal.

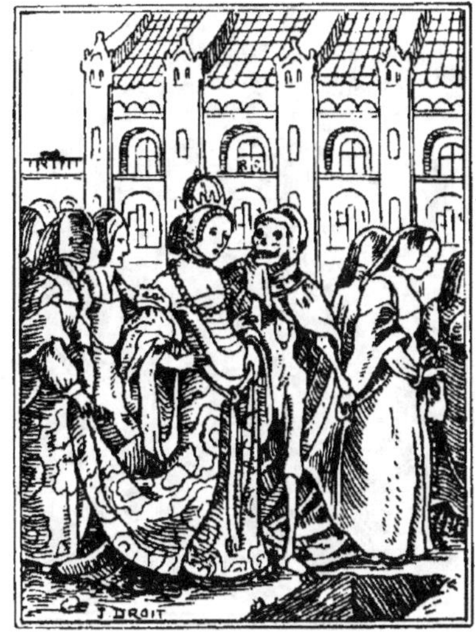

L'Impératrice.

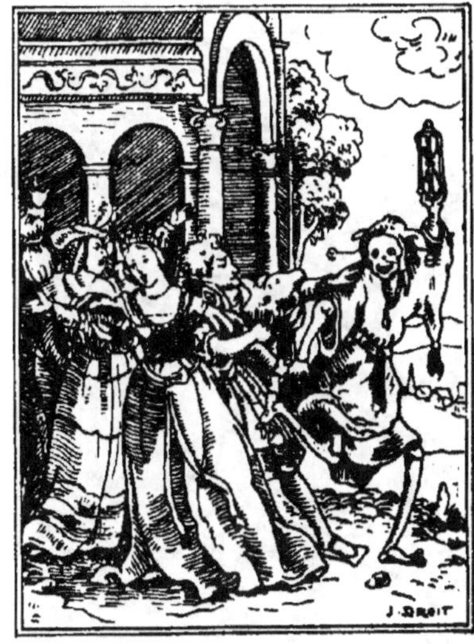

La Reine.

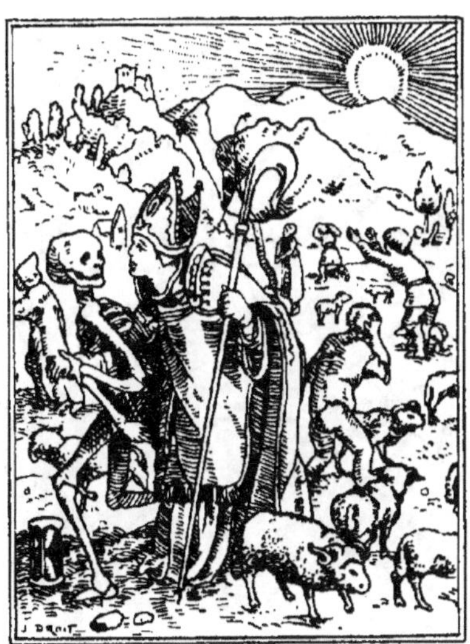

L'Evêque.

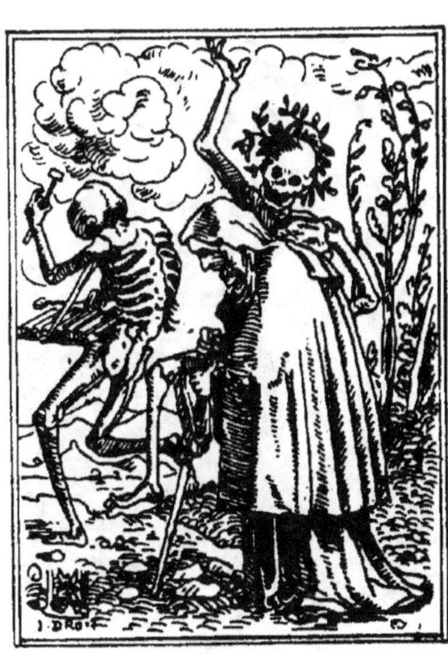

La Vieille.

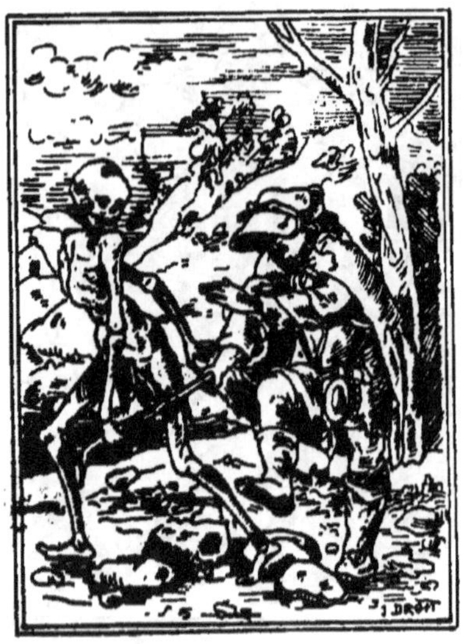

L'Aveugle.

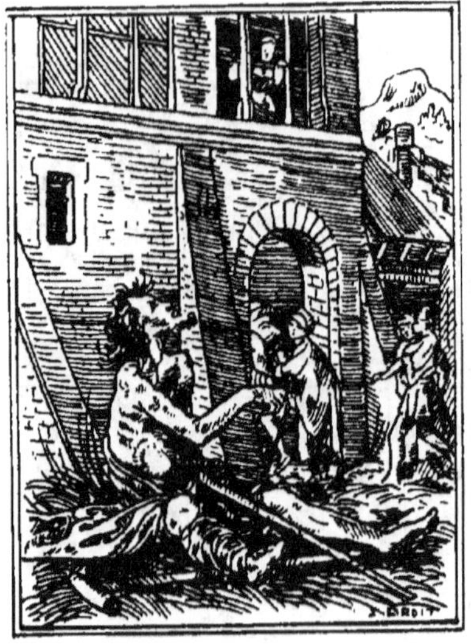

Le Mendiant.

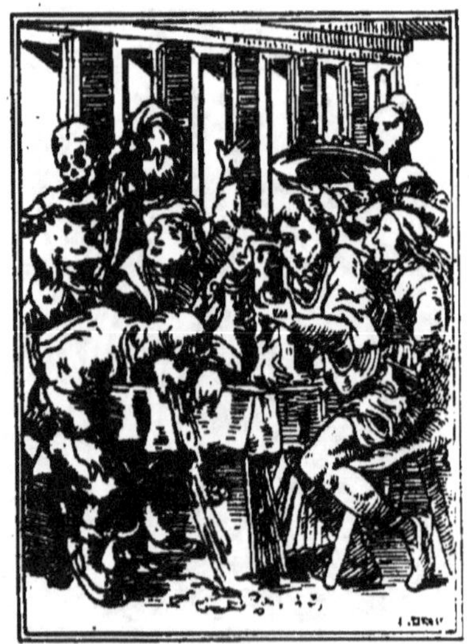

Les Ivrognes.

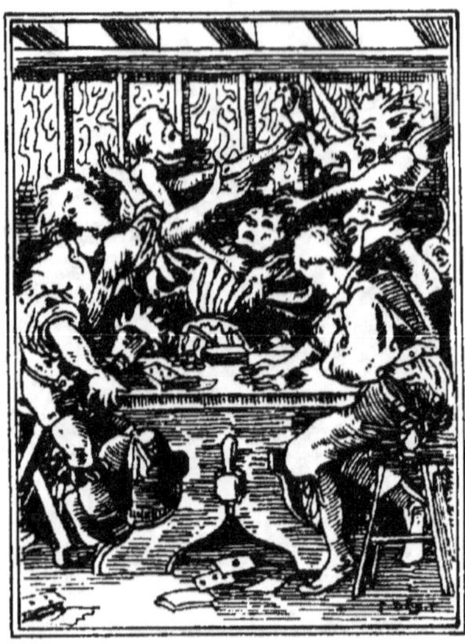

Les Joueurs.

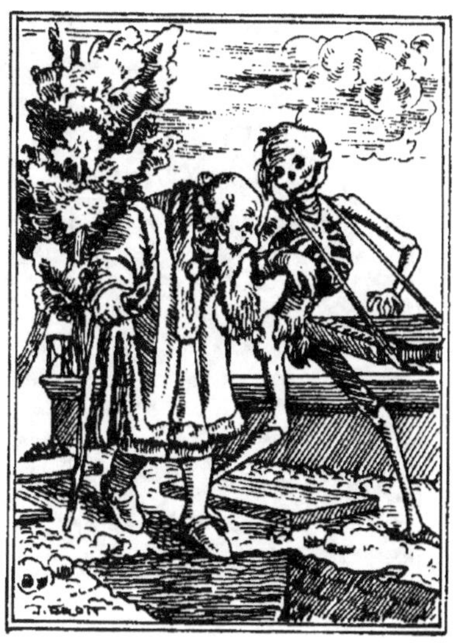

Le Vieillard.

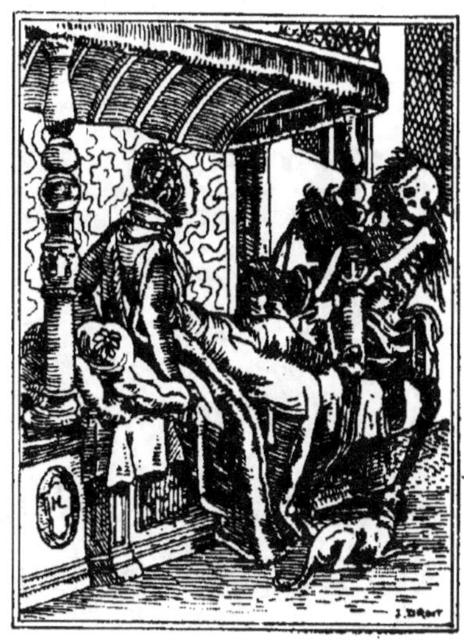

La Duchesse.

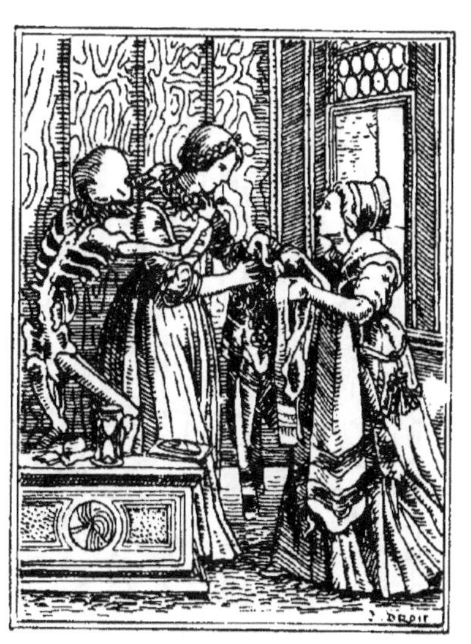

La Comtesse.

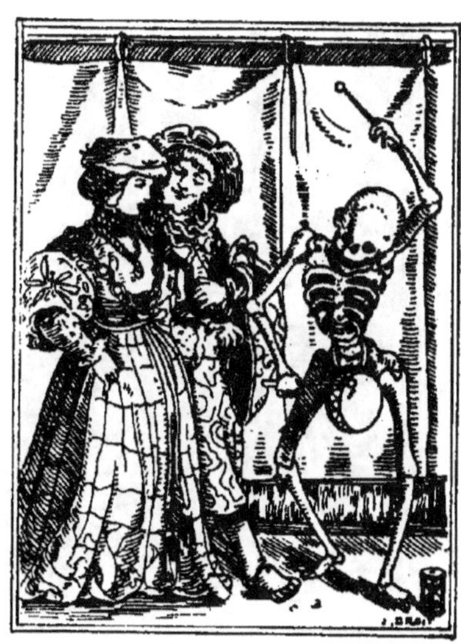

Les Mariés.

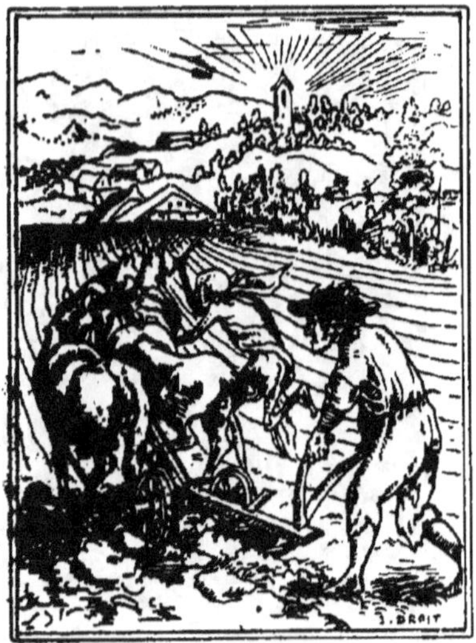

Le Laboureur.

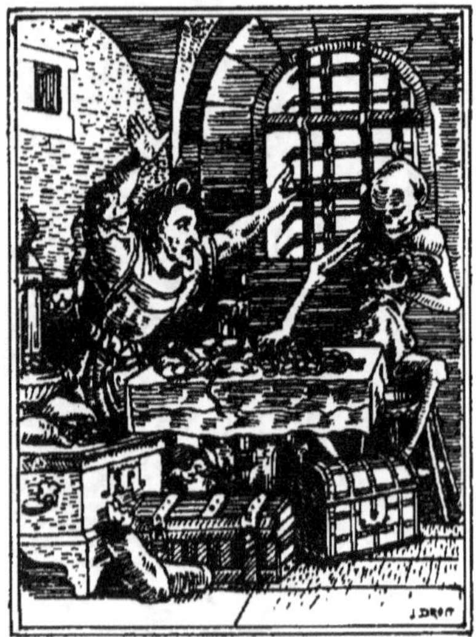

L'Avare.

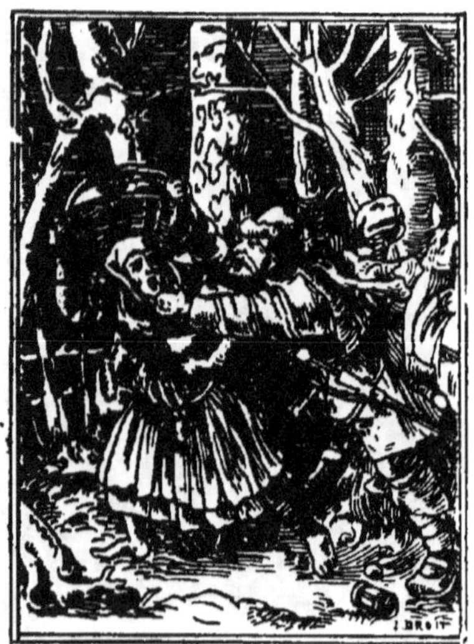

Le Voleur

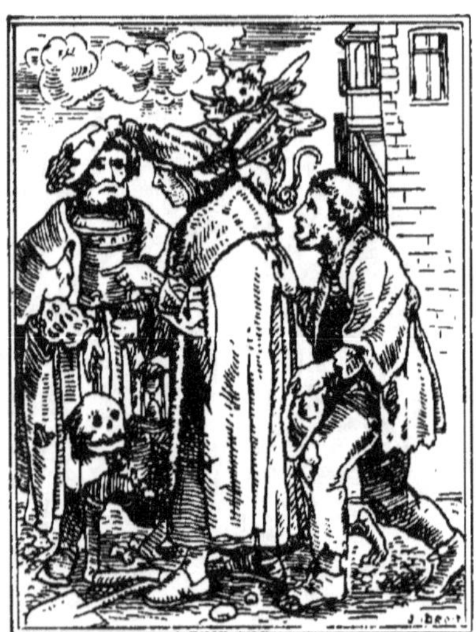

Le Conseiller.

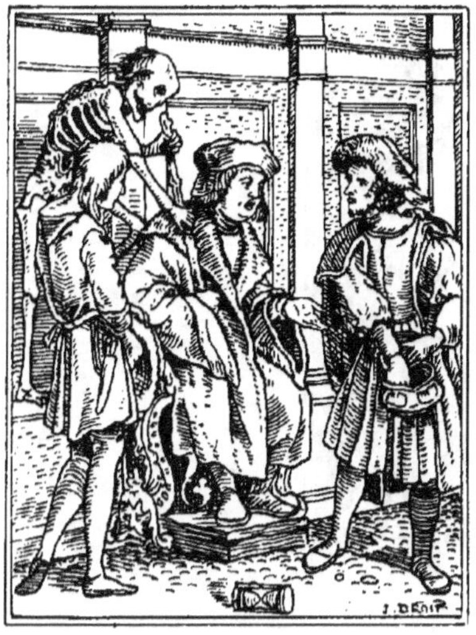

Le Juge.

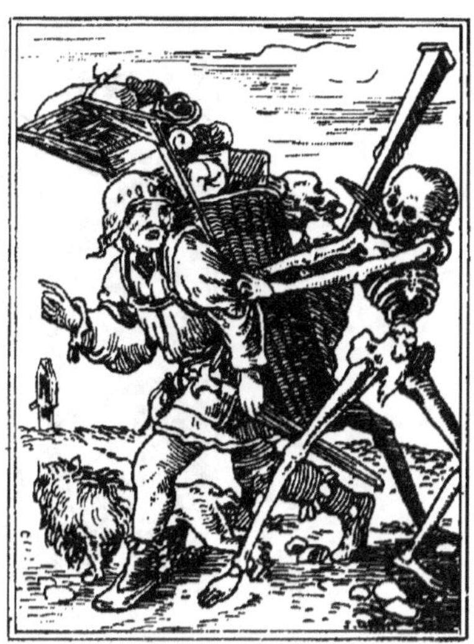

Le Colporteur.

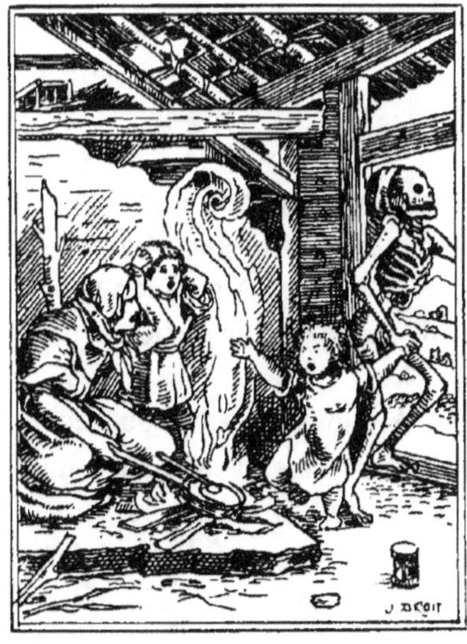

L'Enfant.

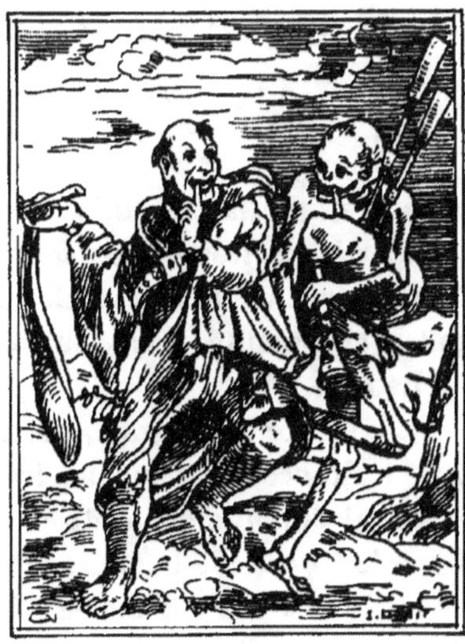

Le Fou.

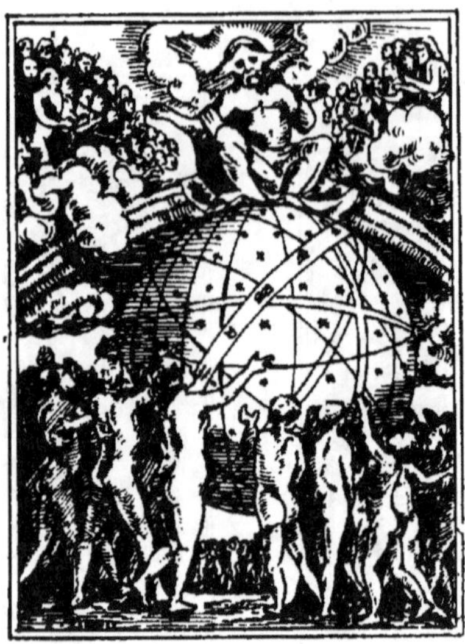

Le Jugement dernier.

LA DANSE
MACABRE RÉVOLUTIONNAIRE

Tandis que la révolution russe grandit chaque jour et menace d'emporter le trône des tsars, nous pouvons exhumer un document, datant d'un demi-siècle, et que les événements du jour rappellent à l'actualité : nous voulons parler de la danse révolutionnaire de Rethel.

Cette œuvre magistrale, populaire en Allemagne, est peu connue en France ; elle fut inspirée à l'artiste par les événements de 1848, qui eurent au delà du Rhin une répercussion considérable. Dans le duché de Bade, dans la Saxe, des insurrections éclatèrent, dictées par le même élan libéral : elles furent étouffées dans le sang. Rethel a voulu précisément montrer, par le symbole de l'image, comment le peuple, entraîné par ses mauvais bergers, paie toujours, en temps de révolution, les violons de la danse.

Et quelle danse ! — danse macabre s'il en fut, et bien digne d'un Holbein moderne. C'est une tragédie en cinq actes avec prologue, que l'artiste allemand a voulu représenter, et que le poète Robert Reinick a traduite en vers émouvants.

Prologue. — Un démon sort de terre, tel Lazare ressuscitant ; un chœur de femmes l'entoure ; elles viennent de ligoter la Jus-

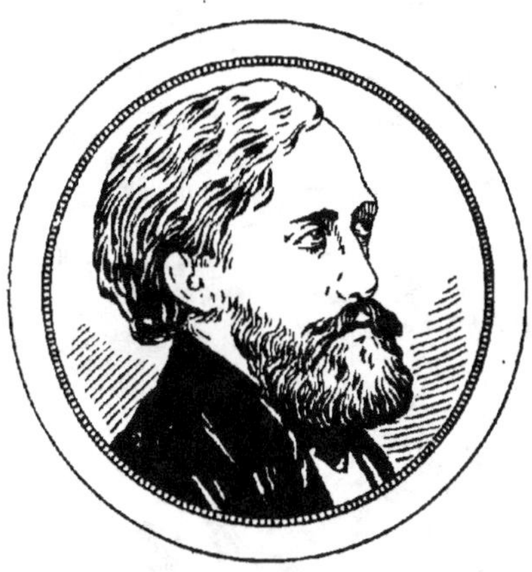

Alfred Rethel.

tice à laquelle elles ont volé ses attributs ; elles les offrent à la Mort-Méphisto. La Malice lui tend le glaive ; le Mensonge masqué, la balance ; la Vanité place sur son crâne hideux le chapeau à plumes ; la Folie tient son cheval sellé ; le Meurtre apporte sa grande faux : — « Voici, peuples, l'homme qui vous rendra tous libres et égaux ! »

Premier acte. — Par un clair matin d'été, le funèbre cavalier se dirige vers la ville ; il est radieux d'espérance ; la plume rouge de son chapeau est avivée par le soleil ; sa faux étincelle comme l'éclair, le cheval gémit, les corbeaux croassent, les femmes s'enfuient...

Deuxième acte. — Dans une auberge de la ville. Le voyageur pérore, pendant que ses auditeurs boivent du schnaps : — « A la santé de la République ! s'écrie-t-il. Que pèse une couronne ? Pas

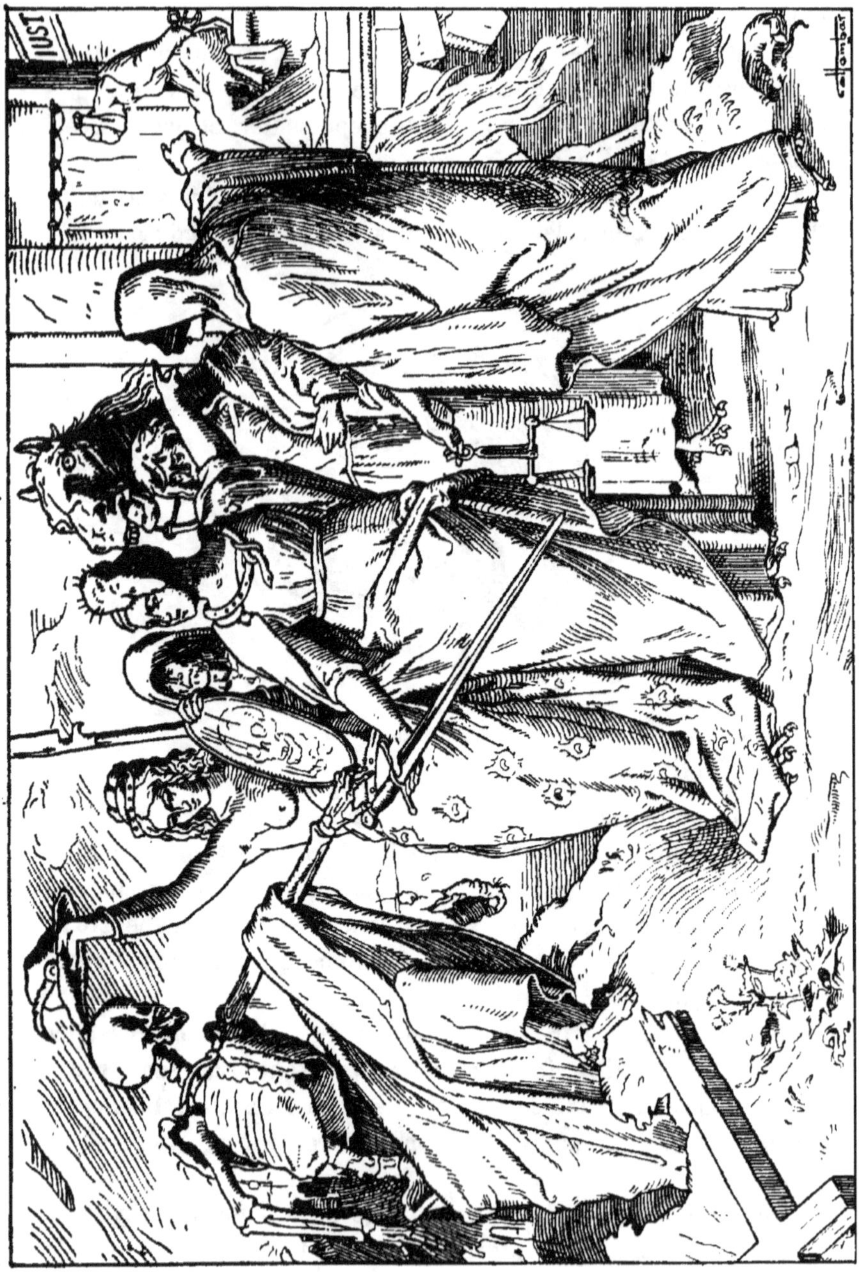

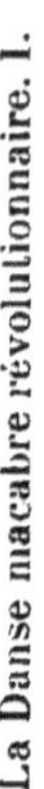

La Danse macabre révolutionnaire. I.

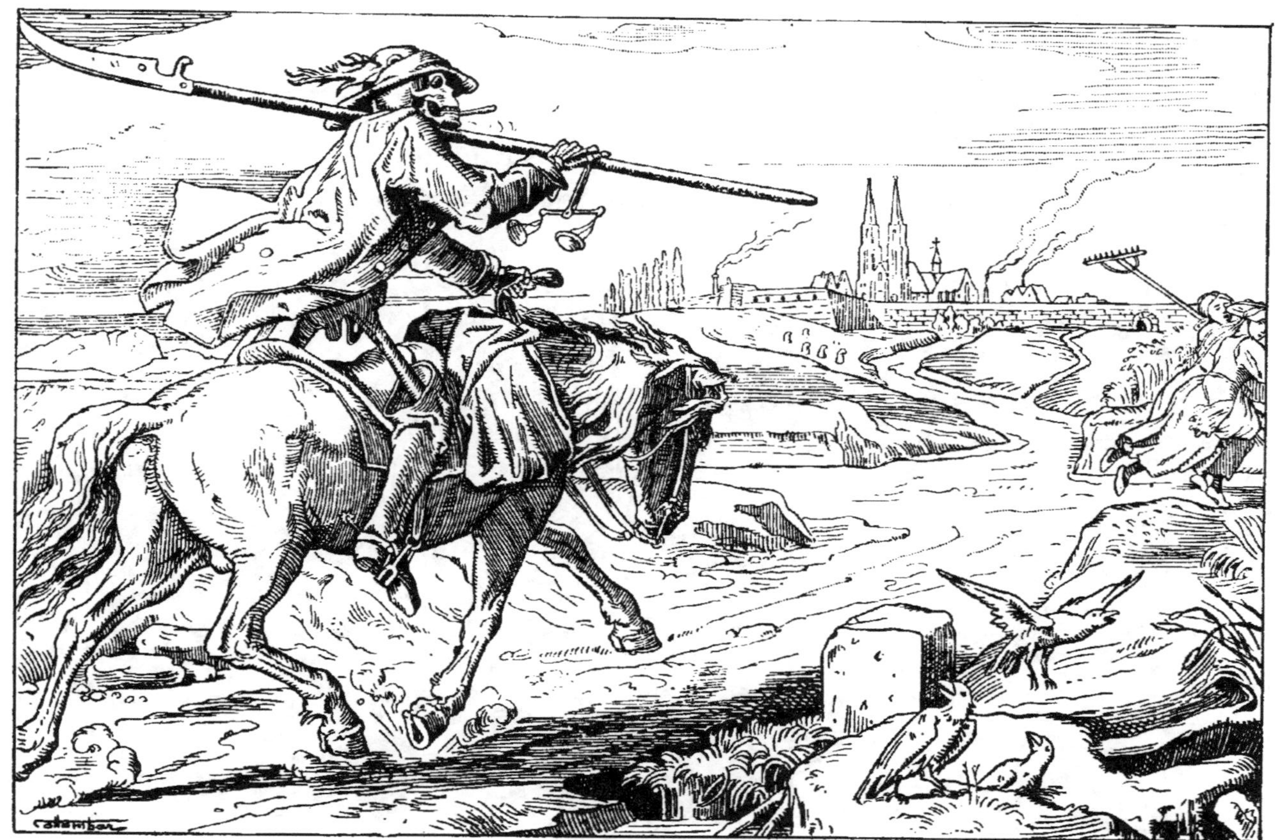

La Danse macabre révolutionnaire. II.

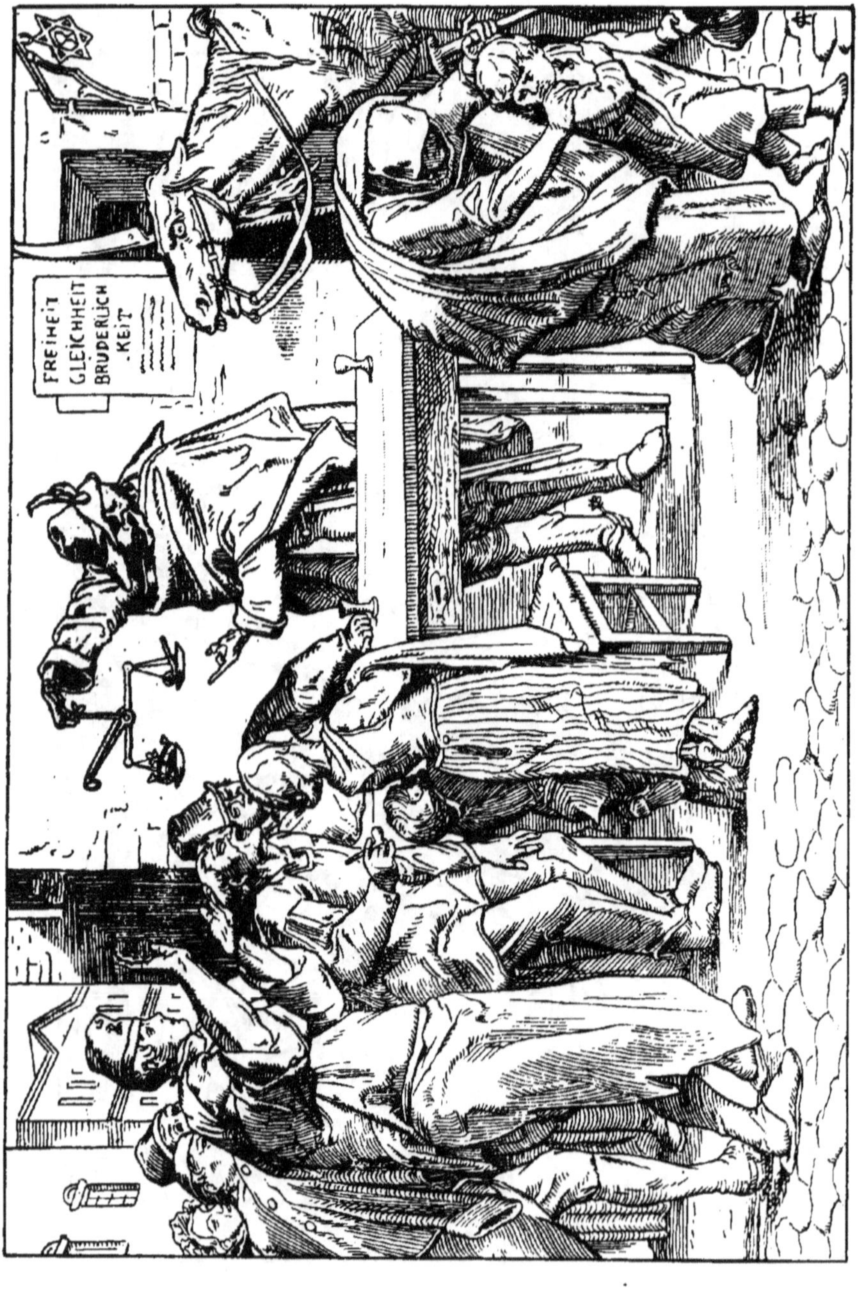

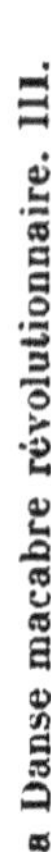

La Danse macabre révolutionnaire. III.

plus qu'une vieille pipe ! » Et pour le prouver, il prend sa balance, met les deux objets sur les deux plateaux ; il fait la pesée en tenant solidement, non pas l'anneau, mais l'aiguille de la balance !

— « Que vous disais-je ? Couronne ou pipe pèsent le même poids. Pourquoi supportez-vous le despotisme de la couronne ? — C'est notre homme ! s'écrie le peuple. Suivons-le ! » Une femme aveugle se détourne ; c'est la Justice.

Troisième acte. — La Révolution fait son œuvre ; le peuple a suivi son berger : « *Liberté ! Égalité ! Fraternité !* » Les pierres pleuvent, « *Vive la République !* » Les flammes jaillissent, l'incendie fait rage. Alors la Mort, qui s'est ceinte d'une écharpe de représentant, brandit un glaive : « Tiens, peuple ! le glaive de la Justice est à toi. Qui donc doit juger les hommes ? Toi, toi seul ! » — « Du sang, du sang ! » répondent toutes les voix.

Quatrième acte. — La barricade. La lutte est terrible, les balles sifflent, la mitraille canonne, les pauvres gueux tombent comme des mouches. Seul, invulnérable, le tribun reste campé fièrement, le drapeau rouge à la main. Brusquement, aux regards glacés des mourants, il entr'ouvre son manteau : l'orateur populaire, le fougueux révolutionnaire qui a soulevé l'émeute et dressé la barricade, — c'était la Mort !

Cinquième acte. — La Mort ayant achevé son œuvre détestable, remonte sur son cheval et s'en retourne ; sur son passage, les vivants pleurent, les agonisants, hurlent, les cadavres gisent lamentablement ; l'œil méprisant, le héros de la République rouge regarde ce champ de désolation ; une fois de plus, il est venu, il a séduit, il a vaincu.

Et le poète Reinick ajoute, en manière de morale à cette tragique histoire qui est celle de toutes les Révolutions : « O Liberté, le meurtre n'est pas ton guide ; la gloire resplendira quand s'éteindra le flambeau de l'égoïsme humain. O Égalité ! n'existes-tu que dans la mort ? Non, car l'aurore luit pour tous, et tous les bons cœurs sont égaux. O Fraternité ! trésor de la cité, on t'a outragée, déshonorée, changée en torche d'assassinat. Retourne au ciel d'où tu as pris ton élan... »

. . . .
. . . .

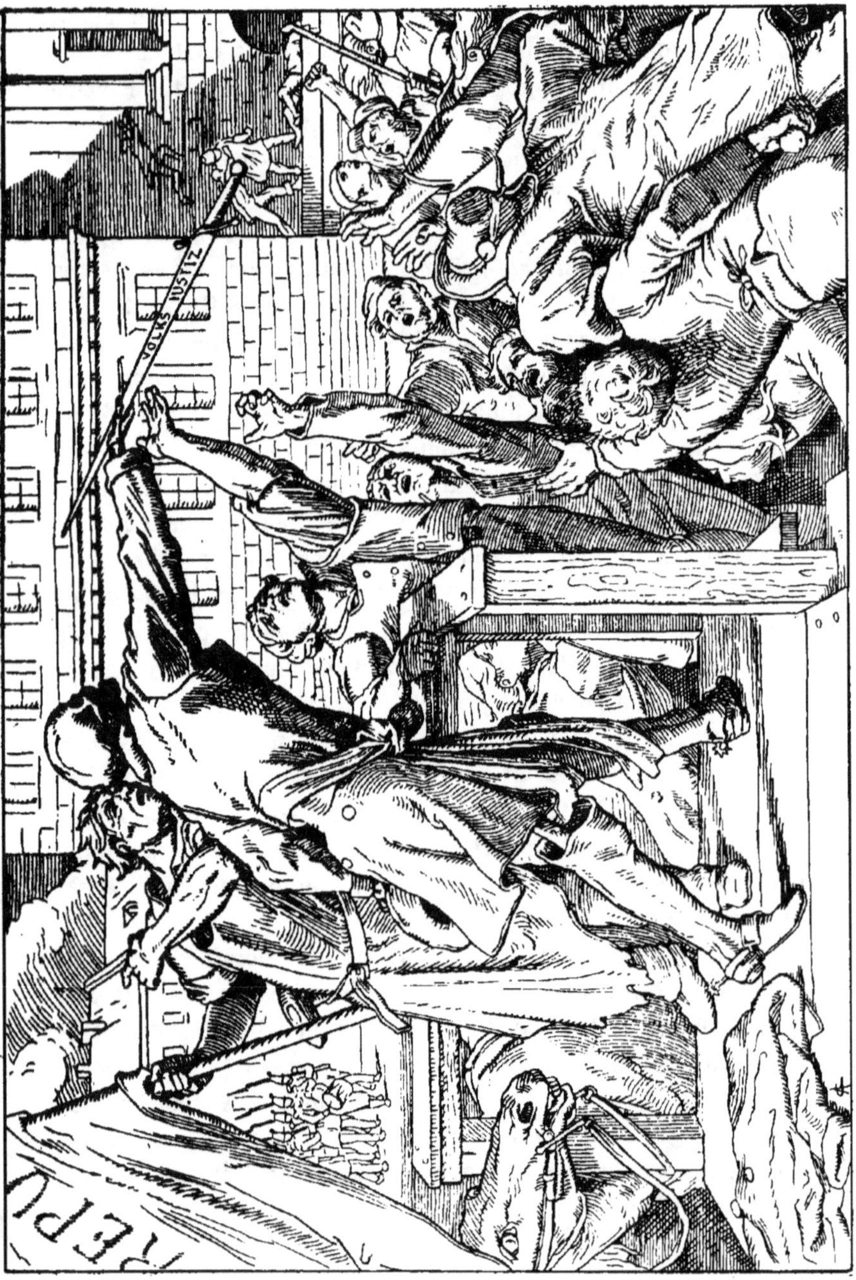

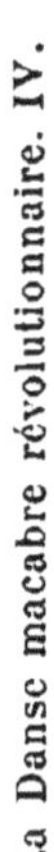

La Danse macabre révolutionnaire. IV.

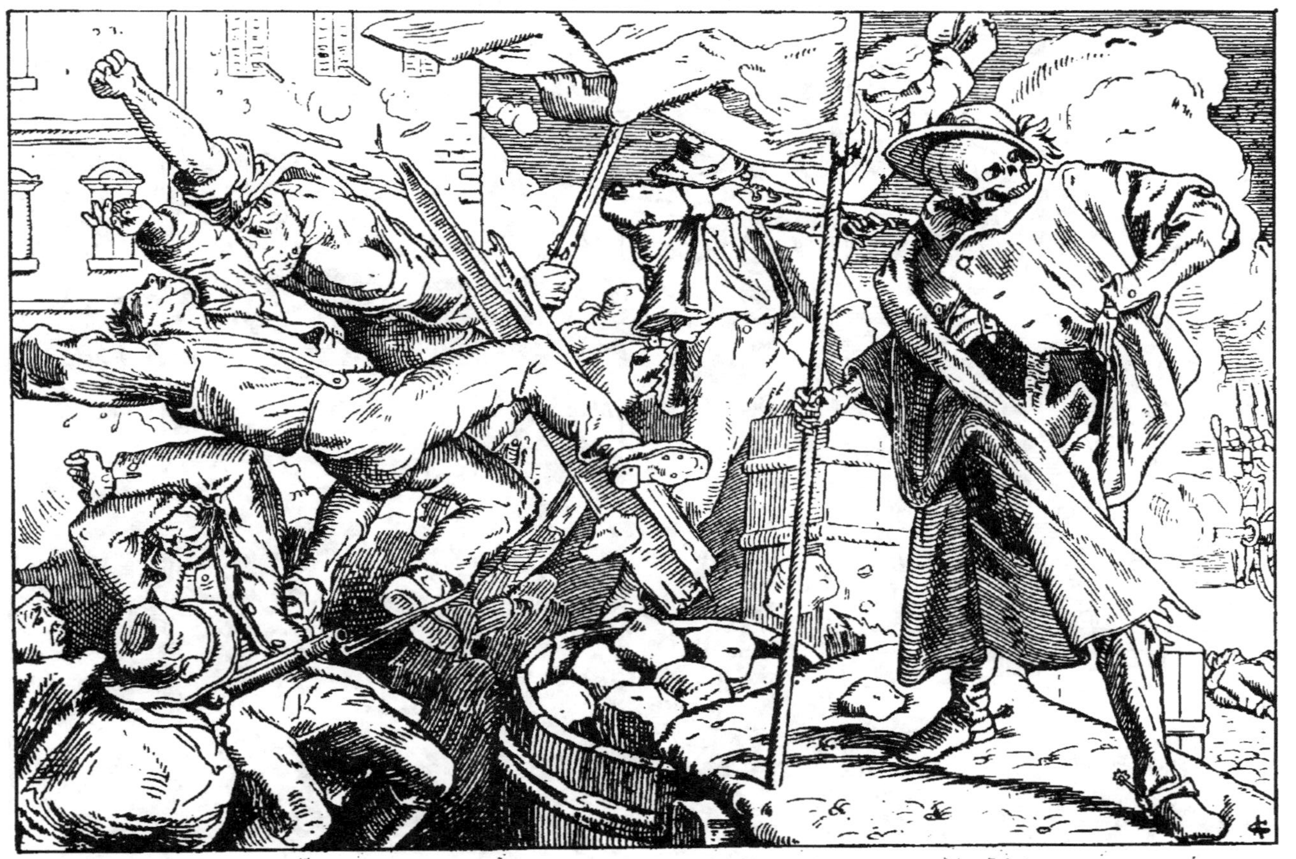

La Danse macabre révolutionnaire. V.

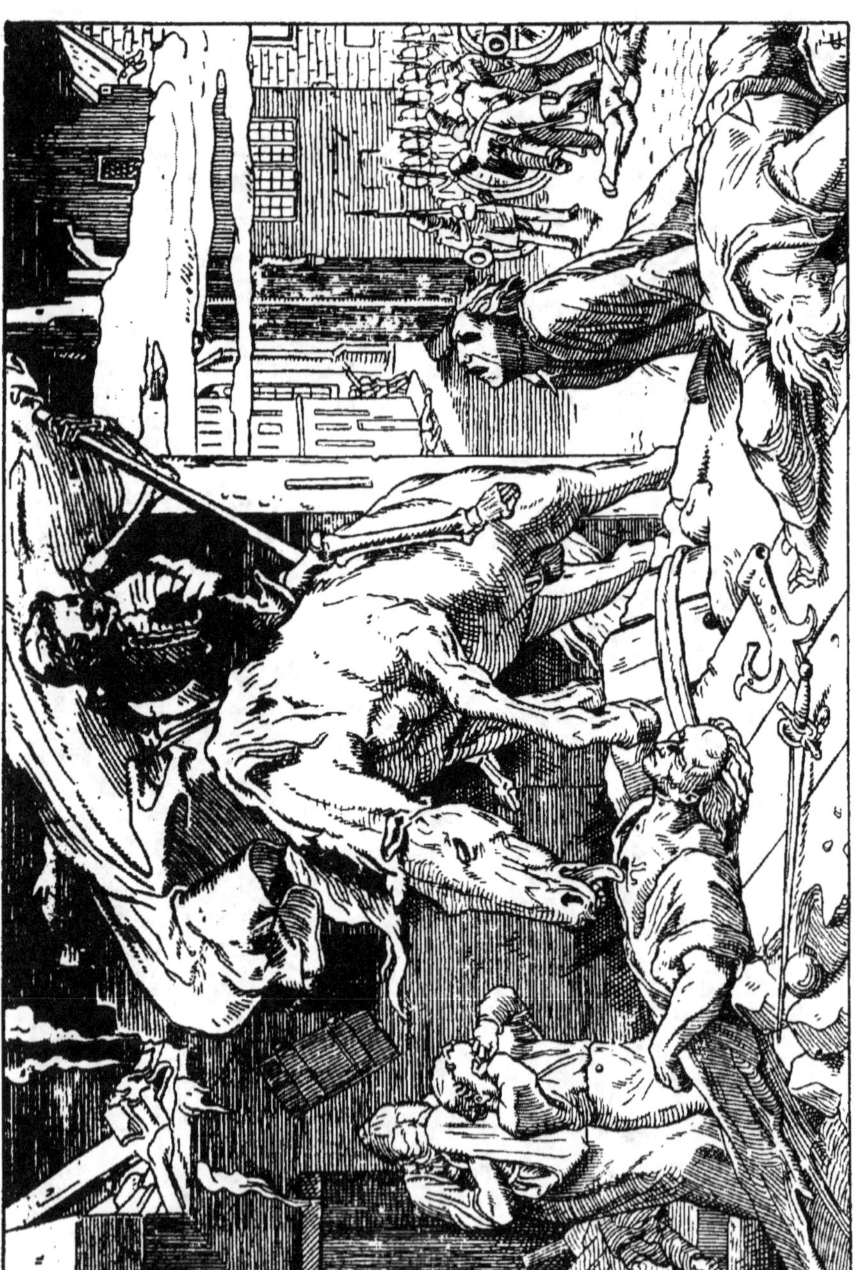

La Danse macabre révolutionnaire. VI.

Il est inutile, croyons-nous, de développer plus longuement ce symbole pessimiste. Mais qu'on nous permette d'insister sur la façon magistrale dont Rethel l'a traité. La Mort, tantôt ricanante, tantôt séductrice, tantôt méprisante, n'est pas représentée sous la forme d'un squelette étique. Comme Holbein, Rethel a imaginé une Mort romantique ; soit qu'elle galope, excitée par le cliquetis de ses armes, soit qu'elle prêche la cause de la révolte, soit qu'elle s'affuble d'une écharpe, elle est chaque fois un personnage méphistophélique, de facture bien allemande, traditionnel, classique, pour ainsi dire. La plus étrange de toutes ces figures est certainement celle du cheval apocalyptique, buveur de sang, qui hennit de joie à la vue des cadavres couchés par la malice de son maître. Quant aux victimes, elles sont tristement, lamentablement humaines, prolétaires crédules et naïfs, éternels gogos de la duperie politique.

Quel amer pessimisme se dégage de ces six planches ! Quelle leçon en image à ceux qui frémissent impatiemment sous un joug toujours trop lourd ! Est-ce donc un vieillard désabusé qui a tracé ces immortels dessins, un homme vieilli par les désillusions, les déboires, les injustices sociales ? Du tout : Alfred Rethel avait trente-deux ans, lors des révolutions allemandes de 1848 qui lui inspirèrent cette sobre tragédie pour théâtre d'ombres.

LA MORT DANS L'ART

A côté de l'allégorie, du symbole, de la fiction, la réalité. Nombreux aussi sont les documents iconographiques consacrés à la sombre déesse. Si nous en exceptons les scènes de la Passion, nous trouvons, en feuilletant les collections d'estampes ou en parcourant les musées d'Europe, une quantité considérable de sujets macabres. Nous n'avons que l'embarras du choix.

Tout d'abord, une des toiles mortuaires les plus célèbres : *le Tintoret peignant sa fille morte* qui fut le clou du Salon de 1843.

Les critiques en renom, Paul Mantz, Théophile Gauthier, ne
ménagèrent pas l'auteur qui chercha et obtint un effet d'éclairage
violent en plaçant entre la lampe mortuaire et le visage de la jeune
fille un rideau rouge. Cependant ce dessin reste irréprochable et
la morte présente bien cette flaccidité des chairs, ce manque de
tonus musculaire dans lequel la surprendra la rigidité cadavé-

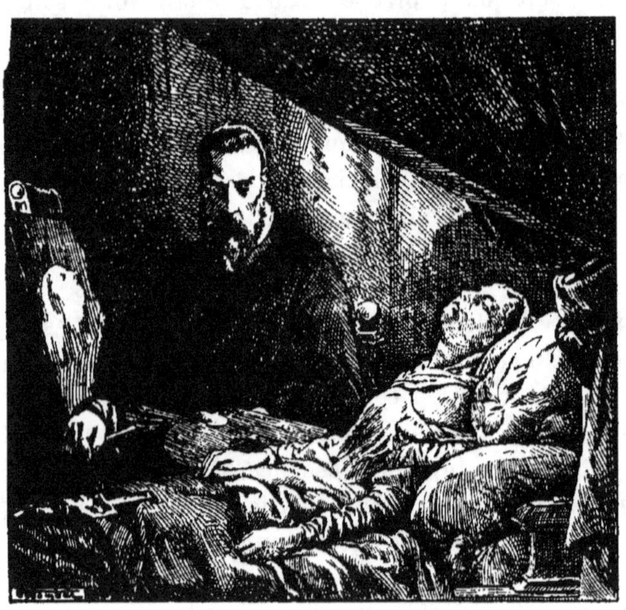

LÉON COGNIET. — Le Tintoret peignant sa fille morte
(*Musée de Bordeaux.*)

rique. Ce tableau, maintes fois reproduit, figure au musée de Bordeaux dont il est une des meilleures toiles.

A rapprocher de celui-ci l'*Anatomiste* du peintre allemand Max,
tableau exposé à la galerie de Munich. Ainsi qu'on peut s'en
rendre compte, il est d'un saisissant effet. Le savant, profondément absorbé dans la contemplation de son admirable sujet,
songe longuement ; cherche-t-il à percer quelque mystère inconnu
ou bien s'attriste-t-il devant la mort de cette nouvelle Ophélie? Par
d'heureux effets de lumière, les deux personnages présentent un
contraste violent. Très sobrement traitée, cette toile tient une

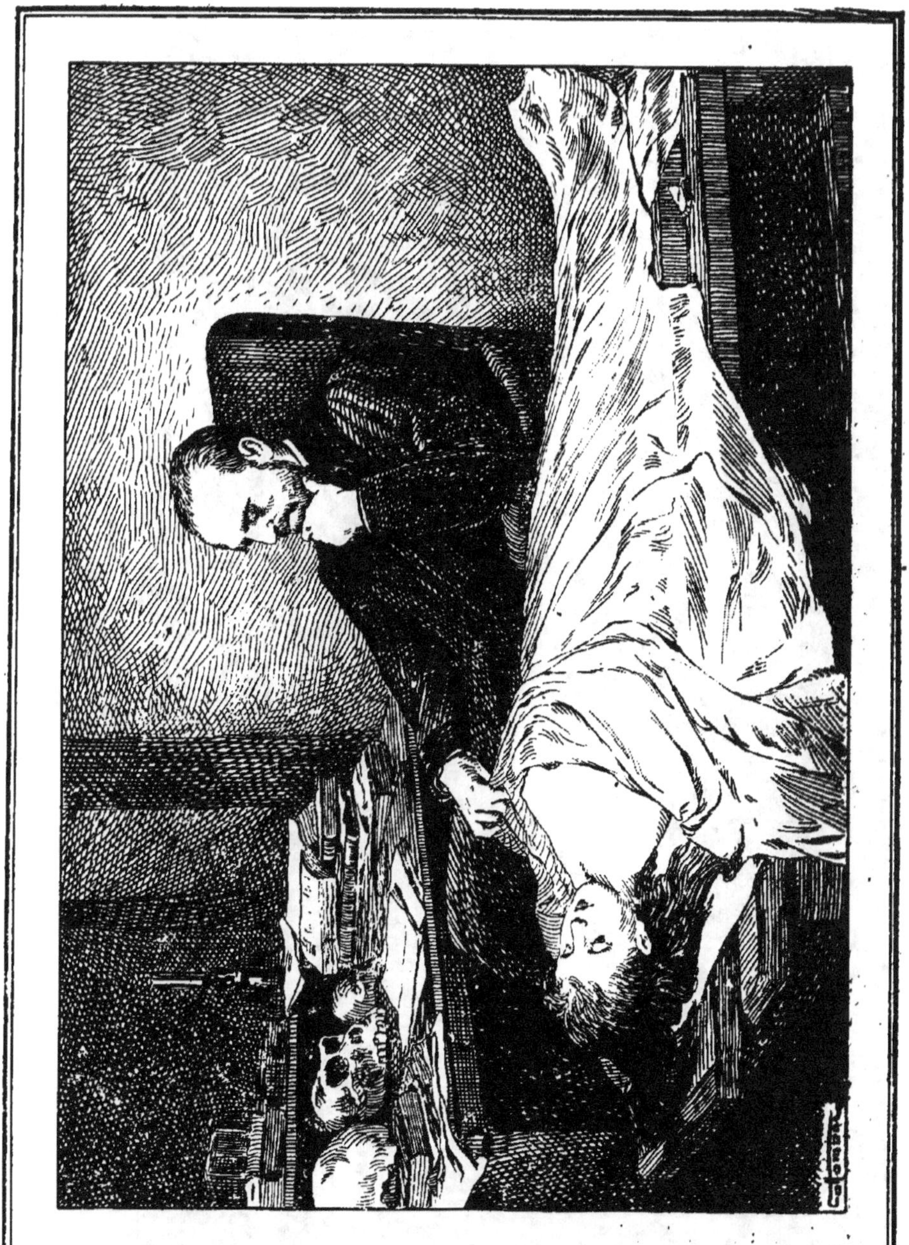

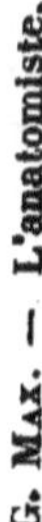

G. Max. — L'anatomiste.

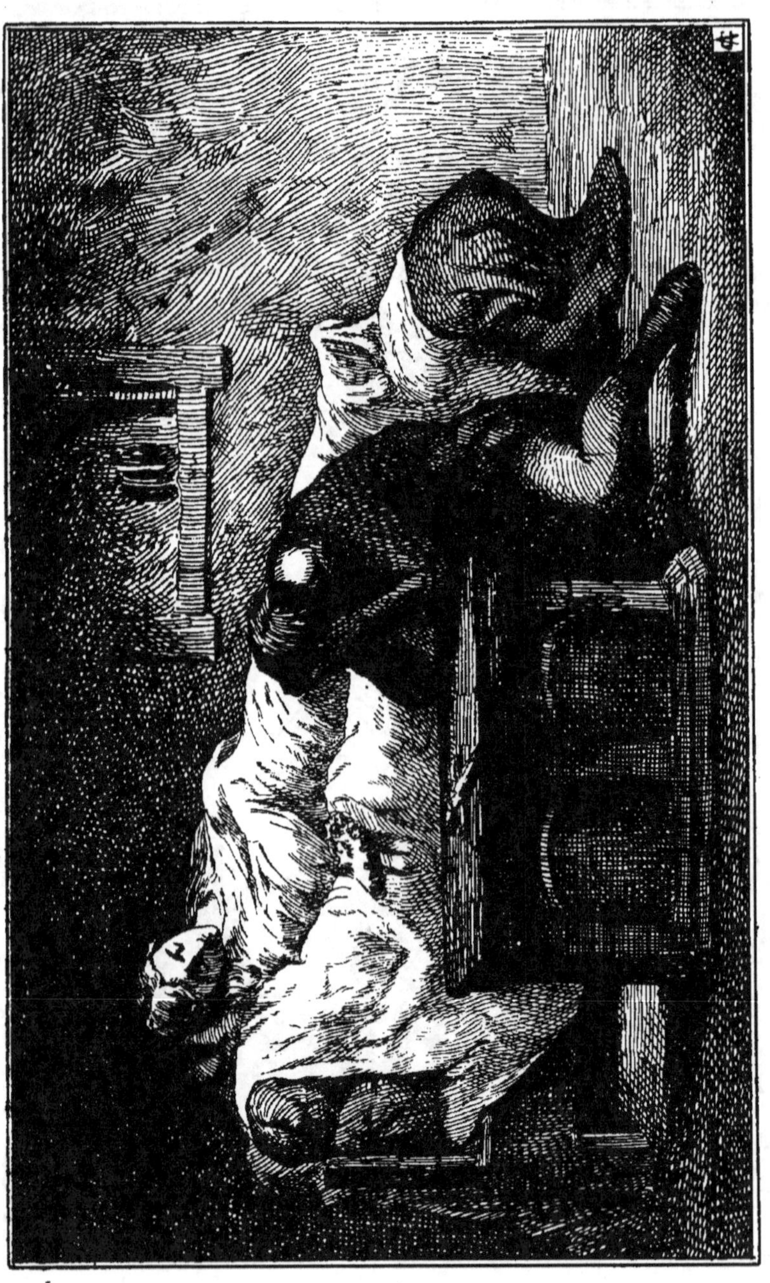

La Morte.

bonne place dans la collection des œuvres allemandes modernes. Cependant on peut reprocher à l'artiste un souci médiocre de la vérité. La morte semble tout juste endormie, et seule, son immobilité est cadavérique... Mais son visage est resté vivant et ne porte aucun signe de la mort.

La Morte, d'un auteur inconnu, que nous donnons ci-contre, est traitée avec la même méthode : opposition de lumière, sobriété dans le dessin, émotion profonde se dégageant de l'œuvre. Celle-ci nous paraît du reste bien supérieure à la précédente. Le linceul dont est enveloppé le cadavre laisse deviner les formes du corps, la tête trop lourde, incline vers l'amant désolé, comme pour lui murmurer une dernière consolation.

❖

Le Chemin de la Mort de Trigoulet est d'un symbolisme saisissant, rappelant celui du monument de Bartholomé au Père-Lachaise : une énorme tête de mort ouvre une gueule béante, monstre insatiable vers lequel marche inconsciente l'humanité. Tous sont attirés vers le gouffre : la courtisane, le vieillard, la folle, l'artiste, les saintes femmes et les hommes pieux... Des ossements gisent à terre, carcasses effritées de ceux qui ont précédé les pèlerins de la Mort... Scène lugubre, tragique, mais d'une haute philosophie et traitée avec un art consommé.

La mort comme l'amour fut toujours une bonne inspiratrice des artistes, tant il est vrai que la peur du trépas est l'idée fixe, angoissante, qui torture l'esprit humain, lorsqu'il veut s'échapper vers l'infini.

❖

Voici maintenant un échantillon de *gisant* :

Tous les touristes qui ont visité la cathédrale de Rouen ont assurément admiré le monument funéraire du duc de Brézé, le malheureux mari de Diane de Poitiers. Ce tombeau, un des chefs-d'œuvre de la Renaissance française, attribué à Jean Goujon et à

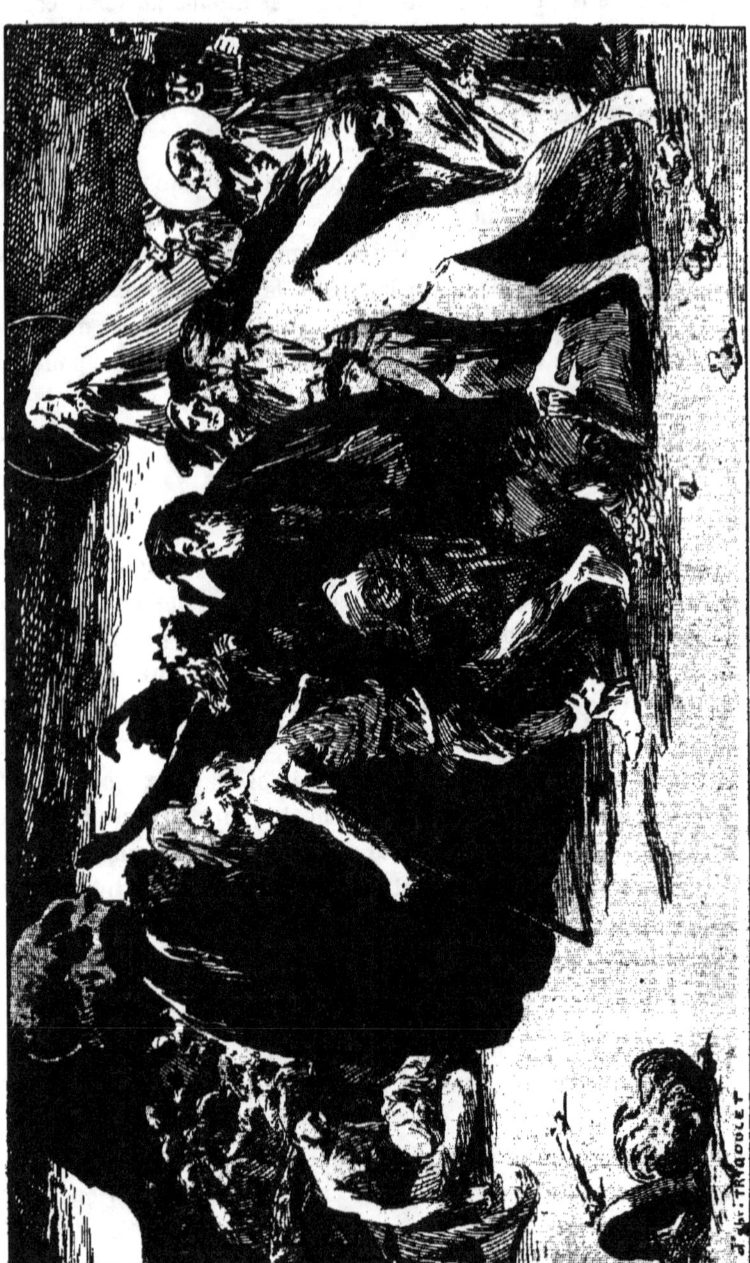

E. TRIGOULET. — Le Chemin de la Mort.

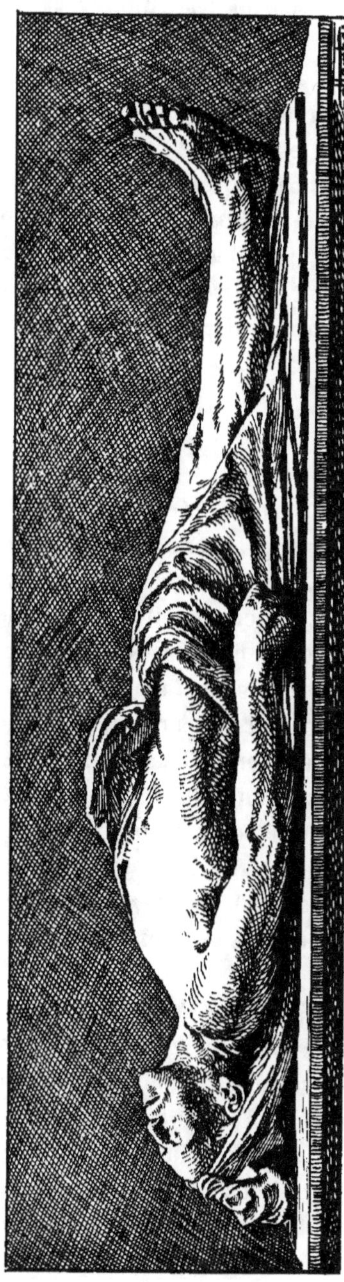

Jean Goujon. — Statue funéraire de Louis de Brézé (*Cathédrale de Rouen*).

Jean Cousin, comporte, parmi les enjolivures, les dentelles de pierre, les statues pleines de grâce et de force, un macabre *gisant* ; l'illustre duc est représenté couché, nu, à l'état demi-squelettique ; la mort a fait son œuvre depuis quelque temps déjà, la tête offre les méplats et les saillies caractéristiques, et sur les membres, les chairs, en partie disparues, laissent place aux tendons. Le bedeau qui fait visiter l'église ne manque pas d'ajouter que ce gisant est considéré comme le modèle du genre. Du reste, on peut en voir une reproduction à l'École des Beaux-Arts ; rarement la statuaire a atteint cette perfection dans la vérité anatomique.

❧

Les squelettes tiennent également, dans cette iconographie mortuaire, une bonne place. Outre les *gisants*, qui servaient à la décoration d'un monument funéraire, il faut signaler les différents squelettes qui ornaient les cimetières : c'était ainsi qu'au cimetière des Innocents, à Paris, se trouvait la statue dont voici ci-contre la reproduction ; il est à remarquer que ces squelettes étaient rarement complètement décharnés ; l'artiste tirait de plus grands effets en montrant un corps à l'état de demi-composition. C'est ainsi que celui-ci présente encore des muscles aux bras et aux membres inférieurs et que les côtes ne sont pas entièrement libérées ; la paroi abdominale existe encore. Cette curieuse statue, qui date du seizième siècle, est aujourd'hui au Musée du Louvre.

Les deux squelettes de Michel-Ange, modelés en cire, que l'on peut admirer à Saint-Pétersbourg, sont saisissants d'expression horrible et douloureuse. Ils rappellent par l'épouvante de leur rictus, les momies de la Tour Saint-Michel, à Bordeaux, dont quelques-unes, dit-on, proviennent de corps enterrés vivants. Remarque singulière : Michel-Ange, en modelant la tête de ces squelettes, leur a laissé une quantité notable de cheveux, ce qui ne s'explique pas, étant donné que les os sont presque entièrement dépouillés de leur chair.

18

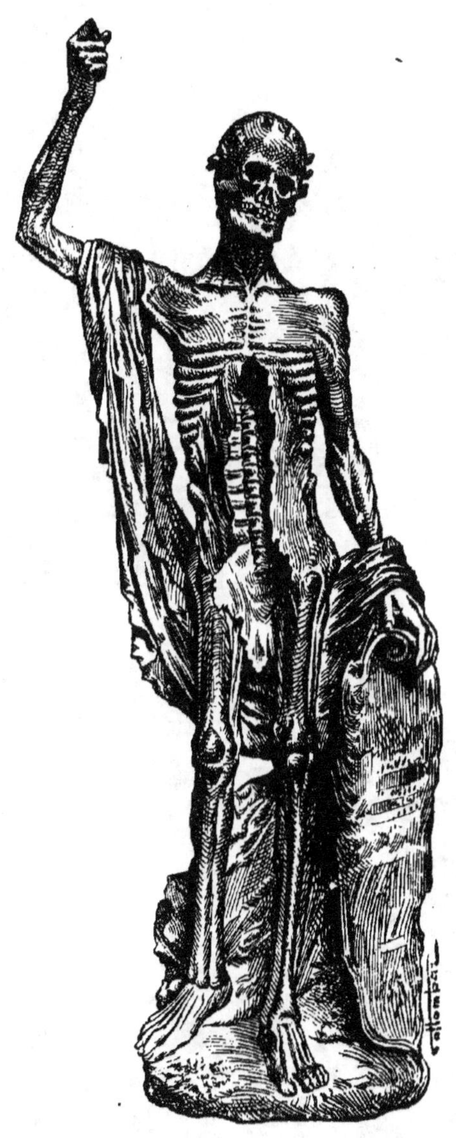

Commencement xvie siècle. — Ecole Française
Squelette du Cimetière des Innocents. — *Musée du Louvre.*

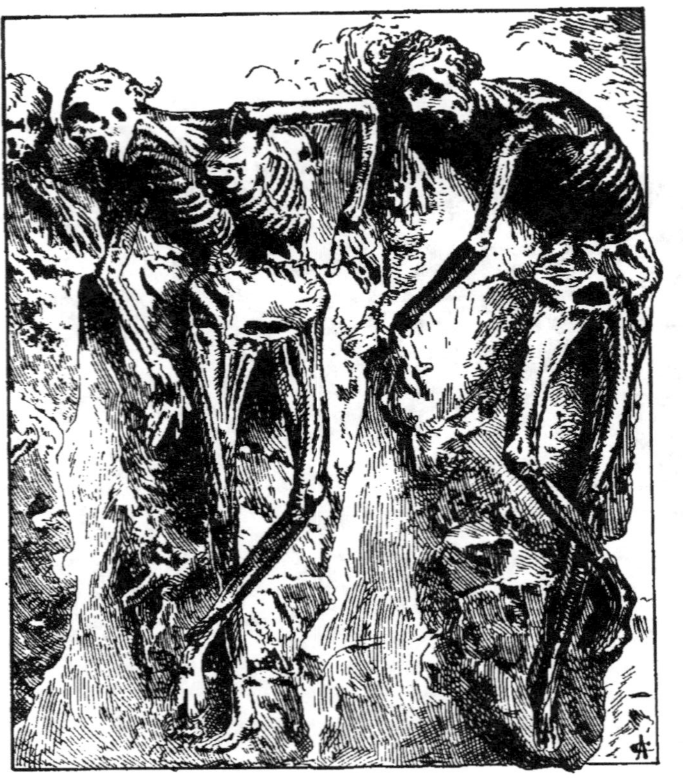

MICHEL-ANGE. — Squelettes, cire (Saint-Pétersbourg).

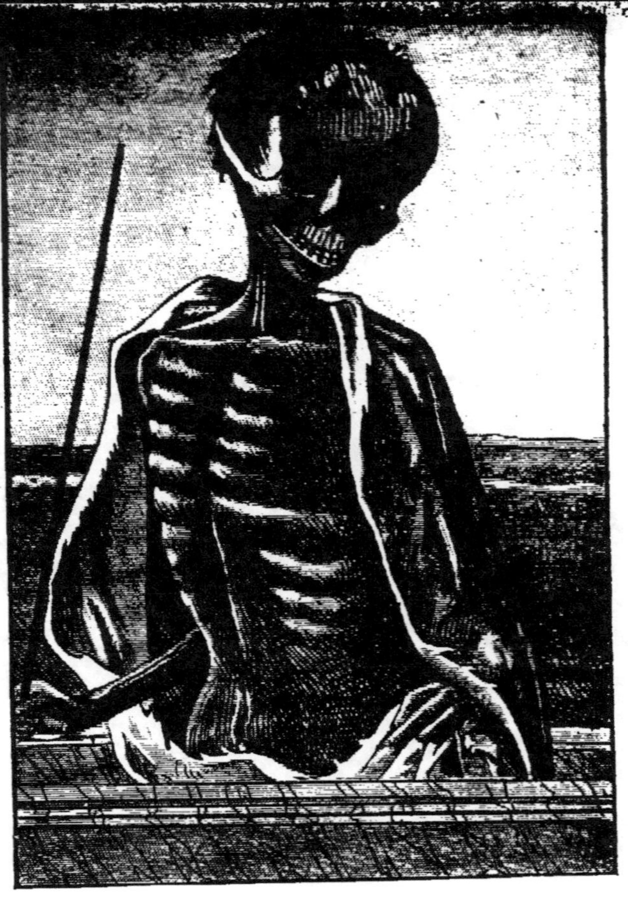

La Mort Médecin. Miniature d'un Livre d'Heures du XVᵉ siècle.

Enfin signalons la miniature originale d'un Livre d'Heures du quinzième siècle : elle représente la *Mort médecin*. Elle date du temps où il fut enfin licite aux démonstrateurs d'anatomie d'ouvrir des cadavres pour faire leurs cours aux élèves. La mort était donc utile à l'enseignement de la chirugie et de la médecine. C'est pour fixer ce souvenir que l'artiste a inauguré cette singulière allégorie qui ne paraît guère à sa place dans un Livre d'Heures, lu par quelque dame galante de Brantôme.

LES COUTUMES FUNÈBRES
DES LATINS ET DES ÉTRUSQUES

Les funérailles latines avaient un développement et une importance considérables, dont la Chine seule nous offrirait aujourd'hui l'image.

Pendant sept jours, le mort est laissé dans sa maison, personne ne peut l'approcher. Puis, passé ce délai, on procède à la purification du local (balayage avec un balai sacré, immolation d'une truie, etc.) et on règle les obsèques. Le cortège comprenait, comme chacun sait, des pleureurs, des musiciens et des mimes.

Tout d'abord on inhuma les corps ; on arrosait la fosse de vin, on déposait sur le cercueil des fruits et des fleurs, on égorgeait des béliers. Puis la fosse comblée, sur le tertre planté d'arbustes, on dressait le banquet offert aux assistants et aux morts. Le dixième jour, nouveau banquet, nouveaux jeux funèbres. Cet usage des festins sur la tombe se retrouve, nous l'avons vu, chez beaucoup de peuples.

Lorsque l'incinération eut remplacé l'inhumation, on conserva les mêmes habitudes. On simulait un enterrement, on mettait

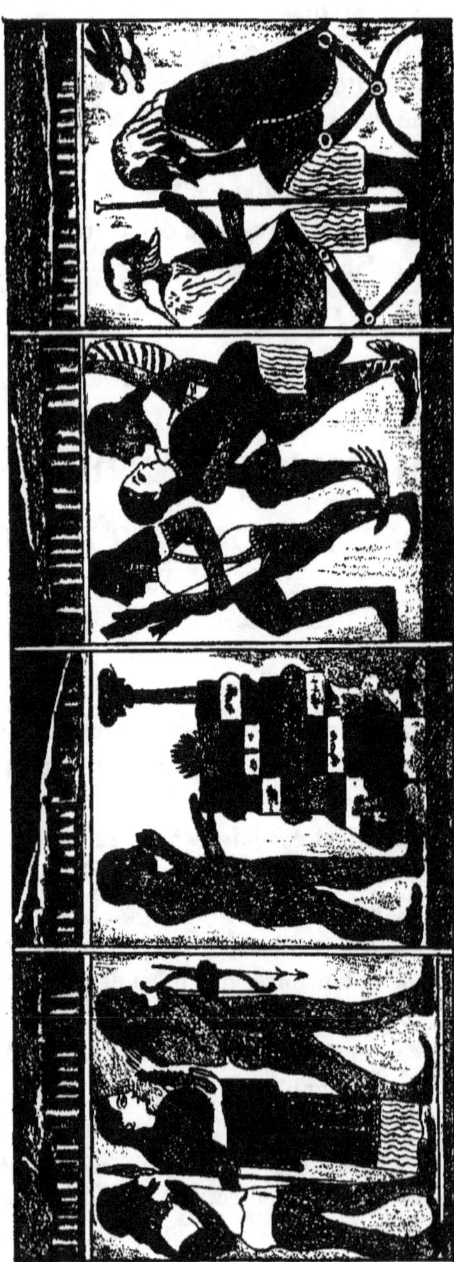

Une procession funèbre. — Plaques peintes trouvées à Cervetri (*Musée du Louvre*).

dans la fosse quelques débris épargnés par le feu, ou bien on enfouissait un doigt préalablement coupé sur le cadavre : on faisait de véritables funérailles à cette *partie réservée* (os resectum).

Les Étrusques pratiquèrent de bonne heure la crémation. Cependant ils conciliaient cette coutume avec leur besoin naturel d'élever aux morts des monuments dignes de leur mémoire. Ils possédaient donc des nécropoles à incinération. La tombe était une sorte de puits au fond duquel on plaçait l'urne cinéraire. Bientôt celle-ci fut dans un véritable caveau. Les Étrusques, très artistes et très industrieux, décorèrent habilement les vases funèbres : ils plaçaient à côté des ivoires sculptés, des plaques en or et argent ciselé, des coupes historiées. Puis le caveau fut divisé en plusieurs chambres que l'on meublait au goût du défunt : objets d'art, peintures mythologiques.

C'est une de ces plaques peintes qui a été retrouvée à Cervetri et qui figure aujourd'hui au Musée du Louvre. Elle indique les différentes phases d'une cérémonie funèbre : le cortège des guerriers et pleureuses, la préparation du four crématoire, le transport à bras d'hommes du cadavre vêtu de ses habits, l'attente pendant que le feu fait son œuvre.

Ces bas-reliefs des hypogées fournissent ainsi des documents très précieux sur les mœurs des Etrusques. Tantôt c'est un magistrat avec ses licteurs, un juge sur son tribunal, tantôt un cortège nuptial, souvent des scènes d'agonie, les jeux, les banquets funèbres.

Cet art primitif se ressent vivement de l'influence grecque, orientale et égyptienne. Les Etrusques qu'on pourrait appeler les Phéniciens de l'Italie, commerçants et pillards, introduisaient chez eux quantité d'objets d'art venus des côtes méditerranéennes. Leur ingénieux génie les incita à imiter ces objets ; aussi leur art est un art d'imitation, peu original à la vérité, mais précieux pour la connaissance de leurs mœurs et de leurs coutumes (1).

(1) Cf. Le livre de M. Lefèvre, *l'Italie antique.*

LE TRIOMPHE DE LA MORT

Bàle a eu ses danses macabres ; l'Italie nous a transmis le Triomphe de la Mort. C'est en effet la même conception philosophique qui a dicté l'inspiration des deux artistes, l'Allemand Holbein et le Florentin Orcagna : l'égalité de tous, riches ou pauvres, dans le sépulcre, la vanité des grandeurs humaines, la résignation et l'espérance, tel est le symbole qui se dégage de ces compositions allégoriques. Mais Orcagna est encore plus puissant qu'Holbein. C'est le Dante du pinceau, un Dante parfois malicieux dont la fantaisie ajoute encore à l'horreur du sujet. Du reste, il a suivi Dante et s'en est inspiré littéralement pour son célèbre Jugement dernier qui était, dit-on, admirable.

Il reste peu de chose aujourd'hui de ces fresques vieilles de plus de cinq cents ans ; comme elles ornaient les murs du Campo Santo de Pise, elles ont subi l'irréparable outrage du temps qui les a d'abord patinées, puis peu à peu effacées. La partie que nous reproduisons ici porte en titre : Le dit des trois morts et des trois vifs. Elle est caractéristique de la verve macabre de l'artiste : les trois cadavres des trois seigneurs et évêque, sont couchés dans leur bière ; la pourriture de leurs corps décomposés empeste l'air au point que le roi qui vient leur rendre visite se bouche le nez ; la belle reine défaille non de douleur, mais à la pensée que son corps charmant deviendra comme ceux-ci un objet d'horreur. En haut, sur terre, des moines mènent une vie tranquille et laborieuse ; un d'eux est béquillard, ce qui ne l'empêche pas d'avoir atteint un âge respectable. L'artiste a voulu nous présenter ainsi le contraste des trois morts, jadis puissants et riches, et des trois vifs humbles et modestes, à qui le royaume des cieux sera ouvert.

L'autre composition est reproduite d'après une tapisserie du palais de Madrid. Mais il est hors de doute que celle-ci a été exécutée d'après les cartons d'un maître italien, peut-être de cet Orcagna, l'artiste des fresques de Pise. Elle est également consacrée

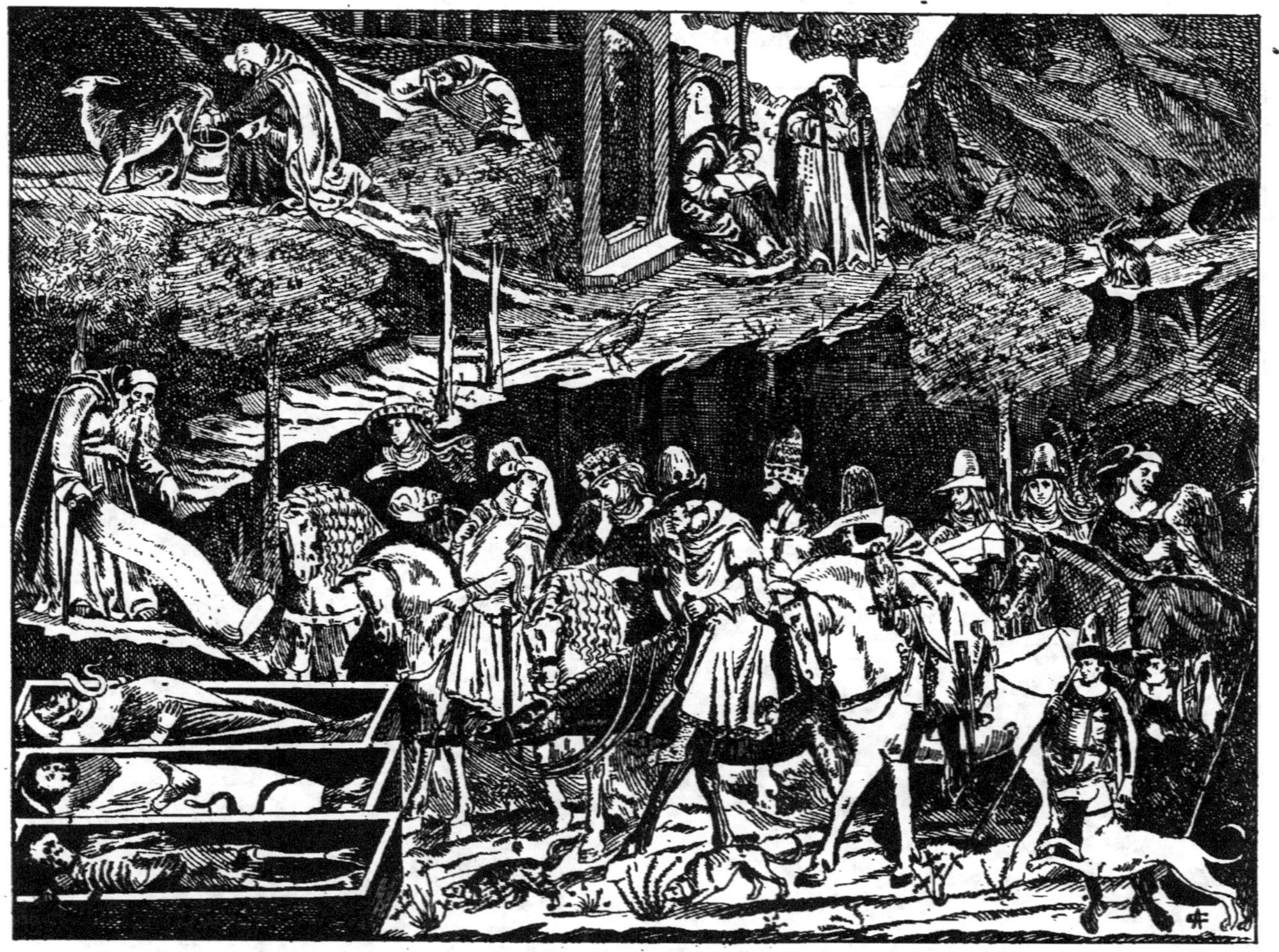

Le dit des trois morts et des trois vifs.

Fragment du Triomphe de la Mort. — Fresque attribuée à Orcagna (Campo Santo de Pise).

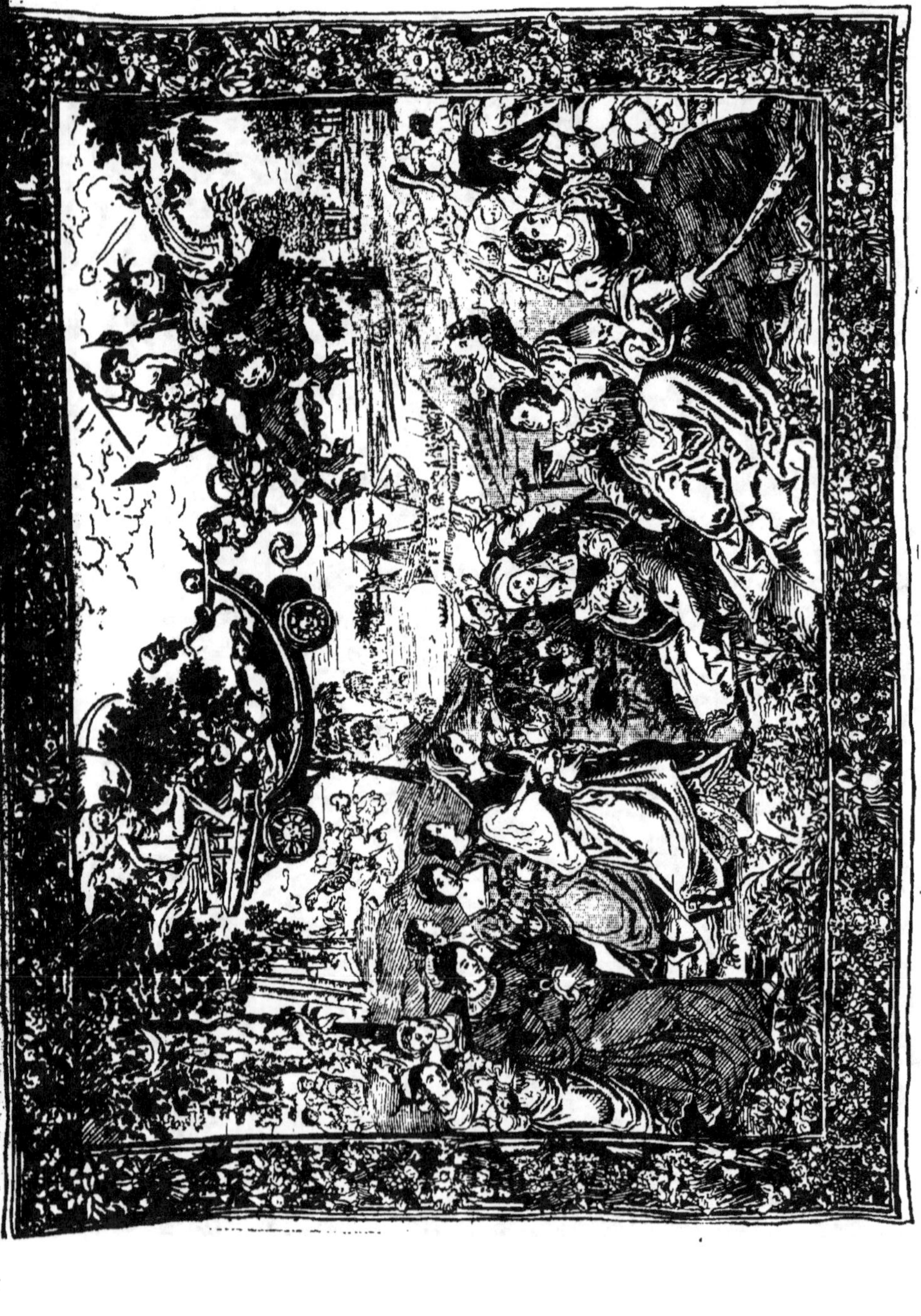

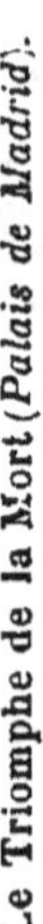

Le Triomphe de la Mort (*Palais de Madrid*).

au Triomphe de la Mort. La déesse, reine souveraine des humains, parcourt l'espace dans un char traîné par des chimères apocalyptiques, des furies lui servent de postillons, le char est construit avec des ossements. Sur terre, le cortège des femmes éplorées suit la procession funèbre, rythmée par l'olifant lugubre des sonneurs. Et autour de cette vision désolante la nature immortelle déploie ses splendeurs, ses richesses innombrables...

Ces deux dessins tiennent une place importante dans le recueil iconographique de la mort. Mais ce sujet a tellement hanté les artistes que les œuvres sont innombrables où la Camarde est glorifiée, implorée, humiliée, bravée... tant il est vrai que la peur de l'au-delà est un des plus puissants mobiles de nos actes.

L'IMAGE DE LA MORT
CHEZ LES PRIMITIFS FRANÇAIS

Voici deux documents, datant du treizième siècle tirés l'un de l'*Hortus deliciarum*, l'autre du Pseautier de saint Louis.

Il s'agit d'abord de la *Mort du Pécheur*. Le moribond est étendu sur son lit, la tête convulsée dans un dernier soupir, il exhale sa vilaine âme que deux suppôts de Satan sont venus recueillir. On remarquera que l'âme a la forme d'un petit corps humain qui était censé résider dans les poumons ou l'estomac.

L'autre miniature représente *la Résurrection des Morts au Jugement dernier*. Les cadavres soulèvent le couvercle de leur cercueil et se dressent à l'appel de la trompette sacrée. Tous sont nus, mais ceux qui furent les puissants de la terre ont conservé intactes leurs couronnes ou leurs mitres, qu'on leur enlèvera cependant pour peser leurs âmes dans la balance de l'Eternel.

Ces deux allégories, très finement exécutées, constituent d'ex-

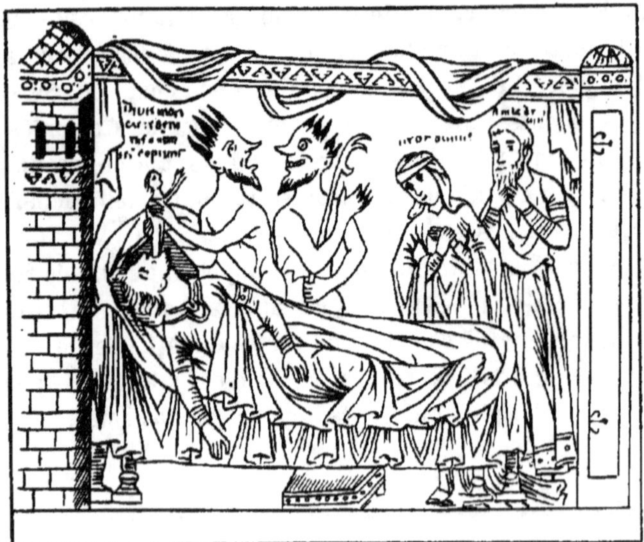

La Mort du pécheur. Miniature de l'Hortus deliciarum (XIIe s.)
Anc. bibliothèque de Strasbourg.)

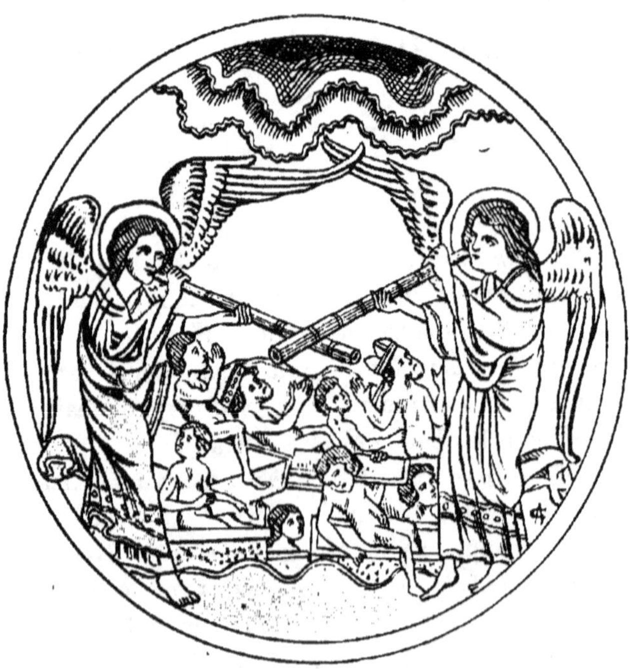

La Résurrection des Morts au Jugement Dernier
(Miniature du Psautier de saint Louis (m. du XIIIe siècle.).

cellents documents pour l'étude des Primitifs français. A défaut de vérité anatomique, nous trouvons une fantaisie charmante dans le dessin, et un symbolisme naïf et délicat.

LES RÉSURRECTIONS

Après la mort, la résurrection. Celle de Lazare, un des miracles les plus frappants, ne pouvait laisser indifférents les artistes italiens qui retracèrent sur la toile tous les épisodes de la vie du Christ. La *Résurrection* de Giotto est à coup sûr une des plus curieuses.

Le document nous montre comment on pratiquait l'ensevelissement. Le mort était ficelé dans son suaire, presque comme une momie ; la tête elle-même était enveloppée. Seule la figure restait à découvert. Giotto nous a ainsi montré Lazare, d'une maigreur effrayante, ayant plutôt un aspect fantômal qu'humain. Nous n'insisterons pas sur la puissance de cette composition qui est une des meilleures du Dante de la peinture.

Sans vouloir entrer ici dans une controverse d'exégèse rappelons qu'on a tenté d'expliquer le miracle de la résurrection par un phénomène de mort apparente. Avant le Christ, un thaumaturge, Apollonius de Thyane avait aussi ressuscité un cadavre : un cortège funèbre suivait à Rome la voie Appienne, derrière le cercueil d'une vierge ; celle-ci, de ligne patricienne, venait d'être fauchée par la mort à la veille de son mariage. Un homme survient : « Déposez cette bière, dit-il, je veux arrêter les larmes que vous versez sur cette jeune fille ». Il touche le corps en prononçant des paroles inintelligibles, la jeune fille pousse un cri et se lève aussitôt, tel Alceste ressuscitée par Hercule (1).

(1) G. LAURENT, *Félichistes et érotomanes*. Vigot, éditeur.

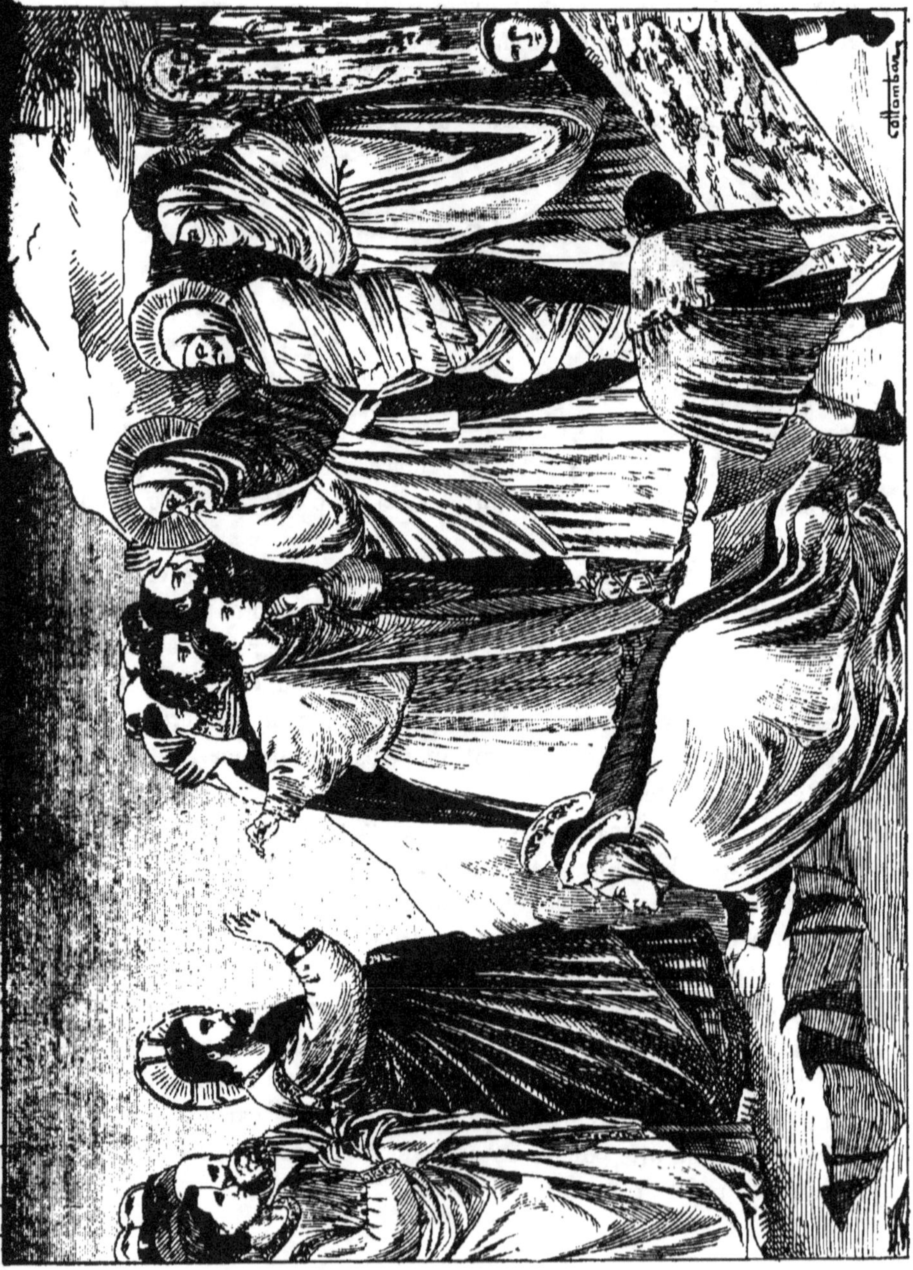

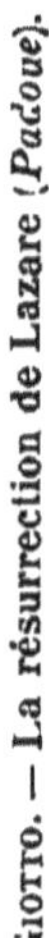

GIOTTO. — La résurrection de Lazare (*Padoue*).

Les historiens qui ont rapporté le fait se sont demandé si Apollonius n'avait pas aperçu quelque étincelle de vie chez la vierge en léthargie ou en état de mort apparente. C'est assez problable, et ce thaumaturge qui fut honoré à l'égal d'un dieu pour ses miracles et ses prophéties, nous paraît avoir été surtout un malin qui avait pénétré quelques secrets de psycho-physiologie et les utilisait pour abuser ses contemporains. Et comme la renommée aux cent bouches amplifie toujours largement ces phénomènes mystérieux, on ne tarda pas à attribuer à une intervention miraculeuse la guérison d'une malade par la suggestion.

✢

Revenons aux résurrections de Lazare : voici deux documents dus aux primitifs, un autre est de l'école moderne. Chacun d'eux est intéressant parce qu'ils nous donnent la conception exacte que l'artiste, et par conséquent ses contemporains, se faisaient de ce miracle, un de ceux qui ont le plus frappé les illustrateurs de la vie du Christ. Les deux primitifs ont représenté Lazare sortant de son sépulcre, lequel était une bière en pierre. Le Nouveau Testament ajoute que ce sépulcre se trouvait dans une grotte : ce n'est pas précisément le décor qu'a choisi le miniaturiste des *Heures du duc du Berry*.

Le tableau de Nicolas Froment, dont une réplique se trouve dans un tryptique des offices, est celui qui nous paraît le plus conforme à la tradition. Lazare a encore les pieds et les mains entourés de bandelettes et la tête couverte d'un voile suivant la coutume funèbre des Juifs du temps. Ce détail a été rarement observé par les iconographes de la *Résurrection*. Par contre, le mort rappelé à la vie ne présente pas du tout les signes nettement cadavériques qui devaient, aux yeux de Marthe et des apôtres, rendre le miracle plus éclatant et plus complet. Lazare semble se réveiller d'un profond sommeil, — même pas d'un cauchemar, — et semble tout surpris de cette foule attentive à son lever. Mais précisément, c'est cette expression d'ingénuité et de naïveté peinte sur les physionomies de ces deux tableaux qui en fait tout

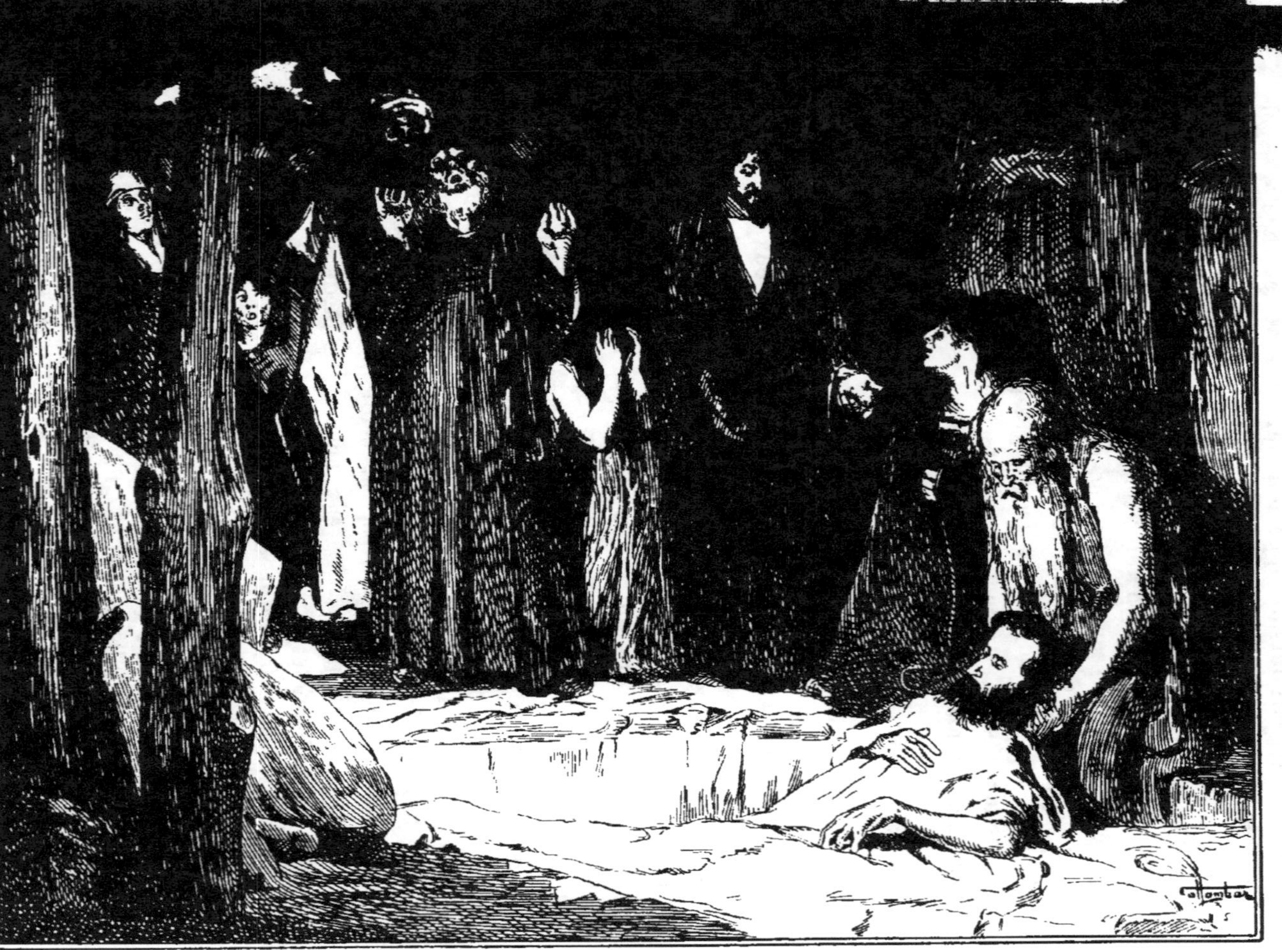

TANNER. — La Résurrection de Lazare (*Musée du Luxembourg*).

le charme et toute la fraîcheur : ils portent bien l'estampille des primitifs.

L'œuvre de Tanner est traitée à la manière espagnole, roman-

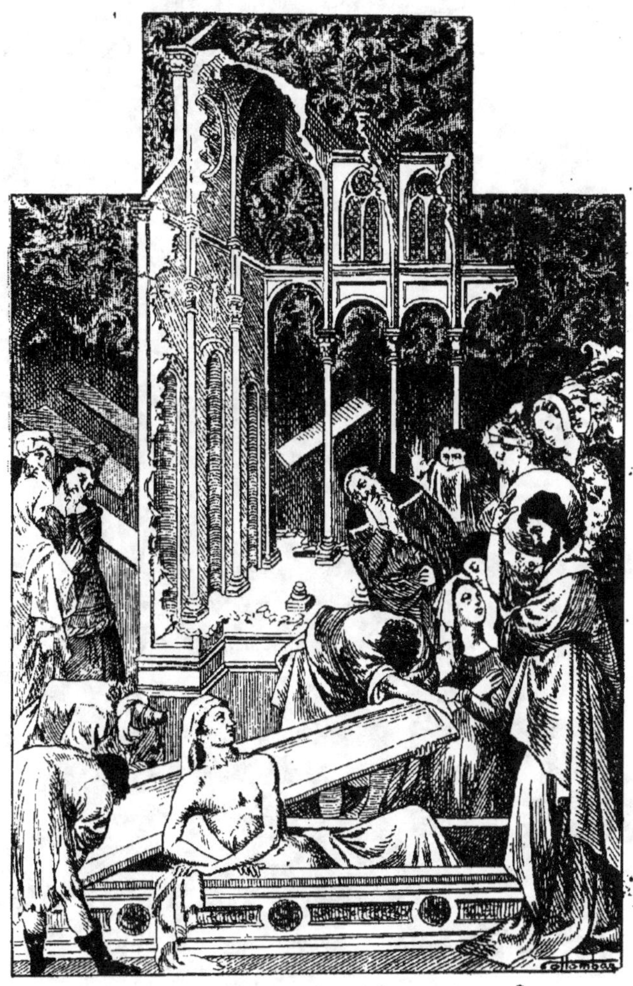

La Résurrection de Lazare. (Les Très Riches Heures
du duc de Berry.)

tique, pourrait-on dire. Elle est remarquable par la simplicité du geste du Christ, vrai geste de Thaumaturge, et les figures tourmentées, déchirées de douleur ou figées de surprise des assistants.

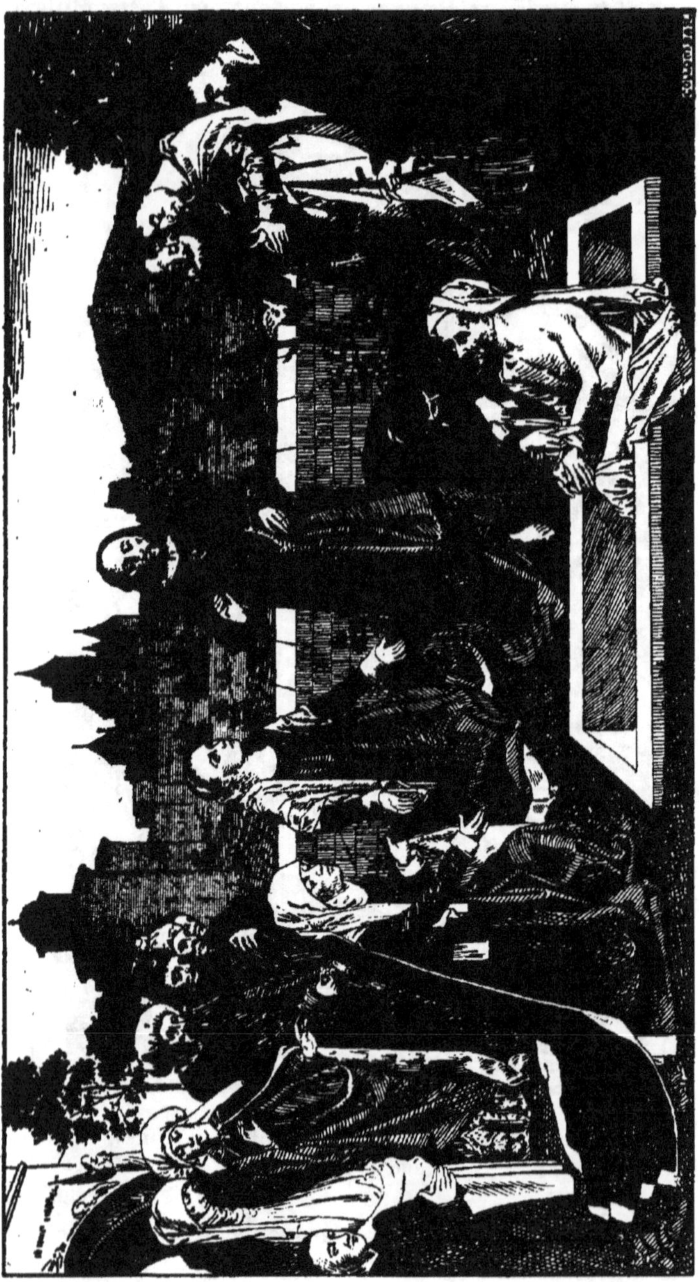

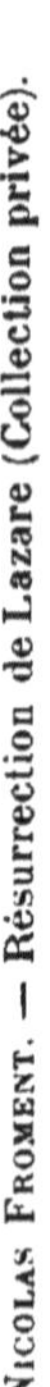

Nicolas Froment. — Résurrection de Lazare (Collection privée).

Le mort est bien rigide, soulevé d'une pièce par la nuque, glacé
dans son suaire. Ce tableau, s'il n'a aucune valeur documentaire,

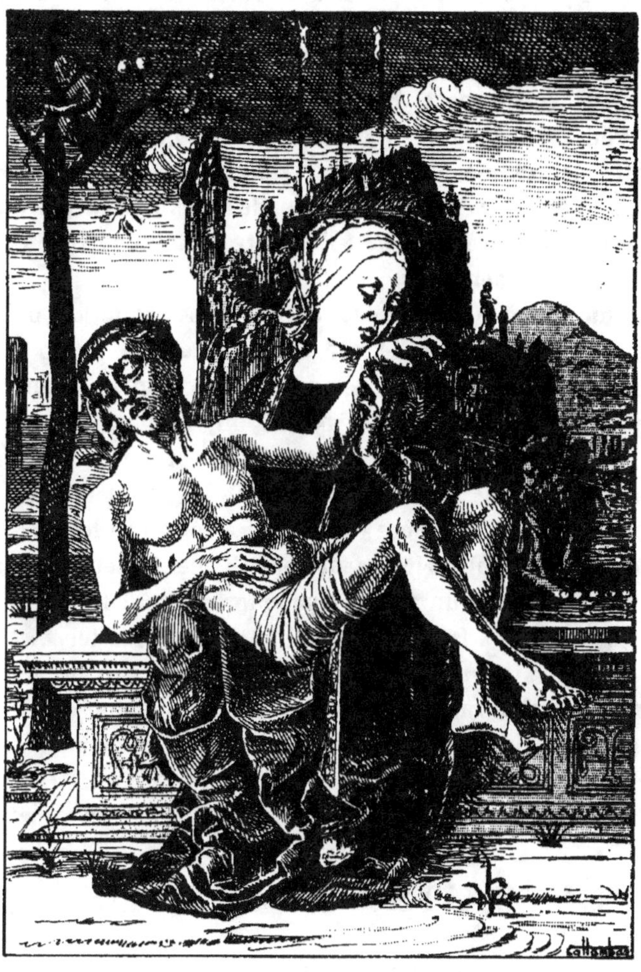

Le Cosme. — Le Christ mort sur les genoux de sa mère.

est néanmoins poignant : il est profondément humain et son auteur a préféré fouler la tradition aux pieds, pour rechercher la
vérité des attitudes et des expressions : peut-être eut-il raison.

Signalons enfin, puisque nous avons abordé le chapitre de l'iconographie funèbre, la très curieuse toile du peintre italien Cosimo

Tura (Le Cosme), représentant le Christ mort. L'étude du cadavre est faite avec un réel souci de la documentation exacte, ce qui est rare chez les peintres du début de la Renaissance. Il est vrai que le Cosme passait pour un des meilleurs anatomistes de son temps. L'affaissement du bassin entre les genoux maternels est bien traité, ainsi que le port de la tête, soutenue par la main de la Vierge. Peut-être pourrait-on noter une disproportion assez accentuée entre le volume du thorax et la gracilité des cuisses et des hanches : ce manque d'harmonie rappelle la manière des primitifs, auxquels le Cosme se rattache : il fait transition entre eux et la génération de Michel-Ange.

Le costume dont la Vierge est revêtue n'est pas moins digne de remarque. L'artiste a habillé son personnage non pas à la mode juive, mais à la mode de son temps : de sorte qu'en réalité c'est une duchesse de Ferrare, — patrie du Cosme, — que nous avons sous les yeux, portant une lourde robe de velours et de soie, dont les plis tombent savamment jusqu'à terre : en dépit de son grand deuil, la mère du Christ a conservé les broderies d'or et de brocart qui enrichissent son vêtement. Seule la coiffure est des plus simples : un voile blanc emprisonnant les cheveux.

Pour une entorse à la tradition, celle-là peut compter. A supposer que l'artiste ait cru devoir habiller la Vierge suivant la mode contemporaine, il aurait dû nous montrer une femme du peuple et non de haute lignée, comme celle qu'il a choisie pour modèle.

LES PORTRAITS A LA TÊTE DE MORT

La tête de mort a été, de tous temps et chez tous les peuples, l'emblème du néant des choses de ce monde, le symbole de la fragilité humaine. Comme la plupart des emblèmes, celui-ci ne répond nullement à l'idée qu'il prétend matérialiser : rien n'est plus durable que les ossements du crâne, puisque leur enfouissement

ne parvient pas à les détruire. Cependant, depuis l'ère chrétienne,
la tête de mort figure dans bon nombre de représentations allégoriques ; les sociétés secrètes la brodent sur leurs armoiries ; cer-

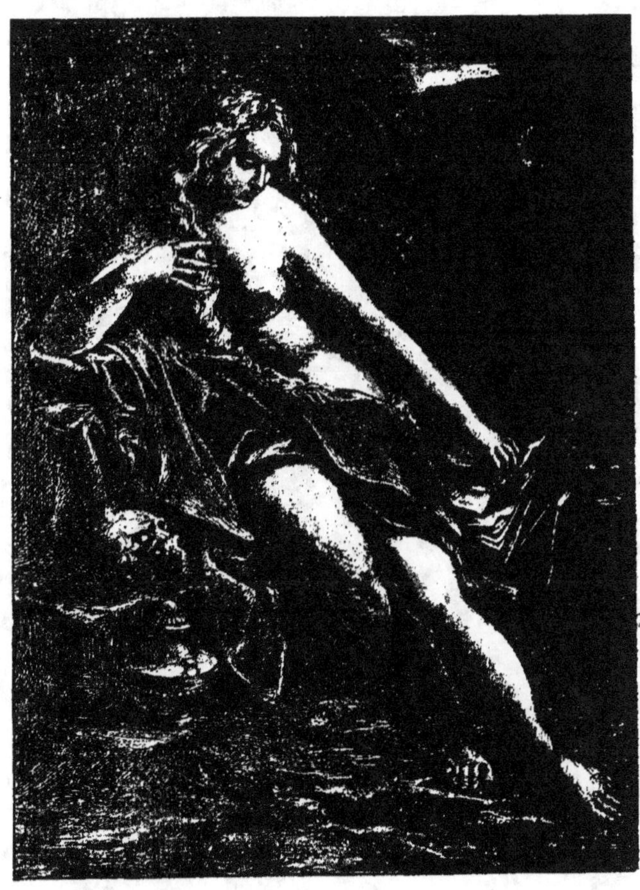

ADRIEN VAN DER WERFF. — Sainte Madeleine.
(Pinacothèque de Munich.)

tains ordres religieux font de même, tout ceci pour rappeler à
l'homme que sa vie est éphémère, à la femme que sa beauté s'éva-
nouit plus vite que la rosée n'est bue par le soleil du matin. Les
artistes des siècles passés étaient friands de ce sujet un peu

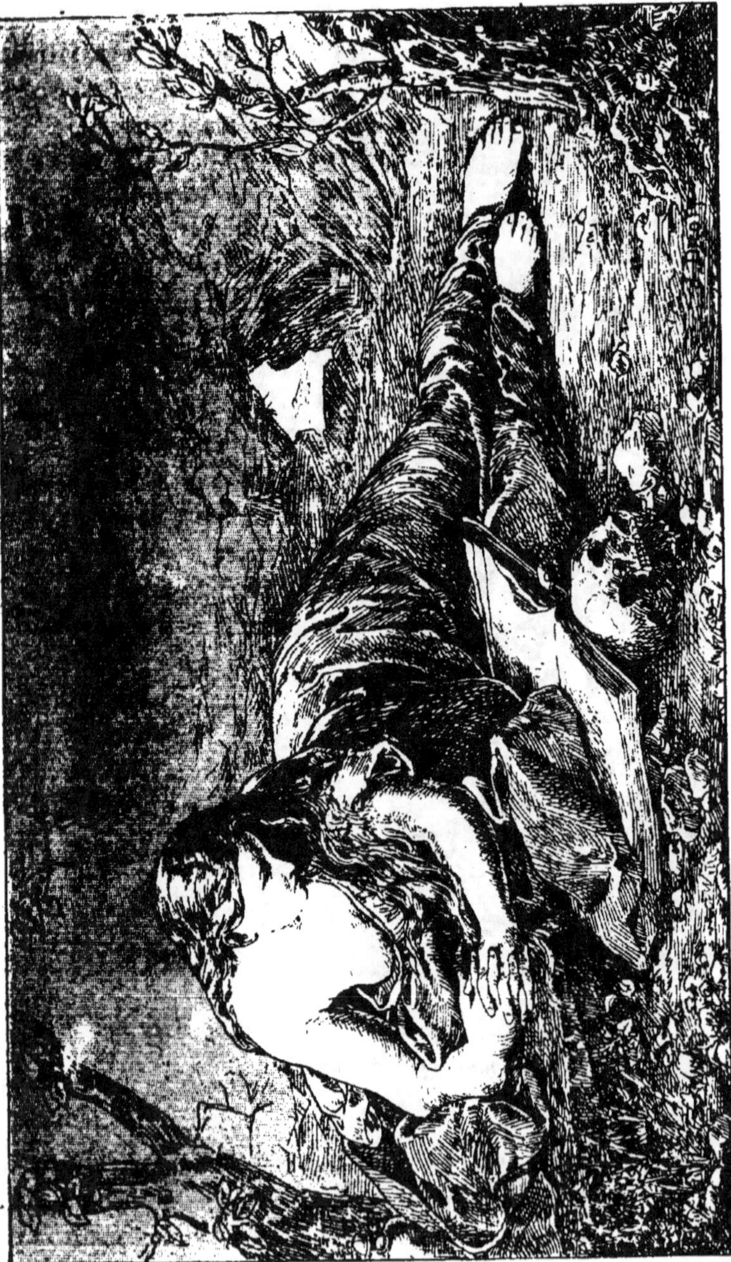

F. Batoni. — Madeleine repentante. (*Musée de Dresde.*)

rebattu, et ils ont donné au contraste de la vie et de la mort un développement parfois insolite.

Les tableaux consacrés à sainte Madeleine sont la plupart traités suivant ce principe. On sait que la grande pécheresse à laquelle le Christ pardonna parce qu'elle aima beaucoup, était d'une beauté angélique. Après la mort de celui dont elle suivit le douloureux calvaire, elle se retira, non loin de Marseille, dans le désert de la Beaume, où elle s'abîma dans le repentir de ses fautes passées. Ses vêtements étant venus à s'émietter, Dieu, dit la légende sainte, fit pousser ses cheveux afin de couvrir sa nudité. C'est cet épisode de sa vie que les peintres ont le plus souvent traité. Ils n'ont pas manqué de placer auprès du corps sculptural de Madeleine, la tête de mort édentée dont la sainte ne se séparait plus, afin d'avoir toujours présente à l'esprit l'atroce vision de sa ruine future. Et vraiment cette impression n'est pas si romantique qu'on serait tenté de le croire. Il n'y a qu'à aller faire un tour au musée Guimet, et à considérer ce qui reste de celle qui fut la belle et splendide courtisane Thaïs : les moins philosophes des hommes, les plus frivoles parmi les femmes ne pourront se défendre d'un sentiment d'amère mélancolie.

Saint Jérôme qui, comme Madeleine, vécut quelque temps dans le désert, avait pour compagnons un lion et une tête de mort; l'un représentant la force, l'autre le néant de cette force. C'est en contemplant ces deux favoris, — contemplation coupée par de longues méditations devant le crucifix, — qu'il écrivait ses ouvrages puissants contre les sectes nouvelles et surtout contre le monachisme. Il est un de ceux qui inspirèrent le plus d'artistes : dans tous les musées d'Europe on trouve un saint Jérôme, — quand ce n'est pas plusieurs comme à Munich — et la plupart sont accompagnés de l'inévitable emblème mortuaire.

Les ordres religieux ne pouvaient manquer de suivre l'exemple donné par leurs fondateurs. Dans beaucoup de couvents, la méditation quotidienne s'accompagnait d'une contemplation de la tête de mort. Rubens, dans son fort beau portrait d'un moine franciscain nous présente un religieux encore jeune, au front intelligent, aux lèvres étroites et fines, tenant d'une main son livre d'Heures et de l'autre l'emblème traditionnel. A vrai dire, on le prendrait,

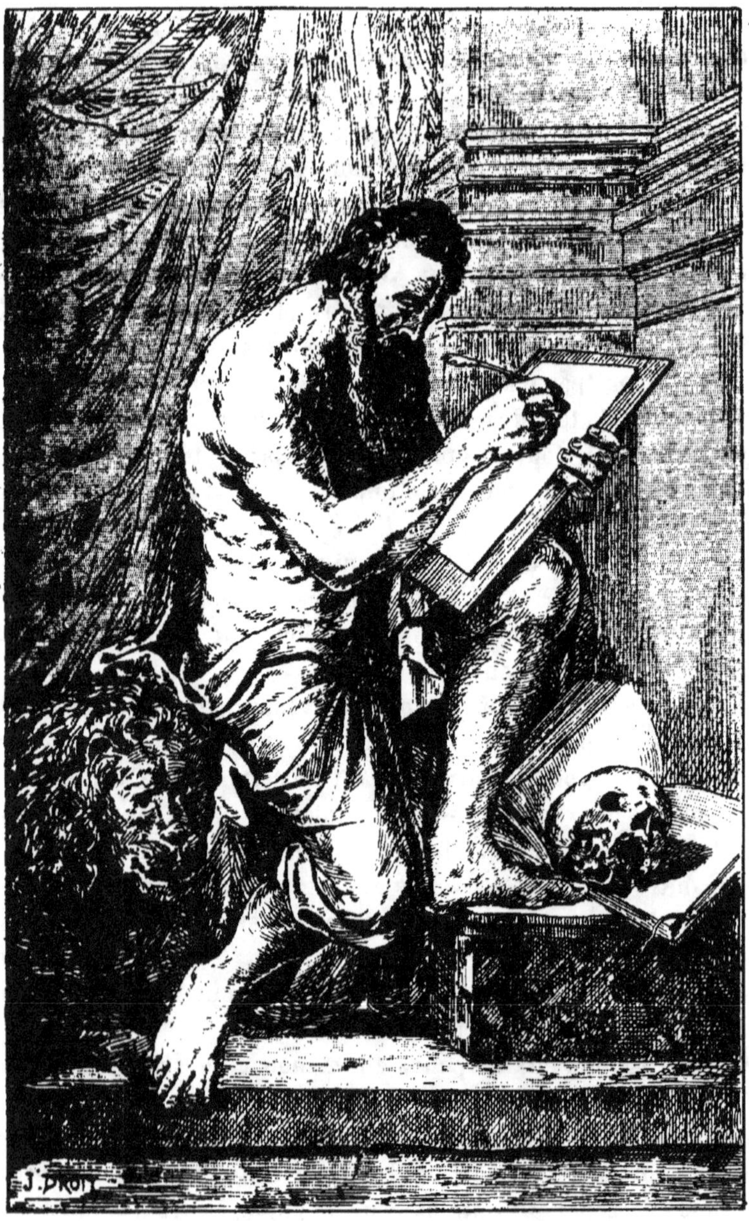

Saint Jérôme. — *Pinacothèque de Munich.*

n'était le costume, pour un écolier s'initiant aux secrets de l'ostéologie ; mais à cette époque, la science anatomique était pu-

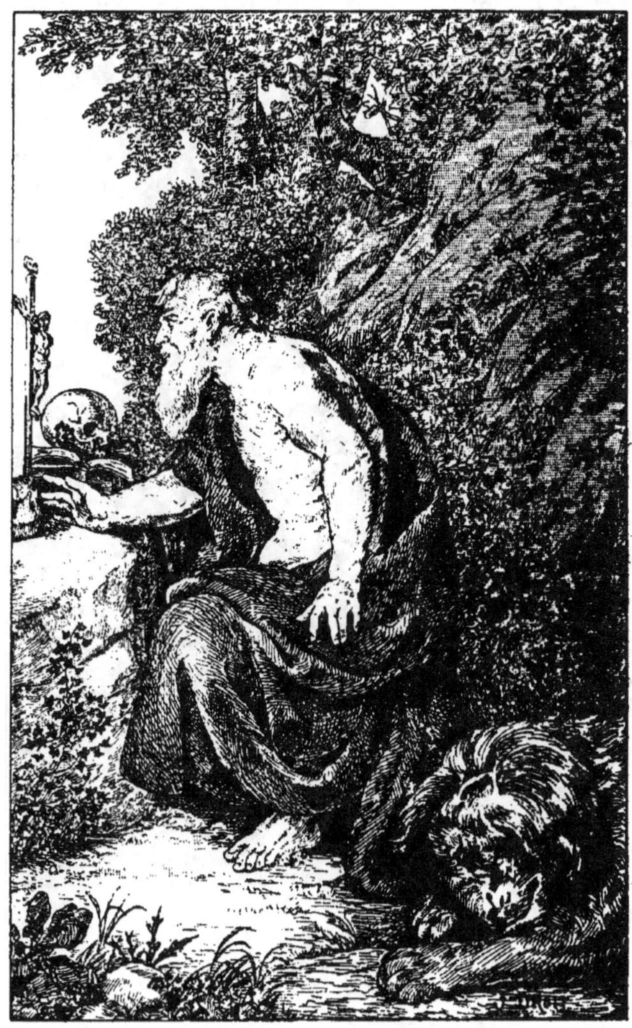

P.-P. Rubens. — Saint Jérôme (*Musée de Dresde*).

rement théorique et les ossements des cadavres servaient, non pas à permettre à l'homme d'approfondir les mystères de la vie, mais à lui rappeler qu'il retournera un jour à l'état de poussière.

Cette hantise du néant semble avoir poursuivi toutes les générations de la Renaissance du Nord et même celles qui suivirent.
Nous avons déjà signalé la vogue des danses macabres dont Hol-

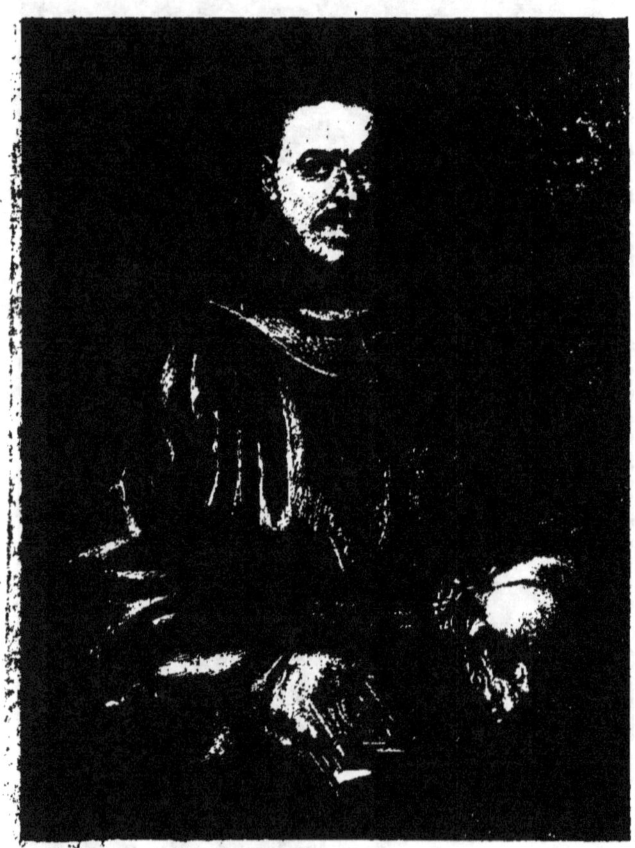

P.-P. Rubens. — Moine franciscain.
(*Pinacothèque de Munich.*)

bein transportait l'allégorie jusque dans ses portraits. Voici
l'effigie de sir Bryan Tuke, trésorier d'Henri VIII d'Angleterre.
On pourrait croire que l'artiste l'a croqué pendant ses occupations
professionnelles : pas du tout. Il tient entre ses doigts un sablier
— *fugit irreparabile tempus* — et le grand argentier prête l'oreille
non pas aux récriminations des sujets taillables et corvéables, mais

à la parole prophétique d'un spectre macabre qui lui crie :
« *Remember.* » Il est, du reste, horrible à voir ce spectre, avec le
trou énorme de ses orbites vides et le rictus sarcastique de ses

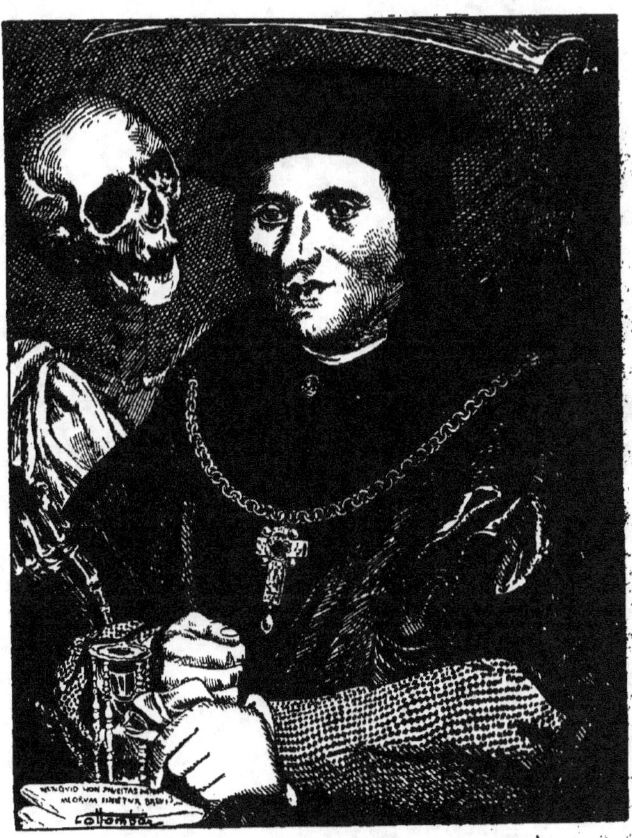

H. HOLBEIN. — Portrait de sir Bryan Tuke,
trésorier de Henri VIII d'Angleterre.

deux mâchoires. Singuliers hommes, tout de même, suggestionnés
par cette peur continuelle de la mort, et qui, au lieu de profiter
des jouissances d'une vie qui ne leur était pas à charge, s'abî-
maient dans la vision constante de l'outre-tombe.

Mais voici qui est encore mieux : sous le titre de *Fragilité
humaine*, le délicat artiste Van Mieris nous montre une belle dame
de son temps, vêtue d'étoffes à ramages chatoyants, mais qui, au

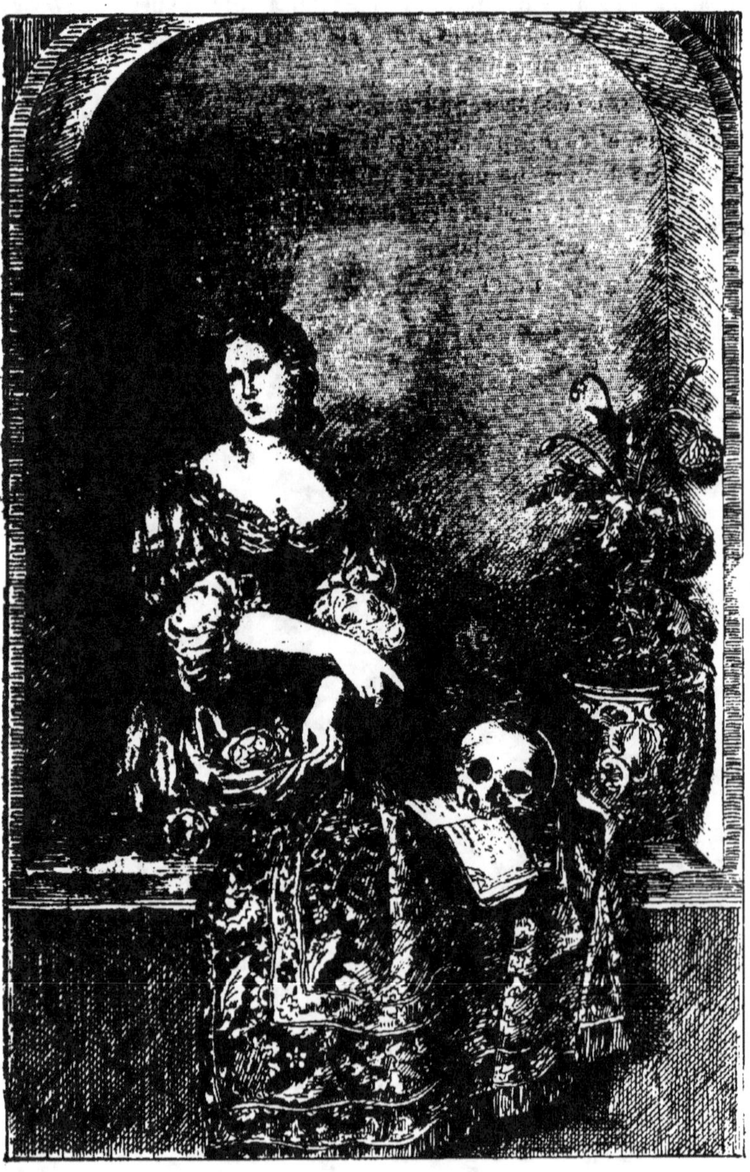

FR. Van Mieris. — Fragilité humaine (*Musée d'Amsterdam*).

lieu de sourire à la vie et d'être fière de sa beauté, compare l'éclat des roses qu'elle vient de cueillir à la lugubre tête de mort qu'elle contemple chaque jour. Nos piquantes Parisiennes n'auraient jamais pareille idée. Elles préfèrent, dans leur imagination romanesque, se consacrer aux choses de l'amour, — ce en quoi, entre nous, elles ont parfaitement raison.

Les têtes de mort ne servent plus aujourd'hui qu'aux études des anatomistes et aux recherches des anthropologistes.

Notre philosophie moderne ne s'en encombre plus. Nous ne nous en portons pas plus mal.

TABLE DES FIGURES

TABLE DES MATIERES

31-1-07. — Tours, Imp. E. ARRAULT et Cⁱᵉ.